정신통합의 실제

펼쳐지는 자기(Self)

The Practice of Psychosynthesis

-Unfolding Self-

Molly Young Brown

임용자 · 김옥경 옮김

圖書出版 하나醫學社

Unfolding Self
The practice of Psychosynthesis

목 차

7	감사의 글
8	실습에 대하여
9	도로시 퍼먼 박사의 서문
11	저자 서문
15	역자 서문
19	**제1장 [정신통합과 안내기법]**
21	1. 안내하기 기법
25	2. 안내하기의 목표
	❖ 실습 : 목표 탐색 ❖
28	3. 자기-실현
29	4. 목표설정의 몇 가지 위험
34	5. 정신통합 : 여러 전통의 통합
37	**제2장 [인간성장의 모델]**
38	1. "나" 또는 개인적 자기
40	2. 비동일시
	❖ 실습 : 비동일시 ❖
43	3. "나"와 자기(Self)와의 관계
46	4. 자기(Self)와 우주적 존재
47	5. 의식의 차원
52	6. 성격기능과 의지
53	7. 아사지올리의 심리법칙
55	8. 생존과 자기표현

❖ 실습 : 충성스런 군인 찾기 ❖
61 9. 성장의 두 가지 측면

69 제3장 [각성하는 "나"]
70 1. 자각과 선택
❖ 실습 : 누가 자각하는가? ❖
75 2. 동일시와 비동일시
78 3. 하위성격
87 4. 성격의 통합
91 5. 경험에 머물기
92 6. 각성을 위한 선택

97 제4장 [집중적 존재]
❖ 실습 : 이상적 안내자 ❖
100 1. 인간 전체성
107 2. 진실성과 자기작업
109 3. 비애착
111 4. 전이와 역전이
113 5. 수용과 존중
114 6. 개념과 신념
115 7. 집중과 감정이입
118 8. 이중촛점의 관점
119 9. 나의 안내하기 경험
121 10. 온전한 촉진적 집중 존재

123 제5장 [개인 회기 : 방법과 기법]
124 1. 회기 시작하기

125 2. 한 주제에 촛점 맞추기
128 3. 방법과 기법의 선택
129 4. 대화기법
132 5. 게슈탈트 치료
133 6. 꿈작업
135 7. 심상안내
❖ 실습 : 자연적 심상 ❖
143 8. 환기적 언어와 긍정화
144 9. 모래상자
145 10. 명상
146 11. 동작기법
147 12. 정화기법
149 13. 생태 심리학과 자연치료
151 14. 일지쓰기
153 15. 숙제
155 16. 정신통합기법을 위한 도서목록

159 제6장 [개인회기를 위한 두 개의 지도]
160 1. 한 회기의 주기
❖ 실습 : 정신통합과정 ❖
169 2. P-I-P 조리법
181 3. 기초하강에 적용되는 아사지올리의 심리법칙
182 4. 지도, 조리법 그리고 현실

185 제7장 [의지 : 선택과 저항]
❖ 실습 : 의지의 경험 ❖
189 1. 의지란 무엇인가?
192 2. 의지를 개발하기

196 3. 저항과 의지
202 4. 사랑과 의지의 균형

205 **제8장 [정신(영)적 각성과 변형]**

209 1. 각성의 경험을 인식하기
212 2. 정신(영)적 경험의 원천
❖ 실습 : 자기(Self)로부터 온 편지 ❖
221 3. 정신(영)적 각성 및 변형의 심리적 문제
225 4. 안내자의 역할
227 5. 영적 정신통합의 방법
❖ 실습 : 현자와의 대화 ❖
❖ 실습 : 바람직한 특성개발 ❖
236 7. 자기(Self)-표현과 봉사
❖ 실습 : 자질, 재능 및 봉사 ❖

243 **제9장 [정신통합적 생애 발달 과정]**

245 1. 정신통합의 단계들
❖ 실습 : 하루 돌아보기 ❖
254 2. 인생의 계절들
264 3. 스스로 안내하기
268 4. 생애발달단계를 위한 도서목록

271 부록 : 두 개의 회기기록
317 용어해설
325 참고문헌

감사의 글

이 책을 만드는데 도움을 주신 많은 분들께 감사를 드린다. 1973년에 내가 처음 아사지올리를 방문한지 10년 후에 이 책의 초판을 쓰는 동안에, 그리고 지금의 이 개정판을 내는 동안 내내 나의 집필 작업에 그칠 줄 모르는 믿음과 지지를 해주었던 나의 남편 짐이 내가 감사해야 할 그 첫 번째 사람이다. 이 집필 작업의 가치를 인정하고 이 원고가 완성될 때까지 내내 참을성 있게 코치해 주신 이 책의 편집자 태드 크로퍼드, 니콜 포터, 그리고 모니카 로드리게에게 감사드린다. 나의 오랜 친구인 게리 폴츠가 이 책의 그림을 그려준데 대해 따뜻한 감사를 보낸다.

나의 선생이며 동료인 R.아사지올리, L.레퍼, H.슬로언, J.퍼먼, A.요맨스, T.요맨스, E.스타우퍼, M.호로위쯔, A.M.브라운, A.질라, W.폴트, M.팔레이, V.킹, R.에칠러, A.빠레, D.퍼먼, J.구엔터, J.파크스, M.자이간트, M.켈소, D.온캔, J.브로아두스-그리고 이름을 댈 수 없는 여러 사람들에게 감사함을 표현하고 싶다. 그리고 하나의 오랜 꿈을 실현하느라고 나와 함께 정신통합 연구소인 Intermountain Synthesis Center를 만든 캐롤 호친스키와 케이 린 셔먼에게 감사한다.

나와 자신의 성장의 고통을 함께 나눔으로써 내게 배움을 준 내 학생들과 내담자들에게 역시 감사한다. 나의 아들 그레고리와 캐시디, 내 며느리인 젠과 레미 그리고 손자 벤자민이 나와 함께 그들의 삶을 나누면서 사랑과 기쁨을 가져다준 데에 대해 감사한다.

실습에 대하여

정신통합과 인간성장에 대한 여러 현대적 접근의 가장 중요한 원리는 우리 인간은 행동함(doing)으로써 가장 잘 학습한다는 것이다. 그 이유 때문에 정신통합 원리들과 과정들을 단순히 읽는 것만이 아니라 독자들이 논의하면서 경험할 수 있도록 각 장마다 실습들을 포함시켰다. 실습을 위해 읽는 흐름이 중단될 지라도 나는 여러분이 이 책에 쓰여진 개념들을 공부할 때 이 실습들을 이용하기를 바란다. 실습의 지시문들을 테잎으로 녹음하고 다시 재생시켜서 눈을 감고 그 경험에 집중하는 것이 도움이 될 것이다. 제9장의 〈하루 돌아보기〉 같은 연습들은 반복적으로 사용함으로써 더 효과적일 것이다.

이 책에 나온 여러 가지 실습들은 그 출처를 캐낼 수 없을 정도로 여러 정신통합 프랙티쇼너들에 의해 개발되고 사용되어 온 것들이기 때문에 그 원전들을 누구의 소유라고 단정하기 힘들다. 심지어 나와 내 동료들이 공동 개발한 실습들마저도 많은 자료들로부터 수집된 원리와 생각들로 이루어져 있다. 어떤 경우에는 한 가지 실습에 함께 나오는 다른 실습이 그 출처라고 가리킨 적이 있었다. 월터 폴트와 나는 뉴 멕시코에서 우리의 프로그램을 진행하는 동안에 다음의 여러가지 실습들을 개발하였다: 목표 탐색하기, 이상적 안내자, 자연적 심상, 정신통합의 과정, 의지의 경험들이 그것이다.

도로시 퍼먼 박사의 서문

1965년 로베르토 아사지올리에 의해 정신통합이 처음으로 출판되었을 때 그는 다음과 같이 말했다. "이 책이 매우 미흡하게 소개되었지만 정신통합의 많은 것을 제공해 왔다는 것을 증거 하기에 충분하다. 그러나 나는 절대로 정신통합이 그런 인상을 주길 원치 않았고 또는 그것이 이미 완전히 개발되었거나 만족 할 정도로 완성되었다고 생각하질 않았다. 오히려 그 반대로 정신통합이 아직 아동기 또는 기껏해야 청소년기 같이 아직 많은 미완성의 측면들을 가졌고 그러나 인간성장을 위해 위대하고 유망한 잠재력을 가지고 있다고 생각한다." 1983년 몰리 브라운이 Unfolding Self라는 책을 썼을 때 그 책은 미국인에 의해 쓰여진 첫 번째 정신통합에 관한 책이 되었다. 이 책이 발간됨으로써 몰리는 미국에서 정신통합이라는 어린 아동을 맞아들이고 성장시켜서 정신통합이 태어난 곳과 다른 지구 반대편에서 정신통합 훈련 프로그램으로 부상시켰다. 몰리는 아사지올리 박사가 이 세상에 탄생시킨 아이를 정신통합자로서 집필하고 작업하고 꾸준히 양육하면서 성장시키는 현명한 부모가 되어 주었다.

나 역시 20여년 동안 정신통합 훈련자로서 나를 찾아오는 훈련집단을 위해서 몰리의 이 책에 의존해 왔다. 한 때는 어린 심리학이었던 정신통합이 성장해서 이제는 나의 훈련생들에게 정신통합에 대한 여러 책들을 제공해 줄 수 있다는데 대해 매우 흥분된다. 그러나 아직도 여전히 몰리의 Unfolding Self는 항상 내가 소개하는 첫 번째 책이다. 이제는 정신통합이 완전히 최신화 되었지만 이 책에서 정신통합의 이론과 실제에 대한 분명하고 단순한 설명으로 가득한 이 개정판을 읽는 기쁨을 상상해 본다. 몰리는 아사지올리가 보내준 정신통합이라는 아이를 성인이 되도록 진정으로 도운 사람이었고 Unfolding Self의 이 개정판은 정신통합의 중요성을 증거하고 있으며 동시에 몰리의 저서에 대한 위대한 가치를 증거한다.

이 책은 정신통합상담에 이용할만한 가장 훌륭한 소개 자료이다. 이 책은 어떤 정신통합 훈련자들이라도 읽어야 하는 그 첫 번째 도서이고 모든 심리학도들, 상담자들, 훈련과 실습 중에 있는 치료자들 모두를 위한 도서목록에 포함시키는 것이 바람직하다. 이 책은 아주 명료한 방법으로 정신통합의 많은 것들을 제공하기 때문에 이 책을 선택하는 그 어떤 심리치료자나 조력 전문가일지라도 정신통합의 이론 뿐 아니라 그 실제까지도 훌륭하게 소개받을 수 있을 것이다. 그리고 이 책을 읽는 모든 사람은 정신통합 실습을 하면서 펼쳐지고 전개되는 정신(영)적 자기와 함께 하는 시간을 가지면서 훌륭한 조력전문가만이 아니라 더 나은 개인으로 성장할 것이다. 정신통합은 심리학 분야에 바치는 하나의 위대한 선물이다. 정신통합은 인간의 전체성 속에서–그들의 상처 속에서, 하루 하루의 일상생활 속에서, 그리고 가장 깊은 진리 속에서 진정으로 인간 존재를 보는 정신(영)적 지향적인 심리학의 실천이다.

미국과 그리고 전 세계에 정신통합 심리학이 번창하도록 꾸준히 도왔던 몰리 브라운에게 많은 감사를 보낸다. 나는 독자 여러분이 이 현명한 책을 읽고 배워서 여러분 자신과 타인들을 깊이 보살피는 시간을 갖도록 부탁한다. 우리 모두가 평화를 누리기를.

도로시 퍼먼 박사
The Synthesis Center, Amherst, MA

저자 서문

우리주변에 펼쳐지는 세상은 매우 흥미진진한 방식과 말썽스런 방식의 두 가지로 전개된다. 한편으로는 분열과 재앙, 심지어는 핵전쟁 같은 멸종의 위기까지 나타나고, 또 한편으로는 다양한 영역에서 통합, 협동, 성취를 향한 인간 열망 그리고 Joanna Macy 등이 "위대한 전환(The Great Turning, Macy & Brown, 1998)"이라고 부르는 삶의 운동을 지지하는 방식이 있다. 이 두가지 측면은 실제로 같은 동전의 양면으로 지구상의 모든 것 그리고 그 모든 것 등의 상호의존성에 대한 인식을 위한 진화 패러다임으로의 전환을 말한다. 그 결과 우리는 이 지구상의 모든 사물과 모든 사람은 상호 의존되어 있음을 인식하게 된다. 심리학이라는 학문을 포함해서, 여러 제도와 전통개념들은 주로 분리되고, 경쟁적이고, 개별적이기 때문에 이제 이 패러다임 전환에 의해 도전받고 있다: 진부하고, 비효과적이고, 파괴적인 전통과 제도들은 새로이 대두되는 가치에 대해서 더 이상 살아남지 못할 것이다. 왜냐하면 구식모델과 낡은 방법의 파괴는 새로운 희망과 새로운 전망을 일으켜 줄 것이기 때문이다.

이 시대가 요구하는 종류의 인간이 되도록 도와주는 진화심리학(evolutionary psychology)을 발전시키려는 변화로 인해, 우리는 시대적 도전을 받고 있다. 심리학은 우리인간의 방대한 잠재력을 자각하도록 그리고 그 잠재력을 가지고 이 세상에서 공헌하도록 도울 수 있다: 또 인간 성격의 모든 측면들, 즉 지성, 감성, 신체, 직관, 상상들을 균형 있게 발달시키도록 돕는다. 진화심리학은 용기와 인내, 지혜와 열정, 그리고 패러다임 전환기와 지구상의 위기시대에 대처해서 우리 인간에게 필요한 자질들을 촉진시킬 수 있다.

이 같이 이 책은 진화심리학에 기여한다. 이 책은 내담자들이 그들이 가진 잠재력을 실현하는 존재가 되고, 창조력과 지혜 속으로 움직여 가도록 도전하기를 원하는 상담자와 치료자들을 돕는 책이다. 또 이 책은 기존의 심리학이 지금까지 해왔던 단기문제해결과정을 돕거나, 생활적응을 돕는 수준에만 만족하지 않는 상담전문직이나 치료전문직을 위한 책이다. 삶은 항상 변화하고 있으므로 우리는 내담자들이 그들의 삶을 충족시키기 위해서 새로운 차원의 선상에 도달하도록 도와야 한다. 상담과 치료에 대해서 정신통합적 접근은 위와 같은 목표를 위해서 대단히 강력한 촉매제이다.

이 시대에 정신통합 심리학은 대단히 적절한 개념과 방법의 체계를 포함하고 있을지라도 어떤 사람들은 정신통합이 심상안내(guided imagery) 같은 심리구조를 가지고 있다고 알고 있다. 그러나 이 책에서 나오는 '정신통합(psychosynthesis)' 이란 단어는 인간성장과 동의어이기 때문에 어떤 특정이론이나 특정학파를 위해서만 특별하게 쓰이는 이름이 아니므로 대문자로 쓰지 않는다. 정신통합은 어떤 특정이론의 모델이나 방법을 초월하는 과정으로 정신의 계속적인 통합 및 종합을 말한다. 이 과정을 촉진시키는 것은 진정으로 중요한 문제이다; 우리는 그 특정모델이나 특정방법들-형태들-그것들이 인간의 영적 정신의 변형과 진화에 더 이상 기여하지 못할 때는 그것들을 버려야 할 것이다.

정신통합 방법과 모델은 개인성장과 교육에서 유용하고 거의 삶의 모든 장면-교육, 개인적 성장과 정신(영)적 성장, 치유, 사업, 서비스 기관, 심지어 사회활동에까지 적용되어 왔다. 이 책은 특정개인의 '정신통합' 작업을 위해 한, 두 시간 정도로 도움을 줄 수 있는 개인회기에 촛점을 맞추어 구성되어 있다. 다시 말하면 이 책은 정신통합 접근을 적용하는 개인 상담 및 자문, 심리치료를 주로 다룬다. 이 책은 삶의 여행에 관한 안내자(상담자)와 여행자(내담자)들의 지혜를 통합한 정신통합연구에서 수집된 실습들, 도움이 되는 힌트, 지도들을 제공해주는 안내지이다. 이 책은 개인 삶의 여행자의 동기 및 핵심존재, 인간성장모델, 성장과정의 원리, 그리고 이 원리를 적용하는 방법에 대한 관점을 제공한다. 이 책은 개인회기의 기제들을 논의하고 그 방법을 제공한다. 부록에 나오는 두 개의 회기기록들은 표준 회기들의 원리와 방법들을 설명해 준다.

이 책의 초판이 나온지 20여년이 흘렀다. 초판에서 나는 남에게 배운 것들을 쓰려고 노력했으나 지금 나는 여러 해 동안에 내 자신의 경험으로부터 나온 것들을 더 많이 쓰고 있다. 물론 정신통합의 이론과 실제 역시 계속해서 발전해 오고 있다. 아사지올리는 "I"와 Self 같은 개념에 대해 설명하려고 노력했다. 우리 모두도 그러고 있다. 정신통합에는 아무 규범이 없지만 우리 모두는 같이 생각하고 서로 배우고 있다.

내담자와의 작업하기, 내 자신의 성장, 동료 이론가나 프랙티쇼너들과 대화하기, 20여 년간의 독서와 연구를 통해서 정신통합의 개념, 용어들, 그 실습들에 대한 나의 이해가 확대되고 명료해졌다. 이번 개정판에서 내가 읽은 정신통합의 최신 서적들에 대한 나의 새로운 생각을 언급한다. 또한 생태 심리학 같이 지구와 자연 만물에 대한 우리 인간과의 관계에 대해 흥미롭고 새로운 영역의 연구에 대해 언급한다.

이 책에 대한 독자들의 반응이 수년간 나의 가슴과 영혼을 따뜻하게 해주었다. 우리가 함께 작업하면서 우리의 능력을 인간 가족과 지구 가정을 위해 봉사할 때 계속되는 대화들을 기다린다. 정신통합의 창시자로서 아사지올리가 말했다: "영적 정신통합에 의해 퍼지는 조화로운 통합과 협동의 특징을 가진 새로운 문화창조에 공헌합시다."(2000, p.8)

역자 서문

인간의 구성요소들을 언급할 때 신체. 정서, 인지라는 용어를 사용하는 대신에 심리학 등의 여러 분야에서 신체(body), 영혼(soul), 정신(영)(spirit)이라는 3원구조를 자주 사용하고 있다. 한 세기 이전부터 서구의 정신(영)과학은 현대의 예술 정신을 새롭게 대두시킴으로써 과학과 종교의 괴리를 극복하기 위한 노력으로 물질과학과 정신(영)적 세계를 매개하는데 예술과정이 중개적 역할을 한다는데 대한 선구적 통찰을 가지고 있었다.

특히 심리학의 영역에서 "나는 누구인가?" "인간은 어디서부터 와서 어디로 가는가?"같은 인간 실존과 방향성에 대한 근본적인 물음에 대해 구체적이고 형이하학적 연계를 추구하려는 학문적 시도와 실천이 있어왔다. 그 대표적인 예로 제3세력의 심리학자들은 1960년대 이후 소위 말하는 초자아 심리학, 초개인 심리학, 초월 심리학, 심신통합이라는 명칭으로 심지어는 혁신적 심리학이니 진화심리학-이 책의 저자인 M. Brown은 2004년도 개정판에 생태 심리학이라 개념을 소개-등 다양한 명칭을 사용하여 제4세력의 심리학 운동으로 이행하는 심리학 운동 및 사회적 실험활동을 전개해 왔다. 한편으로 이태리의 의학자인 R.아사지올리는 융 심리학 및 제4세력의 심리학으로의 이행과정과, 그리고 동서양의 종교 전통 및 철학을 통합 수용하여 정신통합(psychosynthesis, 1965)을 창시하였다.

우리나라에서도 초월 심리학과 함께 R.아사지올리가 가끔 소개된 적이 있으나 최근 보다 적극적으로 정신(영)통합의 경향의 교육과 치료를 전문적 학문으로 도입하려는 활동들이 나타났다. 1996년도에 R.슈타이너의 정신(영)과학을 배경으로 하는 인지학적 예술을 인간 전체성 성장과 치유에 통합하는 교육을 소개하기 위해 〈한국 슈타이너 교육예술협회〉(지금은 한국 슈타이너 교육협회로 개칭)가 창립되었고, 1997년에 역시 전체성 성장에 영적 정신(영)(spirit)을 연계하고 포괄하는 교육을 위해 〈한국 홀리스틱 교육학회〉가 발족되었다. 또 2000년도에 〈한국 트랜스퍼스날 학회〉가 창립되었다. 의학계에서 역시 전통적인 의학 패러다임에서 홀리스틱 통합의학 패러다임 및 대체의학으로 전환하는 움직임이 활발하다.

그리고 예술치료 및 상담 및 심리치료의 분야에서도 제4심리학적 경향을 가진 치료자들은 R.슈타이너 및 R.아사지올리가 가진 정신장애 및 이상심리의 관점에 대하여 그들의 인간전체성(holism)의 견해를 받아들이고 개인이 가진 이상증세를 정신(영)의 위기 또는 정신(영)적 존재의 발현이라고 이해하고 있다. 따라서 심리치료 및 예술치료의 분야에서 의학적 개념의 치료라는 용어를 사용하는 대신에서 정신(영)적 통합을 지향하거나 심신 통합의 전체성(holism) 성장발달과 치료의 개념을 포괄적으로 의미하는 치유(healing)라는 용어를 수용하고 선호하는 경향이 나타났다.

우리 역자들 역시 제4심리학적 경향의 예술치료를 지향하고 실천하는 공감적 만남의 과정에서 미국 타말파 연구소에서 Halprin 표현예술치료 과정의 주요 교재로 오랫동안 사용해오고 있는 이 책의 번역을 하자는 의견의 일치가 이루어졌다. 그러나 그 열정적 공감과는 달리 형이상학적인 영적 심리현상을 조작적 개념이 가능한 용어로 번역해야 하는 어려움으로 인해 다른 원서의 번역이나 저서와 달리 매우 고통스런 논의와 혼돈의 긴 시간을 필요로 했다. 또 다른 어려움을 들자면 우리나라에서 정신통합 연구물이 극히 소수 소개되고 있는 실정에다 심리학 및 심리치료의 영역 내에서도 우리말로 번역된 정신통합(psychosynthesis) 관련 용어들이 통일되어 있지 않다는 점이다. 더우기 이 책은 정신(영)(spirit)이라는 형이상학적 원리를 기존의 과학적 심리학의 실천 모델로 통합해 내려는 실천적 내용들을 본격적으로 다루고 있기 때문이다. 게다가 R.아사지올리의 수제자로서는 제일 처음 정신통합의 실천적 저서를 펴낸 M. Brown의 1983년도 이 책의 초판은 서구의 예술치료자 및 상담치료자들이 오랫동안 애용해 왔었기 때문에 우리 역자들 역시 초판에 의존해 왔었다.

그러나 2004년도 개정판을 접한 우리 역자들은 R.아사지올리의 원래의 정신통합 원리들, 그리고 M. Brown의 1983년도 초판 그리고 2004년 개정판의 내용에 이르기까지 정신통합 심리학의 발달 과정에 나타나는 사고와 개념의 변화 과정과 그 차이들을 확인하고 점검해야 했다. 그 대표적인 예로 이 책 저자인 M. Brown의 말과 같이 정신통합의 실천 과정에서 아사지올리의 가장 중요한 이론인 의식차원을 설명하는 타원형의 달걀 도해상에서 2004년도 개정판에서는 그림 모델의 수정 뿐 아니라 정신통합의 용어들이 일부 달라져 있기 때문이었다.

그럼에도 불구하고 첫판과 2004년 개정판 사이의 20년이 넘는 긴 세월은 아사지올리의 원래 정신통합의 내용과 의미를 수정한 시간이 아니라 미완성의 내용을 더 구체적이고 실천적인 모델로 분명하게 확인하고 설명하는 과정이었음과 그리고 일반 심리학에서 사용되는 용어개념들 사이의 차이와 공통성에 대해 설명하고 이해시키려는 노력으로 이루어졌다는 점이다.

이 책에 나오는 Self, Individuation, Ego 등의 용어들에서는 일반심리학에서와 같이 소문자로 표기되지 않고 대문자를 사용함으로써 정신(영)적(spiritual) 정신통합의 의미를 분명히 하고 있다. 그래서 우리는 모든 영어문장에서 언제 어디서나 대문자로 "I"를 나타내고 있는 일, 그리고 관련 교육학 및 예술의 영역에서, 그리고 특히 융 심리학 저서에서 구체적이고 부가적 설명을 생략하고 대문자로 Ego, Self, Individuation, Individuality 등을 사용하는 경우에서 조차도 제4심리학의 정신(영)적 통합의 의미를 기본적으로 나타내고 있음을 간파해야 했다.

이 책에서 대문자 Self의 [자기]가 형이상학적 원형으로 환원되지 않고 정신(영)적 원천으로서의 우주 에너지 및 빛의 기능으로 인간 전체성(holism)으로 확대되고 편재된 실재로 이해하길 요구하고 있다. 그러므로 모든 인간 존재 속에 영적정신을 포함하고 그 존재의 편재성을 기본가정으로 하는 메타통합적 관점을 가지면서 동시에 정신통합의 구체적이고 현상적 표현과 그 전개를 설명함으로써 초개인 심리학 및 초월 심리학이 제4심리학으로 큰 걸음의 학문적 진보를 보여주고 있다.

이 책의 번역이 여러 종류의 치료자들에게 형이상학적 의미의 정신(영)통합이 아니라 구체적 조작개념으로 정신(영)통합의 실천을 지향하는 분들에게 또는 그렇게 본격적이지는 않더라도 그 만남의 접목지점에서 멈추고 그 경계선을 인정하는 분들에게까지 다소나마라도 영적 정신통합의 길잡이나 방향성을 찾는데 도움이 되길 바라는 마음이 간절하다. 우리 역자들은 인간의 정신 창조 및 정신 진화라는 무한대의 영역의 어느 외딴길에서 방황하는 느낌을 내내 가지면서 이 번역작업에 손을 댄 것을 여러 번 후회하는 무기력감을 견뎌내야 했다. 이 어려운 과정을 전폭적으로 지지하고 함께 견뎌주신 오무근 사장님 및 하나의학사 관계자 여러분께 감사드린다.

원광대학교 동서보완의학대학원 예술치료학과에서
역자 드림

제1장 정신통합과 안내기법

넓은 범위의 통합적인 관점에서 볼 때 우주 생명은 복잡성과 단일성 사이의 투쟁-통일을 향한 노력과 열망-처럼 보인다. 우리가 그것을 신의 존재로 보거나 또는 우주 에너지로 보거나 상관없이 인간의 정신(영)은 모든 만물 속에서 또는 만물에 대해서 조화를 주고, 모든 존재들(아직은 눈멀어 있는 반대의지를 지닌 대다수의 존재들)을 통일시켜 주는 아름다움으로 작용하고 형성된다. 그리고 이 작용은 사랑과 서로 연결되어서 천천히, 그리고 조용히, 그러나 저항할 수 없을 정도로 강력하게 최고 통합(the Suprem Synthesis)을 이룬다.

– R. Assagiloi –

R. Assagioli(1888–1974)는 20C초, 1910년 그의 박사학위 논문 주제에 대한 개념을 구상할 때 정신통합(psychosynthesis) 사상을 연구하기 시작했다. 20C 중반에 그는 생명의 자연과정은 개인 내에서 그리고 인간관계 속에서 발현되고 있기 때문에 통합의 우주원리인 생명과정에 대한 모델을 개발하였다. 정신통합이란 “여러 가지 수많은 반대세력들 사이에서 그리고 이 반대세력들을 통제하고, 조화롭게 만들기 위해 이 반대세력들을 이용하는 성질을 가진 통일센터와 반대세력 사이에서 끊임없이 일어나는 상

호작용 및 갈등의 역동성을 말한다. 그 역동성은 우리의 심리적 삶의 극적인 개념이기도 하다(Assagioly, 2000, p.26)." 정신통합이란 개인을 조화롭고 강력한 하나의 전체로 만들기 위해 개인의 모든 부분들, 모든 측면들, 그리고 에너지를 계속적으로 통합하는 과정으로서의 인간 성장이란 말과 동의어이다. 대부분의 '자연' 과정과 같이 정신통합은 자각, 이해, 그리고 구체적 기법들에 의해 촉진되고 향상된다.

Assogioli 박사가 정신 통합의 원리를 그의 연구에 적용하는 과정에서 융 심리학, 실존주의 심리학, 불교 및 요가 그리고 기독교적 신비주의 등을 포함해서 전통심리학과 전통철학에서 그 지혜를 도출하였다. 그는 인간 심리학이 소위 말하는 정신(영)학, 인간과 우주와의 관계, 그리고 최고의 관념과의 관계를 포함하지 않고는 완성될 수 없다고 주장했다. 그는 종교 및 철학에 의거하는 한편 그의 연구를 어떤 단일 신념체계와 동일시하지 않았다. "정신통합은 위대한 신비학을 형이상학적으로 설명하거나 이론적으로 설명하는 것을 목적으로 하지 않으며 그렇게 시도하지도 않는다–정신통합은 그 문을 향해 안내하지만 더 나아가지 않고 그 문에서 멈춘다(Assagioli, 2000, p.5).

1965년에 출간된 '정신통합–원리와 기법들' 이라는 Assagioli의 책으로 인해 정신통합은 전 세계에 알려졌고 많은 학자들을 매료시켰다. 특히 미국에서 인간중심 심리학에 대한 높은 관심과 함께 그 의미들을 추구하는 사람들에게 인기가 있었다. 많은 사람들이 1974년 그가 죽기 전까지 그에게서 정신통합을 배우려고 이태리로 건너 갔다. 그는 그의 제자들에게 그들이 어디 있던지 간에 각자 자기들의 관점에 충실하게 남아 있으면서도 한편으로 정신통합 모델과 방법들을 가지고 그들의 연구의 범위를 확대시키라고 격려했다. 정신통합 연구소들이 그의 모국인 이태리에서 뿐 아니라 미국, 캐나다, 홀랜드, 영국, 프랑스, 그리스 등지에서 생겨나기 시작했다. 정신통합 훈련 프로그램들이 제공되었고 그 과정에서 정신통합의 지식체계가 발달되었다. 그는 놀라울 정도로 도그마가 없는 그리고 압축 구조를 가진 그러나 자유롭게 성장해 온 정신통합 운동의 씨앗을 뿌린 선구자였다.

1. 안내하기 기법

정신통합 프랙티쇼너들–상담자들, 치료자들, 코치들, 정신(영)적 지도자들은 그들이 개인 상담 회기에서 하는 일들을 언급할 때 '안내하기(guiding)' 이란 말을 사용한다. 안내하기는 하나의 기법으로서 개인 성격의 자료들, 그리고 내담자의 정신통합을 촉진시키기 위한 경험, 훈련 및 지식들을 모두 창조적으로 통합한 것이다. 정신통합 관점에서 안내하기는 다른 여러 접근방법들과 많은 공통점을 가지고 있지만 또한 그 여러 접근들이 가진 목표의 한계를 너머서고 확대시킨다. 정신통합 안내하기 기법의 관점과 목표는 변화하는 이 시대에서 요구되는 진화심리학(evolutionary psychology)를 발전시키는데 독특하고 강력한 공헌을 할 수 있다. 정신통합은 '안내자(guide)' 라는 말의 사용과 개인작업을 위해서 전체적 접근을 한다는 점이 정신통합의 주요 관점이다.

왜 '안내하기' 라고 부르는가?

상담(또는 안내하기 및 코칭)은 비록 그 형태가 매우 다양하다 할지라도 인류역사만큼이나 오랜 전통을 가졌다. 우리는 항상 상호도움을 추구하고 삶의 문제를 가진 사람들을 서로 돕기 위해 노력해 왔다. 매우 최근에 이런 실천들이 심리치료와 상담학 속으로 편입되어 공식화되었다. 아주 단순한 차원에서 보면 상담자의 목표는 사람들이 더 기분 좋게 느끼고, 더 기능을 잘하고, 타인과 잘 지내고, 자신들의 잠재력을 실현하도록 돕는 일이다. 어떤 상담자의 개인적 동기는 자기가 하고 있는 일에 대해 가치롭게 느끼도록 하고, 남을 도우려는 열정, 봉사하려는 욕망을 가질지도 모른다. 상담자가 되기로 하는 선택은 인간으로서의 우리가 공통적 운명과 공통적 관심을 공유하고 타인의 삶을 좀더 가치롭게 만들려고 돕는 동안에 상담자는 인간의 보편적 복리를 증진시킨다. 인간성이 모두 계몽되기 전에는 아무도 완전히 자유롭지 못하므로 결국 계몽된 후에는 타인을 정신(영)적으로 돕는 선택을 한다는 '보살(Bodhisattva)' 이라는 불교의 전통개념 속에서 이런 상담자의 동기가 나타난다고 본다. 비록 이런 보살 같은 상담자가 매우 드물다고 할지라도 우리는 인간성의 건강과 잠재력을 향상시키려는 목표를 가지고 우리 자신을 바로 잡으려 할 것이다.

상담의 궁극적인 목표는 인류복지를 추구하는 한편, 내담자(부부나 가족의 경우에도 적용되는 말이다)의 충분한 잠재력을 생활에서 실현하는데 관심을 가진다. 이 일은 자연적이고 지속적 과정이다; 이것은 어느 누군가에 강요될 성질의 것은 아니다. 상담(치료, 코칭, 정신(영)적 지도)의 목표는 단순히 이런 내적 지향성을 향상시키고 협동하는 일이다. 그러므로 이 일은 상담의 목표가 내담자 자신이 길과 방향을 찾도록 하는 삶의 '여행자들(travelers)' 을 돕는다는 것을 나타내기 위해 그 과정을 ' 안내하기' 라고 부르고 그리고 이 일에 종사하는 프랙티쇼너들을 '안내자' 라고 부른다. '안내하기' '안내자' 라는 용어들은 정신통합 프랙티쇼너들에 의해 보편적으로 사용된다. '치료자' 는 질병의 진단과 처치를 제시할 수 있고, 그리고 '상담자' '코치' 그리고 '정신(영)적 지도자' 들은 그 조언을 할지도 모른다. 왜냐하면 많은 프랙티쇼너들은 이런 기능들을 전문적으로 실행하기 때문이다. 한편 안내자란 개인발달 분야에 깊은 이해를 갖고 매우 조심스럽게 피해를 주지 않도록 그 지식과 기술을 삶의 여행자들에게 아낌없이, 주는 사람이다. 그러나 안내자는 궁극적으로 삶의 여행자들에게 옳은 것이 무엇인지를 알고 누가 그 선택을 해야 하는지를 알도록 되어 있다.

Bugental(1978)은 "삶의 여행자들은 안전한 여행에 대한 안내와 보장을 받기를 추구하고 그 안내자는 가치로운 경험에 대하여-그러나 특정한 하루에 여행하는 하루의 특별한 길에 대한 경험이 아닌-오직 가설만을 제공한다(pp.62-63)고 말했다."

내가 이 책에서 '안내자' 그리고 '안내하기' 란 용어를 사용한다 할지라도 어쩐지 '여행자' 라는 은유적 표현을 사용하는 것이 그렇게 익숙하지는 않다. 그 대신에 나는 관계형성의 그 반쪽 부분을 내담자라고 언급한다. 나는 '환자' 란 말 대신에 '내담자' 라는 말을 더 선호한다. 왜냐하면 환자는 병든 사람이기 때문에 병으로부터 회복되기 위해 프랙티쇼너에게 자문을 구한다는 의미를 띄기 때문이다. 정신통합의 과정이 비록 고통과 괴로움의 시간을 수반한다 할지라도 그 과정은 건강한 과정이라 할 수 있다. 나는 우리 모두가 삶의 어려움들을 외부 어떤 대행인에 의해 치료되어야 할 질병으로 분류하는 대신에 자연스럽고 강력한 성장지향성의 관점에서 볼 때 좀더 평화로운 관점을 가질 수 있다.

그래서 우리는 내담자는 좀더 발전된 정신통합을 위한 관계-안내자에게도 마찬가지이다-속으로 들어간다. 이 관계는 안내하기의 핵심개념이다; 이 관계를 설명을 하기 위해서 내가 상담자가 되기 이전의 내담자로서의 나의 경험을 나누고 싶다.

안내자의 자질

수년 전에 나는 내 인생에서 갈림길에 있다는 것을 안 적이 있었다. 나는 고통스러운 나머지 상담자를 찾아갔다. 나는 나 같이 혼돈의 게임 속에 빠져 있지 않는 그래서 내게 일어나고 있는 일에 관해서 객관적이 될 수 있는 누군가를 원했다. 또 나는 나와 내 문제에 대해 어떤 고정관념이나 그 극복과정에 어떤 표준을 강요하지 않을 누군가가 필요했다. 나는 나의 궤도를 지키면서 참을성 있게 내 시간과 내 방법 속에서 내게 필요한 일을 해 나가도록 해주면서 그리고 내 자신의 해결책을 얻도록 도와줄 누군가를 원했다. 나는 운 좋게도 이런 방법으로 나와 함께 해줄 사람을 발견했다. 그녀와 함께 한 시간에서 나는 새로운 삶의 방향을 찾았고 나를 구속했던 여러 가지 나의 옛 패턴들로부터 해방되었다.

나의 상담자는 안내과정에서 우리 모두가 원하고 바라는 특성들을 가진 사람이었다. 그녀는 경청을 잘했다; 그녀는 내가 느끼는 수치감과 내가 표현하는 모든 것을 잘 수용했다. 그녀는 내가 내 삶에 충분히 적응을 잘 한다는 것을 믿는다고 그리고 내가 그것을 실행하기 위해서 창의적 조처를 취할 것을 지지한다는 그녀의 상담방식을 내게 알려주었다. 그녀는 회기과정에서 게슈탈트 의자 기법이나 심상기법을 가지고 내 주제를 작업하자고 제안했다. 또 그녀는 나의 성장과정에 내가 협동하도록 돕는 그녀의 상담모델과 관점을 제공했다. 나는 우리의 상담시간에 그녀가 봉사함을 느꼈다. 나는 그녀가 인간으로 나를 사랑하고 존중했음을 그리고 어떤 방식으로든지 그녀 아래에 나를 붙잡아 놓지 않고 있음을 느꼈다. 우리는 상담시간에 나의 성장에 봉사하는 평등한 관계로 만났다.

나의 상담자인 그녀가 공식적 정신통합에 정통하지 않았다는 점을 말하는 것이 중요한다. 비록 공식적 정신통합에 정통하지 않고는 정신통합 안내자가 되기 어렵다고 할지라도 좋은 안내자의 자질만으로도 정신통합 분야에서 배척받지는 않는다. 그러나 이런 좋은 안내자의 자질이 없다면 어떤 종류의 상담자도 되기 어렵다.

Carl Rogers(1978)와 여러 사람들이 언급했듯이 우리가 쓰는 상담 기법과 방법보다 우리가 상담자로서 또는 안내자로서 우리는 누구인가라는 인간적 자질이 더 중요하다. 우리가 누구인가는 우리가 사용하는 철학적 관점과 방법을 포함해서 인간으로서의 모든 측면을 말한다. 안내자로서 안내하기를 배우고 완성하는 과정은 이론과 기법을 배우는 과정만을 말하는 것이 아니라 우리가 진정으로 누구인가, 그리고 우리는 누가 될 수 있고, 우리의 재능과 자질에 대하여, 삶과 안내하기에서 핵심적 목적에 대하여, 성장을 위한 단계에서 자기발견(self-discovery)을 향해 자기를 열어놓는 과정이다.(제4장에서 이 문제에 대해 더 논의된다.)

2. 안내하기의 목표

어떤 의미 있는 활동일지라도 그 기본은 목표에 있다. 목표는 수많은 책략과 형태로 변환될 수 있는 기초 동기적인 세력이다. 분명한 목표의식이 없으면 우리는 흔히 수단을 목표로 잘못알고 형식자체에 붙잡히게 된다. 우리는 왜(why) 어떤 일을 하고 우리의 작업이 왜 기계적이고 그리고 진부하게 되는지 그 이유를 잊는다. 삶의 여러 측면과 마찬가지로 안내하기에서 목표설정은 우리에게 활력을 주고 우리를 지지해 준다. 비록 위축되고 분명히 퇴행된 시점에서 마저도 우리가 하는 이 모든 것이 무엇인지를 기억하면 힘든 시기가 좀더 참을만하게 만들어준다.

목표에는 여러 수준이 있다. 가장 깊고 근본적인 목표는 보통 우리가 선택할 대안의 범위를 제공한다. 또 우리의 선택과 일반적 진전과정을 평가하는 시금석을 제공한다. 불행히도 우리는 때때로 우리의 작업을 더 큰 전체작업과 연결해서 생각하지 못하고 자신의 과거 회상적 목표에 만족하고 머물러 있다.

====

❖ 실습 : 목표 탐색 ❖

잠시 2, 3분간 편안하게 이완되어 보세요. 도움이 된다면 눈을 감고 당신의 감정과 생각들이 조용해지고 수용적이 되기를 기다리세요. 준비가 되면 눈을 뜨고 아래 쓰인 질문들을 읽고 각각을 명상하기 위해서 그 질문들을 당신 안으로 받아들이세요. 당신의 대답이 단어, 심상, 또는 "인상"의 형태로 나타나도록 허용하세요. 다음 질문으로 가기 전에 각각의 반응들을 적도록 하세요. 자, 이제 잠깐의 준비를 하세요.

당신은 친구로서 또는 상담 전문가로서 안내하기의 목표는 무엇인가?...

그리고 그... 목표는 무엇인가?

그리고 그... 목표는 무엇인가?

그리고 그... 목표는 무엇인가?

당신의 안내 작업에 가장 큰 의미와 유용성이 있어 보이는 목표감이 생길 때 까지 위의 방법을 계속하시오.

당신은 당신의 개인일지에 가장 심오한 목표를 분명하고 간결하게 기록하기를 원할 것이다.

(이 연습은 또 다른 방식으로 한다면 두 사람이 짝이 되어 한 파트너가 다른 파트너의 반응이 나올 때까지 계속해서 목표에 관해 위와 같은 질문은 반복적으로 하는 방식도 있다.)

=====

"선(zen)이란 본질적으로 개인 한 사람의 존재의 본성 속으로 들어가서 보는 기술이다. 선은 속박에서 자유로 향하는 길을 가르켜 준다. 선은 우리 각자 안에 축적된 에너지들을 적절히 그리고 자연스럽게 해방시켜준다. 우리 안에 쌓여진 에너지들은 보통의 경우, 갇혀있고 왜곡된 것들이어서 활동을 위한 적절한 통로를 발견하지 못한 것들이다. 그러므로 우리

가 미치거나 또는 정신장애가 되는 것으로부터 우리를 구해주는 것이 선의 목표이다. 내가 자유라고 말하는 의미는 우리 가슴속에 쌓여있는 창조적이고 높은 충동들에게 자유로운 놀이를 부여하는 일이다.”

– Daisetz Teitaro Suzuki –

다양한 욕구들을 충족시키기 위해 치료 방법 및 상담 방법들이 개발되었으므로 치료와 상담은 흔히 여러 목표를 지향해서 작업하는 것 같다. 그러나 그 여러 접근방법들이 더 큰 목표와 모두 관련되어 있고 그 방법의 창시자들과 프랙티쇼너들이 이것을 알든지 모르든지 상관없이 그 방법들은 모두 인간 진화를 위해 잠재적 공헌을 한다. Ken Wilber는 그의 저서 The Spectrum of Consciousness(1977)에서 여러 접근방법들 사이의 관계를 연구했다. 그는 여러 차원을 가진 의식의 모델을 제공했는데 의식의 각 차원은 각기 적절한 치료적 기법을 필요로 한다. 각 차원의 의식에서는 통일된 의식의 우주적 마음이 왜곡되고 분리되는 기본적 이원성을 나타낸다. 그러므로 각각의 치료적 접근이 어떤 구체적인 분열 예를 들면 의식의 각 차원에서 개인성격의 부분적 분열, 전체적 분열, 신체와 마음사이의 분열, 또는 자기와 환경사이의 분열 등 그런 분열을 치유하는 일을 돕도록 발전되어 왔다. 여러 접근방법들은 하나의 공통적 목표를 공유한다; “여러 접근법들은 개인의 소외되고 투사된 측면들을 접촉하고 재통합함을 도움으로써 이원화 과정을 역전시켜서 ‘치유하고’, ‘전체로 만들고’, ‘통일시킨다. 이 과정은 개인으로 하여금 자기-정체감(self-identity)을 넓혀주고 확대시키는 효과를 가진다는 단순한 이유 때문에 효과를 가져다 준다(p.279).” 그러므로 각 개인은 더 깊은 수준의 의식으로 변화해 간다.

전체성을 가진 인간이 되도록 안내함으로써 신체와 영혼(soul)은 모든 의식의 차원에서 생명력 있게 된다. Wilber는 "치료자들이 한 차원 그리고 개인 자신의 차원(즉 우주적 마음과 멀리 떨어짐)을 너머서 의식의 모든 차원들을 인식하는 한편 그들은 그들 자신을 병리적 성격의 존재로 보기보다 어떤 더 깊은 의식의 차원을 보기 때문에 그들은 재빨리 증상진단에 대한 분노에서 벗어난다는 설명이 가능해진다(p.191). 예를 들면 억압된 성(sexuality)문제의 작업에 익숙한 치료자들은 만약 그들이 정신(영)적 열망에 열려진 사람들이 아니라면 내담자의 정신(영)적 위기를 진부한 개념의 성적차원으로 해석하고 진단해 버릴 것이다. 모든 증상에 대해서 그리고 의식의 다른 차원에서 오는 유사한 증상에 대해서 무차별적으로 단일접근 방법을 쓰면 정말 위험하다. 만약 우리가 가장 깊은 목표의 근저-신체, 지성 그리고 영혼(soul)의 전체적 인간의 실현이라는-에서 시작한다면 우리는 하나의 깊은 차원의 의식에 대해서 어떤 오해에 입각해서 부적절한 치료적 기법을 적용하기 위해서 병리적 해석을 하는 오류를 덜 범할 것이다.

3. 자기-실현

Assagioli는 정신통합의 핵심목표를 "개인의 모든 기능과 특성들이 전체로 기능하도록 하는 조화와 통합"(2000, p.5)으로 보았다. 정신통합의 촛점은 병리학(pathology)으로부터 벗어나 개인 속에 존재하는, 대체로 잠자고 있는 굉장한 잠재력을 발견하는 쪽을 향해서 이동한다. 우리가 이런 잠재력을 접촉해서 창의적 활동방법으로 사용하는데서 큰 기쁨을 발견한다. 각 개인의 독특한 구조의 재능들, 특별한 전망, 재주 또는 자질을 가지고 있다. 특히 우리 모두는 대체로 우리가 함께 개발할 수 있는 위대한 많은 재능과 자질을 소유하고 있고 이것들을 좀더 좋은 세상을 창조해내는데 효과적으로 사용할 수 있다. 개인의 정신통합 작업에서 안내하기의 목표는 다음과 같이 진술될 수 있다; 개인들의 독특한 우주적 잠재력을 발견하고, 경험하고 표현하도록 돕는 일이 자기-실현이다. John Firman은 자기-실현에 대해 좀 다르게 말했다: "자기-실현이란 개인의 소질, 사물의 도식 속에 작용하는 개인의 부분을 발견하는 일이다(1991, p.111)."

잠재력 실현과정은 여러 차원을 가진다. 이 과정은 개인으로 하여금 자신의 잠재력을 고정관념적으로 보고, 고정관념적인 방법으로 표현하도록 강제하지 않는다. 우리는 각각의 내담자들이 각 차원에서 어떤 소질과 문제들을 가졌든지 간에 이것들을 인식하고 수용해서 그 개인의 다음단계로 들어가도록 돕는다. 그래서 우리의 직접적인 목표는 분노와 고뇌를 통해서 부적응적 행동패턴을 변화시키도록 작업한다. 만약 개인의 잠재력이 이 과정에서 좀더 많이 자유롭게 해방되지 않는다면 이 일을 하는 목표가 다른 무엇이 되겠는가?

"위인은, 모든 학교아동들이 알고 있듯이, 미칠듯한 기쁨으로 자신들의 학습의 기회를 환영한다."
- G. Leoanard -

4. 목표설정의 몇 가지 위험

상담과 치료에서는 '세상의 요구에 맞춰 살아남기 위해서 행동을 변화시키기' 라는 목표에서부터 "정신(영)적 경험을 일상생활에 통합시키기" "내담자가 당면하는 장벽을 극복하기"에 이르기까지 목표들이 다양하게 인정된다. 한 가지 예를 들면, "세상의 요구에 맞춰 살아남기 위해 행동 변화시키기"는 때때로 부적절하게 부과된 목표 중의 한 가지이다. 만약 상담자가 병리학적 모델을 가지고 작업한다면 그는 사회규범에 속하지 않는 행동을 신경증 또는 정신증의 증세로 해석할 것이다. 그러나 그 내담자의 진정한 요구는 초월적이고, 창조적이고 또는 초개인적 경험을 수용하고 이해해서 그것을 일상생활에 통합시키려 할 때 그 통합을 위한 표시로 그 증세를 나타낸다. R.D. Laing과 Ken Wilber는 정신이상 또는 범죄와의 차이를 분류하기 위해서 사회집단에 대해 가지고 있는 개인의 성향에 관심을 가진 연구자들 중에 속한다. 흔히 사회에 대해 제 정신이 아닌 것 같은 생각을 가진 것처럼 보이는 사람들은 흔히 지식의 전체적 영역에서 볼 때 그 다음 단계를 나타내는 새로운 패러다임의 생각을 가진 사람이다. 역사는 이런 사례들로 가득 차 있다; 가장 중요한 과학 발견자들 중 몇몇은 학습된 사회에 의해 그리고 그 시대의 보편적 신념에 의해서는 낙인찍힌 사람들이다. Galileo는 이런 현상의 가장 유명한 희생자 중의 한 사람이었다. 심리학자들, 상담자들, 교사들, 그리고 다른 안내자들은 그 사회의 규범의 제한으로부터 면제받은 사람들이다. 그래서 그들의 내담자들을 위해 그들의 사회규범들을 부적절하게 여기고 심지어는 파괴할지도 모른다.

"교사 또는 문화는 인간존재를 창조해내지 못한다.
인간은 자신의 존재 속에 사랑하고,
호기심 있어지고, 철학하고, 상징화하고,
또는 창조적으로 되는 능력을 각인하지 않는다.
차라리 인간배아 속에 잠재하는 것들을 현실화화고
실현하도록 조장하고 격려하고 돕는다."

– Abraham Maslow–

세상에 대한 고통

우리의 현 세계 상황은 핵집단살인의 위협이라는 어두운 그림자와 함께 이 시대 사회규범과 목표의 분야에서 독특한 도전을 받고 있다. "The Profession's Role in Peace Facilitation"이란 책의 저자인 Alan Nelson (1983)은 이런 상황의 자각은 "공포, 불안, 절망, 무기력, 우울"을 야기시키고 다른 여러 심리적 증상을 일으킨다고 지적했다. 그는 다음과 같이 지적했다:

> 이 세상의 모든 일들을 올바르게 해내는 그래서 훌륭한 치료자를 찾으려 하지 않는 사람은 누구일까? 그렇다면 이 세상에서 별 문제가 없는 사람으로 하여금 어떤 가공된 허상의 "정상성(normality)에 적응시키려 하거나 또는 거의 믿을 수 없을 정도로 파괴적인 개념의 어떤 "정상성(normality)"에 적응시키려 하는 심리치료자가 가진 함정은 무엇이란 말인가?
>
> 우리의 고통과 괴로움은 대체로 정확한 지각을 가질 때 나타나는 건강한 첫 번째 반응행동이다. 그래서 우리들이 겪고 있는 고통과 괴로움에 대해 개인적 병리로 진단을 받거나 치료를 받는다고 도움이 될 수 없다.
>
> 그러므로 예리한 지각현상이나 우리의 위기에 대해 이해할 수 없는 반응들에 대해 병리화 하지 않는 것이 중요하다. 그것들은 그 개인의 통합과 인류의 생존을 위해 중요한 일이다.

Joanna Macy도 이 같은 감정에 동조한다: "우리는 세상과 함께 고통받고 있다–그것은 동정이라는 말의 엄밀한 의미와 같다. 이것은 어떤 사사로운 광기가 아니다(1991, p.19)."

> 이 고통은 위협받는 세상과 고통스런 세상 속에서 의식을 가

> 지고 살아가는 것의 댓가이다. 이것은 당연할뿐 아니라 우리의 집단 치유를 위해 절대적으로 필요한 요소이다. 모든 유기체에서와 같이 고통은 어떤 목표를 갖고 있다: 그것은 교정적 행동을 촉발시키기 위한 하나의 경고 신호이다. 그러므로 문제시되는 것은 세상에 대한 고통이 아니라 그 고통을 억압하는 데에 문제가 있다. 그 고통을 피하려거나 줄이려는 우리의 노력은 오히려 우리를 황폐하게 만들거나 전체제적 측면의 피이드백고리를 자르고 효과적인 반응을 못하도록 장애를 준다 (Macy & Brown, 1998, p.27).

오늘날 지구적 위기에 당면해서 미국의 많은 사람들이 부인(denial)이나 정신마비(psychic numbing)같은 심리적 증상을 나타내고 있다. 만약 부인 같은 심리적 증상이 통계적으로 의미 있는 규범이 된다면 치료과정에서 내담자의 건강을 측정하고 적절한 치료목표를 설정하기 위해 우리는 어떤 사회적 규범을 적용할 수 있겠는가?

여기서 우리는 지지적이고 평화 문화를 향한 대전환점을 마련하기 위해 이런 무서운 심리적 문제와 그런 가능성을 고려하는 더 넓은 관점을 도출해야 될 것이다.

심리학의 오만

의식의 차원 또는 동기의 차원에서 볼 때 심리치료의 목표선택에서 나타나는 심리학의 오만이라는 위험이 존재한다. 어떤 내담자들은 다른 사람보다 더 훌륭하고 차원이 높다는 점과 그래서 그들이 특별한 치료를 받을 권리가 있다는 점을 결단해야 된다. 분명히 우리는 사람들이 이해하고 사용할 수 있는 차원에서 작업해야 하고 그리고 우리는 사람들을 심리-정신(영)적 존재로서 충만한 빛(light)의 관점으로 보아야 한다.

"정상적으로 되기 위해서 정신의학자를 찾는 '병든' 환자 그리고 계몽되기 위해 교사를 찾아 올 준비가 된 학생들 사이를 구분하는 전통적 기준의 관점이 오늘 날에는 파괴되고 있다."

– Swami Rama, Rudolph Ballentine, and Swami Ajaya –

위험을 피하는 지침들

심도있게 탐구된 다음의 4가지 기본원리들이 여러 위험들을 피하기 위해서 안내지침으로 이용될 수 있다. 이 원리들은 모든 수준의 의식 및 동기차원에서 작업하는데 적용된다.

1) 우선 우리는 모든 개인들을 그들의 문제와 함께 그들의 장점 및 잠재력이 있다고 고려하면서 그 개인을 전체적 인간으로 간주한다. 이 관점은 그들의 부적응적 측면이 부적절한 에너지로 화하는 것을 막아준다.
2) 우리는 분열된 우리의 하위 부분을 비동일시하고 더 큰 전체를 동일시하는 작업을 한다. 이것은 개인내담자로 하여금 그들의 현실적 요구와 잠재력에 도움이 되는 선택을 하도록 돕는다.
3) 우리는 개인 자신의 의지가 위와 같은 결정을 하고 그 결정을 따라가도록 부추겨서 독립과 자기-책임을 촉진시킨다.
4) 아마도 가장 중요한 원리로 우리는 우리 자신을 충분히 자신과 함께 존재하도록 노력해서 우리가 우리의 감정, 지성, 신체, 상상 및 직관에 접근하도록 하고 그래서 우리의 탁월한 잠재력이 우리 작업의 모든 측면에서 우리의 관점을 확대시킨다.

우리들은 분리된 한계를 가진, 분명히 한계로 구분된 종류의 문제와 관련된 그런 치료 속으로 들어가지 않는다. 점차 의학자들이 질병의 진단에 있어서 인간 전체성(holism)에 대한 이해가 포함되어야 한다고 인식하고 있다. 사람들은 긴장에서 벗어나서 실용주의자로, 그리고 동시에 신비성을 향해서 각성되어 가면서 점진적 성장과정에 참가한다. 성장은 그 기본원리가 어느 차원에서나 동일한 연속성 상에서 작용한다. 정신통합은 이와 같은 성장 원리에 기초하여 그 원리들은 모든 종류의 치료 및 교육상황에 적용하면서 이에 적절한 기법 선택의 구조적 틀을 제공한다.

5. 정신통합 : 여러 전통의 통합

정신통합은 인간잠재력 실현에 대한 우주적 지혜를 추구하기 위해서 동서양의 여러 전통들을 주의 깊게 배합하고 통합한다. 여러 전통과 접근방법들이 그 추구하는 목적에 있어서는 여러 전통들 사이에 있어서 상당한 일치성이 있다. Carl Rogers와 James Bugental 같은 실존주의자들은 인간심리와 신체가 통합되어 자신의 개인적 잠재력 실현을 충분히 발휘하는 사람을 일컫는 "충분히 기능하는 인간(Fully funtioning person)"으로 발달을 촉진시키려 하고 있다. A. Maslow와 Carl Jung 그리고 동양의 스승들 같은 초개인 심리학자들은 초월적 존재와의 동일시, 우주적 존재와의 동일시 그리고 진정한 진리추구에 관해서 저술했다. 본질적 차원에서 보면 동서양의 관점사이에 갈등이나 차이점은 없다. 개인의 잠재력 실현은 초개인적 영역을 포함하는 것으로 간주되며, 한편 개인 성격의 통합 및 실현은 초개인적 잠재력의 표현을 향해가는 중요한 단계를 말한다.

"정신통합의 목표는 개인의 정신(영)적 존재를 충분히 표현하는 성격차원에서 그 표현의 형태로 이 세상을 창조하는 일이다. 그러므로 정신통합의 목표는 정신(영)과 물질 사이를 연결하는 것으로 묘사될 수 있다

(Crampton, 1977, p.20-21)." 정신통합작업은 자각(지식과 각성)그리고 의지(책임, 자유, 자기결정) 발달을 의미하는 자기실현을 향한 작업과정이다. 우리가 인간 잠재력과 인간의 본질적 성격에 대한 개념을 정신(영)적 차원까지 확대시킬 때 우리는 이 과정을 안내하는 능력이 확대된다. 여기서 정신통합은 인간 본질에 대한 관점과 개인의 성장 및 진화 과정에 대한 견해를 제공하고 그 견해로부터 나온 실천모델을 제공함으로써 진화심리학에 특별한 공헌을 한다.

초월이란, 인간이 다른 종류의 만물들, 자연, 그리고 우주와 관련을 맺고 행동하는 수단으로서가 아니라 목적으로서의 가장 높고, 가장 포괄적이고, 또는 전체적 수준의 인간 의식을 말한다.

- Abraham Maslow -

제2장
인간성장의 모델

정신통합은 나(I)를 존재의 가장 기본적이고 분명한 자신의 영역으로 여기고-다시 말하면 "나"를 존재의 핵심으로 간주하기 때문에 물질을 어떤 단순한 최고의 정점으로 이끌어 간다. 이 정점의 핵심은 인간성격을 구성하는 모든 요소들(신체감각, 감정, 사고 등등)과는 전적으로 다른 성질의 것이다. 그 결과 "나(I)는 성격구성의 모든 요소들의 방향을 잡아주고 통일시켜서 이 요소들을 유기체 전체성의 통일로 이끄는 작용을 할 수 있다."

- Piero Ferrucci -

사람들은 어떻게 자기를 인식하는가? 사람들이 인식하는 "자기(self)"는 과연 무엇인가? 철학과 심리학의 중심부에 인간존재의 본질에 대한 질문이 놓여있다. 우리는 안내자로서 우리가 사물에 대한 감수성이 없이 안내하기를 해줄 수 있는가? 일반인 그리고 특정 개인이 가지고 있는 인간본질에 대한 모델은 안내하기의 목표와 개입에 심각한 영향을 미친다. 정신통합 모델은 통합적이고 성장지향적이다; 이 모델은 한 세트의 표준절차로 제약되어지지 않고 여러 접근방법들이 원래 사용하던 방법들을 더 발달시키는 안내하기를 촉진한다. 이 모델은 우리가 인간본질에 대해 배울 때 적응과 변화를 위해 모델 자체를 열어놓고 있다.

정신통합 가설과 모델은 우리의 작업을 탐색하고 개발하기 위한 시발점을 제공하는데 도움을 준다. 그럼에도 여전히 이 모델은 인간존재의 광대한 신비에 대해 단지 접근일 따름이고 교육된 하나의 추정일 뿐이다. 우리가 어떤 심리학적 모델 또는 이론에 접근할 때 우리가 독단적이거나 항상 새로운 삶의 발견에 대해 우리의 마음을 닫고 있지 않으려면 이런 강한 신비감을 지니도록 하자.

정신통합 모델은 개인적 자기라고 간주되는 "나(I)"의 본질, 인간 의지(will), 인간 무의식, 성격의 구조, 정신(영)적 원천인 자기(Self)에 대해 지적한다. 이 모델들은 성격의 다양한 기능들 간의 상호관계, 성격기능들과 "나(I)"와의 관계, 그리고 개인과 우주와의 관계에 관심을 가지고 있다. 이 모델은 인간의 단순한 생존동기에서부터 초월 및 봉사에 이르는 다양한 인간동기 그리고 더 큰 삶의 효과성과 의미확대를 위한 인간성장의 여러 측면들을 설명해 준다. 그리고 이 모델은 인간존재의 신비성에 대한 어떤 점을 밝혀준다. 정신통합모델이 병리학이 아닌 인간 잠재력과 건강을 지향하고 있으므로 우리 자신의 진화와 타인을 돕는 작업에서 값진 안내자가 된다.

1. "나" 또는 개인적 자기

Assagioli는 자기(self)의 존재, 역할, 행동, 감정, 사고, 신체발현 심지어 남-여 성별(gender)에 관하여 동양과 서양의 철학 속에는 반복적으로 논하는 하나의 주제가 있음을 발견했다. 그는 "나(I)" 또는 개인적 자기(personal self)란 자각 및 의도성 또는 의지(will)라고 간주했다. "나(I)"는 우리 인생의 방향, 유형 및 형태를 결정해주는 선택기능을 한다. Assagioli

는 이 개념을 정신통합적 사고와 실천의 핵심으로 여겼다.

그는 그 어떤 논리적 형식보다 "나"의 경험적 특성을 매우 중요하고 의미 있게 강조했다. 이런 "나"의 개념은 사람들이 때때로 그들에게 일어나는 모든 감각, 정서, 사고, 상황 등 그들이 그 어느 것도 날려버리거나 털어버리지 않고 그 모든 것과 함께 존재할 수 있음을 알게 되는 경험을 시도케 해준다. 그들은 그 어느 하나에 붙잡혀 있지 않고 모든 측면의 삶에 종사할 수 있음을 발견한다. 우리는 안내하기에서 내담자가 이런 발견을 하도록 촉진한다.

아마도 당신은 당신이 자각한 내용과 "분리되지는 않지만 그럼에도 불구하고 분명한" 당신자신을 본적이 있을 것이다(Firman & Gila, 2002). 또 당신은 "나(I)"라는 자기의 두 가지 측면을 느낀 적이 있었을 것이다: 한 가지는 조용한 자각이고 또 하나는 적극적 의지이다. Assagioli는 Sam Keen과의 인터뷰에서 자기(self)에 대해 다음과 같이 말했다:

> 자기(self)의 중심에는 행위자라는 적극적 요소와 구경꾼이라는 소극적 요소가 모두 있다. 자기(self)-의식은 우리 내부와 외부에서 무엇이 일어나고 있는가에 대해 순수하고, 객관적이고, 사랑스런 어떤 목격자가 되는 존재를 포함한다. 이런 의미에서 자기(self)는 안팎에서 일어나는 일의 흐름을 지켜보는 관찰자, 구경꾼, 목격자의 입장을 포함한다. 그러나 내적 자기의 또 다른 부분은 의지자(will-er) 또는 지시하는 행위자-여러 가지 성격 기능들과 에너지를 편곡하여 외부세계 속에서 행동을 취하고 실천하기 위해서 적극적으로 개입한다. 그래서 자기의 중심센터에는 의지(will)와 사랑(love)의 통합체 그리고 행동과 관찰....의 통합체가 있다(Assagioli in Keen, 1974).

우리가 일반적으로 생각하는 "자아(ego)"와 "나(I)"(또는 자기, self)와의 차이를 구별해 보자. 최악의 경우 "자아"는 자만심, 이기심, 개인의 영광과 명예에 대한 관심을 의미한다. "자아"는 타인 및 주변 세계와의 분리감을 의미한다. 기껏해야 "자아"는 강한 자기-개념 과 특정한 자기 성격의 어떤 특성과의 동일시를 의미한다. 그러나 정신통합에서 사용하는 "나(I)"는 특성들이 없고 차라리 자각 자체, 의도, 선택, 또는 의지(will)이다. 그러므로 "나"에 대해 정신통합의 견해로 보면 프로이트의 자아(ego)개념보다는 총제적 성격차원에서의 의식적 측면이 전제된 융의 "자아(ego)"개념에 더 가깝다.

2. 비동일시

우리는 Firman과 Gila가 말하는 "잔존 활홀경(survival trance)"(2002, p.48)에 붙잡혀 있다. 이 잔존 황홀경은 일시적인 정서, 신념과 가정들, 사물의 존재방식에 대한 개념과 관념, 신체 감각 및 외모 등과 동일시되는 것이다. "나(I)"라는 존재가 성격의 한, 두 가지 부분을 동일시 할 때 "나"는 현실의 나머지 부분을 자각할 수 없고 더 넓은 견해로 행동할 수 없다. 정신통합적 안내하기는 사람들이 제한된 패턴의 감정, 사고 및 행동과 비동일시(disidentification) 하도록 도와서 그들이 자유롭게 자각하고 의식적 선택을 하도록 한다.

비동일시 연습은 자기 자신에 대한 제한적 사고를 버리고 진정한 자기는 누구인가에 대한 깊은 감각을 얻는 방법이다. 이 과정을 통해 우리는 우리가 충분한 우리자신이 되도록 선택하는 힘과 자유를 얻을 수 있다. 우리는 항상 변화하는 환경에 따라 지배당하기보다 감사와 힘을 가지고 우리자신의 몸, 감정, 지성을 사용할 수 있다.

다음의 실습에서 구체적인 비동일시를 탐색하고 자각하기를 자각하도록 한다.

=====

❖ 실습 : 비동일시 ❖

편안한 자세로 앉아서 몸을 이완하고 당신의 호흡이 느리고 깊게 되도록 허락하시오.

이제 몇 분 간 당신의 몸을 관찰할 시간을 가지시오. 당신의 몸은 무엇인가? 당신은 당신의 몸을 어떻게 경험하는가? 당신의 몸 속에 어떤 종류의 감각을 가지고 있는가: 고통, 긴장, 편안함, 움직임, 귀찮음, 팽창과 수축, 따뜻함, 즐거움? 이런 감각들이 매순간 어떻게 변하는지 주목하시오.

당신 몸속에서 이 감각들을 어떻게 의식적으로 변화시킬 수 있는지 탐색하시오. 당신의 몸 한 부분의 근육을 긴장시키고 그 때 당신의 느낌이 어떤지 주목한 후 그 근육들을 이완하시오. 몇 분간 당신의 감각에 영향을 주는 다른 방법을 실험해 보시오.

여기에 고려해야 할 몇 가지 문제가 있다. 이 감각들이 나의 존재인가? 내 몸의 감각이 바뀔 때 "나"도 역시 바뀌는가? 그렇다면 어떻게 바뀌는가? "나"는 적어도 어느 정도 내 몸의 감각들에 영향을 줄 수 있는 "나"는 누구인가? 내 몸의 감각들과 관련되어 있는 "나"는 누구인가?

당신의 정서, 감정에 당신의 주의를 기울이도록 당신을 초대한다. 당신의 정서와 감정에 주목하고 가능한 그것들의 이름을 말해보시오: 공포, 혼돈, 매력, 기쁨, 슬픔, 좌절, 등등. 지금 당신이 자각하고 있는 가장 강한 감정은 무엇인가? 잠시 그것에 당신의 주의를 집중하여 무슨 일이 일어나는가 보시오... 그것이 변하는가? 어떤 다른 느낌이 일어나는가?

잠시 당신이 당신의 정서를 어떻게 바꿀 수 있는지 탐색하시오. 아마도 매우 흥미있는 어떤 것을 생각하고 당신의 감정이 어떻게 반응하는지... 보시오. 당신의 정서에 영향을 줄 수 있는 다른 어떤 방법이 있습니까?

다음 질문들을 해 보시오: 이 감정들이 나의 존재인가? 내 감정들이 변할 때 "나"도 역시 변합니까? 그렇다면 어떻게 변합니까? 적어도 어느 정도 내 감정을 선택할 수 있는 "나"는 누구인가? 내 감정과 관련되어 있는 나는 누구인가?

이 연습을 하는 동안에 당신은 보통 "지성"이라고 부르는 당신의 마음을 사용하고 있다. 잠시 동안 당신의 "지성"을 지켜보시오. 당신은 이것을 어떻게 하고 있습니까? 당신의 지성을 어떻게 지켜보고 있습니까?... 어떤 생각들이 나오고 들어가는가? 당신의 생각들은 어떤 형태로 나타납니까: 이미지, 말, 인상, 질문, 결론, 기억, 문제, 지각 등등?... 당신의 생각들을 "관찰하기"에 어떤 어려움이 있습니까?...

당신의 생각을 바꾸고 지시하는 실험을 하시오. 어떤 말을 선택해서 몇 분간 그 의미를 생각해 보시오... 또는 오늘 아침 일어난 직후에 했던 일을 생각해 보시오... 당신이 생각하는 것에 영향을 줄 수 있는 다른 방법이 있는가?

다시 고려해야 할 질문들이 있다: 이 생각들이 나의 존재인가?... 내 생각이 변할 때 "나"도 역시 변하는가? "나"는 어떻게 변하는가?... 적어도 어느정도 내 생각을 지시할 수 있는 "나"는 누구인가? 내 생각, 내 이성에 관련하여 있는 "나"는 누구인가?

이제 다음 것들 모두에 주의 집중하시오: 감각들, 감정들, 그리고 생각들, 지속적으로 변화하는 감각들, 감정들, 그리고 생각들과 관련하여 당신은 자기(self) 감각을 어떻게 경험하는가?

당신이 항상 다음 질문을 가지고 앉아 있을 시간을 가지도록 권한다: 계속되는 이 모든 감각들, 감정들, 생각들과 관련되어 있는 나는 누구인가? 이 연습에서 생기는 당신의 반응들과 거기서 생기는 새로운 이해들을 기록하는 것이 도움이 될 것이다.

====

항상 변화하는 우리의 감각들, 감정들, 사고들과의 비동일시 하기와 우리의 몸, 감정, 지성을 우리가 소유하지 않기 및 분리하기(이것들은 진정 또 다른 종류의 거짓 동일시이다)와의 구별을 해 보시오. "나"는 순간순간 속에서 몸, 감정, 지성을 경험하면서 우리의 내부에 편재하고 내재된 것이다; 우리가 우리의 몸-감정-지성 중 그 어느 특정한 부분을 비동일시 할 때 우리는 신체적이고 심리적 존재의 모든 측면을 소유하고 좀더 충분히 경험한다(제3장의 비동일시에서 좀더 자세히 설명된다).

3. "나"와 자기(Self)[주)]와의 관계

정신통합에서는 "나"(또는 소문자 self)를 초월적 자기(Transpersonal Self)의 발현으로, 즉 직접적으로 잘 체험되지 않는 에너지 원천의 발현으로 보고 있다. 그리고 여전히 대부분의 동양심리학과 초개인 심리학은 그 에너지 원천의 존재를 인정하고 지적한다. "이 대문자 Self로 쓰여진 자기(Self)는 높은 곳에 있으므로 마음의 흐름 또는 신체조건에 의해 영향을 받지 않는다(Assagioli, 2000, p.20).

> 실제로 두 개로 독립되고 분리된 실체로서의 두 가지의 자신이 있는 것이 아니다. "나"는 하나이다; 그러나 "나"는 자각과 자기-실현의 두 가지 측면으로 나타난다. "나"는 자기-존재적

역자주) M.Brown의 용어 정의에 의하면 자기(Self)란 존재의 정신(영)적(spiritual) 원천으로 초개인적 자기, 우주적 존재와 동의어이다. 슈타이너의 정신(영)과학(spiritual science)에 의하면 우주적요소인 빛과 에너지는 정신(영)세계에 존재함과 동시에 인간 내면의 모든 차원에 편재함을 그 본질로 간주한다. 그러므로 자기(Self)란 우주적 존재임과 동시에 인간 내적에 통합된 정신(영)적 전체성(holism)을 말한다.

으로 반영되지만 현실적으로 자발적인 실체를 가지고 있지 못하다. 다른 말로 하면 이것은 여러가지 새로운 빛이 아니라 "나"의 원천인 빛(light)의 투사이다(위의 책에서).

정신통합에서 소문자 's'로 나타내는 자기(self)는 개인적 자기 또는 단순한 "나(I)"라고 말한다. 더 높은 위치에 있는 대문자 'S'로 쓰는 자기(Self)는 빛나는 정신(영)적 원천인 초월적 자기(Transpersonal Self)를 말한다. 자기표현(Self-expression) 또는 자기실현(Self-realization)은 실천적 행위자인 "나"라는 개인성격을 통해서 나타나는 초월적인 자기(Self)의 표현을 말한다. 그러나 우리는 항상 이런 초월적인 자기표현(Self-expression)에 저항하는 그런 성격차원의 선택을 한다; 그러므로 이것은 사람으로 하여금 문제를 가지고 치료나 상담에 오게 만든다. 안내하기(Guiding)란 자기(Self)의 표현 속으로 조율하고 서로를 개발하는 조력의 과정이다.

"마치 우리가 위대한 발광체의 중심을 향해서 안으로 끌려 들어가는 것 같이 느껴진다. 마치 그 발광체를 향해 직진 비행하는 불나방처럼 그 불꽃 속으로 날아드는 것 같거나 또는 지구가 태양의 중심으로 돌진하는 것 같다. 그래서 그 광명을 충분히 볼 수 있고, 그 따뜻함을 느낄 수 있도록 가까이 있는 관계 같으나 그러나 작은 유한적 존재와 무한대의 빛 그리고 무한대의 에너지 원천과의 역동적 관계 즉 궤도의 긴장을 유지한 채로 그 중심의 주위를 움직여 간다."

"그 작은 유한적 존재는 말할 것 없이 우리 각자가 자각하고 있는 "나(I)"즉 자아(ego)이다. 이 신비적인 "비자아(non-ego)" 또는 "나 아님(not-I)"은 Jung의 용어로 자기(the self)라고 불리워졌다. 융의 자기(the

self)란 자아가 그 빛을 중심으로 주위를 순행하고 있는 존재의 중심을 말한다."

- June Singer -

의지(will)는 "자기(Self)의 직접적 표현이다(Assagioli, 1974, p.113)." 그리고 의지는 "나(I)"와 초월자기 양쪽 모두를 위해서도 직접적인 표현을 한다. "개인적 의지가 있는 것과 같이... 그렇게 의지는 초월적 의지(Transpersonal Will), 즉 초월적 자기의 표현으로 정신의 초의식적 수준에서도 작용한다(p.113)." 초월의지란 "의지와 사랑의 융합...을 통해서. 더 위대하고 더 높은 어떤 사람 또는 어떤 것의 융합...을 통해서 개인의 성격의 한계를 초월하는 의지이다.이 개인의지와 초월의지의 제휴는 흔히 힘과 이완의 경험을 가져온다. 개인의지가 초월의지와 함께 정렬되어 흔히 힘과 이완의 경험을 가져오지만 이런 경험은 마치 여러 단계를 거쳐 회복되어야 하는 많은 중독의 문제들이 증거 해주는 경험과 유사하다. 우리는 "더 높은 힘"으로부터 오는 "부름" 이나 "당김"을 느낀다. 직업(vocation)의 원래의 의미는 '불러 일으킴"의 경험을 의미한다. 초월의지는 개인의지를 통해서 개인 성격이 이 세상에서 좀더 충분히 자기(Self)를 표현하는데 필요한 능력과 기술들을 불러 일으킨다. 초월의지는 정신통합 안내하기의 중심목표인 자기-실현(Self-realization)을 위한 행위자이다(이 경험은 8장의 정신(영)적 각성과 변형에서 좀더 충분히 논의된다).

자기(Self)는 우리가 "전체" 또는 "중심"을 느끼거나 안 느끼거나 상관없이 심지어는 일시적 느낌이나 어떤 신념에 갇혀 있을 때라도 항상 존재하고 있다. 우리는 자기와 함께 있을 때 흔히 "중심 잡힌" 존재감을 느낀다. 그러나 때때로 우리는 절망과 분열의 한 가운데에서도 자기(Self)에 의해 각성되어 있다.

자기(Self)에 대한 우리의 개념은 우리의 안내하기 접근 방식에 영향을 준다. 내담자가 자신의 경험 전체에 동참할 수 있도록 하기 위해 부분적 동일시로부터 내담자를 해방시키는 작업을 할 때 우리 안내자는 자신이 자기(Self)와 협동하고 있다고 이해한다(후에 더 논의한다). 우리는 내담자의 상담주제나 심리적 문제(매우 위협적인 생활 상황을 제외하고는)보다 이 과정을 더 중요하게 강조한다. 자기(Self)가 항상 존재함을 아는 것은 가장 저항적이고 혼돈된 내담자와 작업 할 때 안내자에게 작업의 지지와 용기를 준다.

예, 나의 더 큰 자기의 표면 위에 있는
나는 하나의 얇은 껍질,
사랑하라, 나를 이대로 존재케 하라,
그대신에,
그 심층의 해류들,
그곳을 위하여, 힘과 평화 속에서,
나는 그 전체와 함께 내가 열려있음을 알고 있다.
– David Spangler –

4. 자기(Self)와 우주적 존재

자기(Self)는 우리 인간 개인을 통해 더 큰 전체의 측면, 다른 말로 하면 우주적 존재라고 불리우는 측면의 특별한 성질을 표현하고 있다. 이 패러다임은 실재(reality)에 대한 동양사상 속에, 서구의 신비적 통찰 속에 그리고 최근 서구의 선구적 과학사상들 속에서 공통적으로 발견되고 있다. Karl Pribram과 David Bohm의 연구에 나온 우주의 홀로그래픽 모델이 바로 그것으로서 그 그림의 어느 부분일지라도 전체 이미지를 재생해낸다; 그들은 실재의 어느 한 부분일지라도 전체의 패턴을 가지고 있다고 제언한다. 그러므로 "나(I)"란 자기(Self) 또는 우주적 존재의 하나의 홀로그램으로서 소우주라고 말해질 수 있다고 했다. 생물학과 자기(Self)를 통해 개인은 창조만물 및 동료인간들과 연계되어 있다. 드문 경우이기는 하지만 삶 속에서 우리는 하나됨의 의미와 우리 자신을 위한 통일감을 경험할 수도 있다. 안내자로서 이런 우리의 실재를 인식하는 것이 우리 내담자의 이런 경험을 타당시하도록 돕는다.

5. 의식의 차원

Assagioli의 타원형 도해 역시 개인의 의식영역들을 그림으로 나타내고 있다[그림 1]. 여기서 그는 무의식을 세 가지 수준으로 제언한다;

1) *낮은* 또는 *기초 무의식*은 억압된 욕망과 외상들, 기초 충동들 그리고 신체적 삶을 주도하는 기본적인 심리적 활동들을 말하는 프로이트의 무의식 영역에 해당된다.
2) *중간 무의식*은 프로이트가 전의식이라고 부르는 것과 유사한 것으로 의식에서 최근에 잊혀졌지만 쉽게 회상해 낼 수 있는 중립적 영역으로서의 중간 무의식이다.
3) *높은 무의식* 또는 *초의식(superconscious)*은 우리의 창조성, 직관, 사랑, 열정, 그리고 봉사, 최고의 가치들과 영감, 정신(영)적 에너지, 그리고 성장패턴이 나오는 곳이다. 초의식은 최고의 잠재력의 저장고이다.

[그림 1] 아사지올리의 타원형 도해

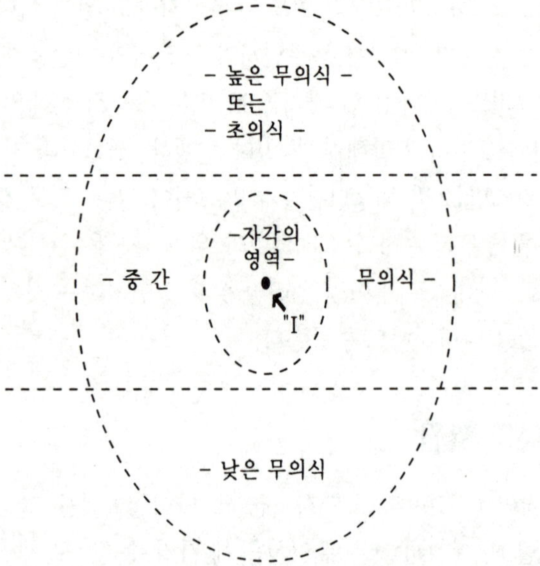

(이 도해에는 아사지올리의 원래의 도해와 1983년도 M. Brown의 도해에 맨 꼭대기에 별표로 표시되었던 높은자기 또는 자기(Self)가 삭제되어 있다)

중간 무의식의 한가운데 중앙에 있는 "나(I)"는 주어진 어떤 순간에 직접적인 자각의 영역을 나타내는 원이다. 이런 영역들이 점선으로 표시된 이유는 상호 어떤 방향으로든지 침투가능한 것을 나타낸다. 바깥의 큰 타원까지도 침투적이다. 왜냐하면 집단 무의식에서 오는 모든 자료들이 우리 개인 무의식 속으로 옮겨와서 우리는 우리의 생각과 감정들을 집단속으로 내보내기 때문이다.

"잠재력 영역"에 대한 Joseph Chilton Pearce의 설명은 융의 "집단 무의식" 그리고 정신통합의 설명과 일치한다. 이성

> 적, 신체적, 정서적, 정신적, 종교적, 영적, 일상적 경험 또는 비일상적 경험, 이 모든 것은 어떤 영역에서 발생하고 그리고/또는 어떤 영역을 발생시킨다. 기억의 가공물로서 또는 경험의 저장고로서의 영역은 잠재력의 원천, 사고의 창조성의 원천이 되고 이것은 우리에게 인간 창조력에 대한 설명을 가능케 하고 새로운 창조성...을 꿈꾸게 한다.
>
> "잠재력의 영역"은 단지 우리 두뇌의 신경영역과 역동적-여기서 역동성이란 영역에서 영역으로, 잠재력에서 지각자의 지각 및 반응으로, 그리고 다시 잠재력 영역으로 돌아가는 양방향적으로 움직이는 행동을 말함-상호작용과 함께 있을 때만 존재한다(Pearce, 2002, pp.76-77).

Pearce의 개념에 의하면 개인의 경험을 통해 집단무의식을 만들어내고 동시에 타인들이 만들어낸 집단 무의식의 영향을 받을 경우에 집단 무의식이 존재한다고 본다.

높은 무의식으로부터 나오는 자료들에 대한 자각, 수용 및 통합은 낮은 무의식으로부터 오는 자료만큼이나 개인발달에 중요하다; 사실상 "승화의 억압"은 낮은 무의식에서 생기는 성(sexuality)과 공격성을 억압하는 만큼이나 심각한 결과를 가져온다(Haronian, 1967). 차라리 개인은 욕망들, 조건화된 반응들 그리고 무의식적 충동의 단순한 희생자가 되는 것보다는 자신의 삶의 지휘자가 되는 능력을 가지고 있다고 보고 있다. 즉 개인과 집단은 초의식속에 저장된 놀라운 잠재력을 실현하는 능력과 낮은 무의식의 에너지와 패턴들을 지도하고 통합하는 능력을 지니고 있다. 안내하기에서 우리는 이 세 가지 무의식 영역을 탐색할 준비를 갖추어야 한다.

Firman과 Gila(2000)는 높은 무의식과 낮은 무의식이 어떻게 형성되는지에 대한 개념을 제공했다. "높은 무의식과 낮은 무의식의 분리는 오래된 태초의 상처로 인해서 경험의 영역들이 서로 분리되어 나타난 것이다(pp. 150-153)." 이런 견해로 보면 중간 무의식은 "우리가 경험, 학습, 재능, 기술 들을 통합할 수 있는 영역으로서 우리의 특정 환경과의 관계 속에서 집단 무의식의 특정 패턴에 의해 안내될 수 있다. 그리고 이 중간 무의식 영역은 의식적 성격의 기초를 형성하는데 기여한다(p.21)." 생물학적 충동, 창조과정의 "아하!" 경험, 자연적으로 전개되는 인간의 성장패턴들은 중간 무의식의 측면으로, 지속적인 의식기능에 가장 가깝고 지지적인 억압되지 않는 무의식이다. 그래서 이것은 자각범위를 둘러싸고 있는 직접적인 영역이다.

타원도해와 그 역사

아사지올리의 최초의 타원 도해(정신통합 분야의 많은 사람들은 달걀 도해라고 부르기를 좋아함) 속에는 자기(Self)가 달걀 맨 꼭대기에 별 모양으로 되어 있었고 도해 중앙의 "나" 또는 개인적 자아와 점선으로 연결되어 있었다. 이것은 "나"가 "나의 빛의 원천"인 초월적 자기(Transpersonal Self)를 반영한다는 사실을 나타낸다. 더 나아가서 자기(Self)는 흔히 "높은 자기(Higher Self)"라고도 언급되었다. 나는 이 견해를 사용해서 이 책의 1983년 출판에서는 "높은 자기(Higher Self)"라고 썼다.

그러나 1990년대와 2000년도 초에 많은 정신통합 연구자들이 "높은 자기"를 달걀 맨 꼭대기 초의식의 가장 가까운 자리에 위치시키는데 대해 문제를 제기하기 시작했다(Firman & Gila, 2002; Meriam, 1996; Brown, 1993). 우리는 정신통합이 초월적 측면의 자기(Self)를 지나치게 높다고 강조하고 모든 차원에서의 그 편재성을 무시한 점과 그리고 정신통합 프랙티쇼너들이 자기(Self)를 오직 초의식적 경험을 통해서 추구하기는 하지만 심지어는 개인의 일상적 문제와 삶의 도전을 위해서 사용하는 경향이 있다는 점에 관심을 가졌다. 그러므로 특히 Firman과 Gila가 이런 불균형

을 수정할 것을 시도했다:

> 자기(Self)의 초월적-내재적 편재성 때문에 타원형 도해의 어느 차원에서라도 자기(Self)를 만날 수 있으므로 그 자기(Self)가 그 어느 차원-특히 높은 무의식의 차원-과 혼동되어서는 안 된다. 절정경험의 축복, 더 세속적 생활사건들, 또는 심층의 초기 어린 시절 외상을 당면하든지 안 하든지 간에 우리는 자기(Self)가 능동적으로 존재하고 인간관계에 이용 가능하다고 가정한다(2002, p.41).

이들의 책에 나오는 글 중에서 내가 좋아하는 글을 소개한다:

> 자기(Self)와의 연결을 황홀 경험, 축복, 또는 의식의 연결 상태로만 혼동해서는 안 된다. 또 고통, 고뇌, 상실 등을 인간경험으로 받아들이지 않는 그 어떤 단절성과도 혼동해서도 안 된다. 자기(Self)는 단순히 존재 속에서 우리를 붙들고 있다. 그래서 우리는 우리의 경험이 좋거나 나쁘거나, 즐겁거나 고통스럽거나, 개인적이거나 초월적이거나, 공허하거나 충만하거나 간에 광범위한 경험에 우리를 열어 놓는다. 우리는 존재 속의 자기(Self)에 안전하게 붙잡이면 우리의 경험이 우리를 파편화하거나 파괴하지 않고 우리의 경험과 함께 존재할 수 있다(2002, p.160).

우리가 이 타원도해를 수정하는 과정에서 "높은(higher)"이란 말을 빼고 그냥 자기(Self)라고 말하기 시작했다. 나는 개인적으로 자기(Self)를 실체(entity) 또는 사물(thing)이라고 말하는 대신에 존재함(presence)이라 하고 싶다. 철학자들이 우주적 존재라고 말하는 것처럼 정신통합 사회의 많은 사람들이 자기(Self)라는 말을 선택했다.

6. 성격기능과 의지

성격의 여러 가지 기능과 "나(I)"와 의지(will)와의 관계는 [그림 2]의 별모양의 도해 속에서 설명된다(Assagioli, 1974). 이 도해를 설명할 때 그는 다음과 같이 썼다:

> "나(I)"라는 의식 및 개인적 자기와 그리고 의지(will), 이 둘 사이의 밀접한 관계를 나타내기 위해서 의지는 이 도해 속의 중심에 위치시켰다. 의지를 통해 "나"는 다른 심리적 기능들에 영향을 주면서 심리적 기능들을 규제하고 지휘한다. 이 도해는 너무 단순화 되어 있지만 의지의 중심위치를 현저하게 나타내는데 잘 이용된다(1974, p.12-13).

[그림 2] 별모양 도해

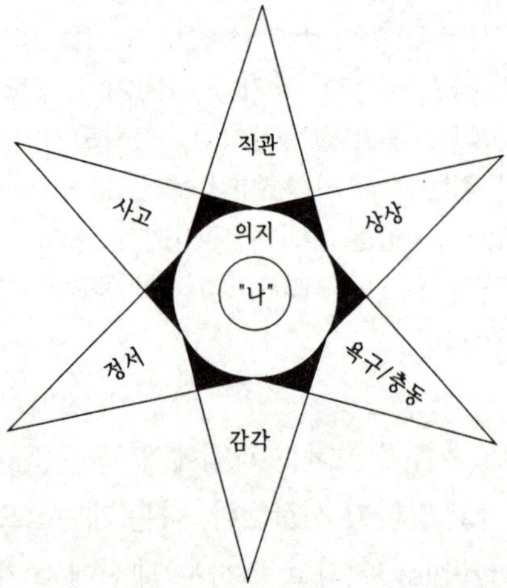

당신이 이 도해를 공부할 때 당신 안에 있는 여러 성격기능들 각각에

촛점을 두는 시간을 가지라: 욕망-충동, 감각, 정서, 사고, 상상, 직관 등에 촛점을 두라. 우리는 종종 우리 문화 속에서 두드러진 기능을 하는 상상기능(imagination)과 직관(intuition)기능을 인식하지 못한다; 이 기능들을 발견한다면 이들을 더 힘 있고 유용하게 만드는 것 같다. 이 두 가지는 서로 영향을 주고 서로 사용하기 때문에 이 두 가지를 분리하는 것은 거의 불가능하다. Assagioli의 심리 법칙 속에 이런 것이 요약되어 있다. 각 심리적 기능들이 다른 기능들 속에서 상호 어떻게 반응하는지 묘사된다: 신체 조건들은 이미지, 관념 및 정서에 반응한다; 정서는 이미지, 관념 그리고 신체조건 및 행동에 반응한다; 이미지와 관념은 정서, 신체자세 그리고 동작에 의해서 유발된다. 다음에는 이 모든 기능들이 무의식적 충동과 욕망에 의해서 영향을 받는다.

7. 아사지올리의 심리법칙

Assagioli의 심리 법칙
Ⅰ. 이미지 또는 마음의 그림 및 관념은 이것에 해당되는 신체 조건들과 외적 행동들을 창조해내는 경향이 있다.
Ⅱ. 태도, 동작, 그리고 행동들은 이에 해당하는 이미지와 관념을 유발하는 경향이 있다; 그 다음에 이것들은 (그 다음 법칙에 따라) 이에 해당하는 정서와 감정을 환기시키거나 강화시킨다.
Ⅲ. 관념과 이미지들은 이것에 해당하는 정서와 감정들을 각성시키는 경향이 있다.
Ⅳ. 정서와 인상들은 이에 해당하거나 이와 관련된 관념이나 이미지들을 각성시키는 경향이 있다.
Ⅴ. 욕구들, 충동들과 욕망들은 이것에 해당하는 이미지, 관념 및 정서들을 일으키는 경향이 있다.

Ⅵ. 주의 집중, 흥미, 긍정 및 반복은 관념, 이미지 그리고 지적 공식화를 집중적으로 강화한다.

Ⅶ. 행동의 반복은 더 많이 반복하려는 충동을 강화시키고 그 반복의 실천을 더 쉽게 잘하도록 해서 무의식적 실행을 하도록 한다.

Ⅷ. 콤플렉스 및 하위 성격 속에 있는 다양한 기능들과 요소들을 여러방법으로 배합하는 일은 자각이 없이도 그리고 의식적 의지와는 독립적으로 이들의 목표를 달성하는 수단을 선택한다.

Ⅸ. 충동, 욕망 및 정서는 표현되도록 강요하는 경향이 있다.

Ⅹ. 심리적 에너지는 다음 방법으로 그 표현을 한다 :

(1) 직접적으로(방출/정화)

(2) 상징적 행동을 통해서 간접적으로

(3) 연금술적 변형과정을 통해서

(Assagioli, The Act of Will, 1974, p.51-65. 독자들은 이 법칙들이 우리 삶에 미치는 영향을 좀더 철저히 해명하기 위해서 인용된 페이지들을 읽을 것을 촉구한다.)

자기-실현을 위해서 "나"의 주요기능인 의지(will)는 성격기능들을 통합하고, 조화시키고, 지시한다. 우리는 소위 말하는 변화를 일으키기 위해 어떤 실천 모델의 체제 속으로 들어간다. 우리는 심상, 정서 또는 자세 속에서 어떤 변화를 선택할 수 있다. 예를 들면, 어떤 모델체제이든지 사용해서 새로운 행동유형과 태도를 도입하는 일은 실시하기 가장 쉽다. 정신통합 안내하기는 성격기능들이 상호 효과적 관계가 되도록 하기 위해서 의지를 개발하고 훈련시키는 것이 그 목표이다. 성격기능들이 조화롭고 균형있을 때 그것들이 초의식적 특성들을 표현하는데 쓰여지고 자기(Self)의 목표를 수행한다.

8. 생존과 자기표현

개인의 정신통합모델은 "나(I)"의 주도하에서 성격의 여러 기능들을 통해서 자기(Self) 또는 빛의 원천이 그 자신을 드러내는 일에 관한 것이다. 자기(Self)는 그것이 세상 속에서 초개인적 차원으로 나타나건 또는 성격차원으로 나타나건 간에 의지(will)라는 수단을 통해서 작용하는 창조적 의식을 말한다. 삶의 목표는 기본적으로 자기(Self)로부터 방출되는 특성들을 표현하는 형태를 발견하는 일이다. 그러나 그 자체의 특성이 없는 마치 순수한 흰 빛이 프리즘을 통과하여 무지개를 형성하는 것과 같다.

개인이 자기(Self)를 표현하기 위해서 유기체는 우선 신체적으로 생존해야 하고 성격은 심리적 안정, 정서적 안정의 측면에서 그리고 주변사회와의 관계 속에서 살아 남아야 한다. 그러나 불행하게도 생존은 흔히 그 자체가 목표가 된다. 그리고 생존의 필요성 때문에 한번 행한 행동은 그 역경이 사라진 뒤에도 오랫동안 지속된다. 생존행동은 자기 표현(self-expression)을 위하여 어떤 환경을 제공하는 수단이기보다는 그 목표가 되기도 한다.

Maslow의 욕구 위계 이론(1954, p.80-92)은 생존에서부터 자기표현에 이르기까지의 과정을 설명하는 좋은 모델이다. 이 모델을 표현하는 그림이 다음 [그림 3]에 그려져 있다. 가장 밑바닥에 음식, 수면, 배설 등의 기본 생리적 욕구들이 있다. 다음 단계에는 상대적 안정, 질서, 그리고 은신처를 포함하는 안전 등에 관한 안전(safety)의 욕구가 있다. 정서적 영역으로 옮아가면 가족, 친구 등의 사랑과 소속의 욕구가 있다. 그 다음 하나의 전체로서 성격은 존중, 인정 같은 자아존중감의 욕구를 가진다. 가장 꼭대기에 자기의 능력을 발달시키고 사용하기 위한 자기실현(self-actualization)의 욕구가 있다. 만약 자기실현(Self-expression)을 자기(Self)라는 용어를 사용하여 설명한다면 성격의 능력을 통해서 정신(영)적 원천을 가진 자기(Self)를 표현하려는 욕구라고 말할 수 있다. 이렇게 말하는 이유는 [그림 3]에서 그릇의 위는 열려 있기 때문이다. 이 모든 욕구들을 충족한다면 이 세상의 봉사에 정열을 쏟을 수 있는 자기-표현의 기초가 된다.

[그림 3] Maslow의 욕구 위계설

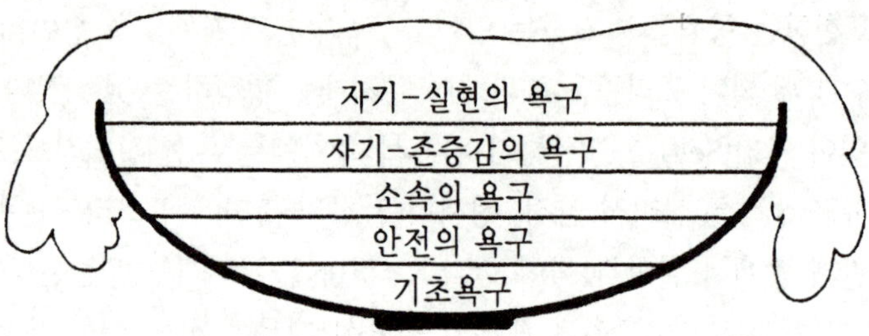

우리가 각 수준의 욕구를 충족시킴에 따라 아무리 해도 충족시킬 수 없는 더 높은 수준의 욕구가 나타난다. 불만족은 우리를 끝없이 열려진 자기실현에 도달할 때까지 더 복잡한 욕구를 충족시키려는 동기가 생기게 한다. 우리는 절대로 자기실현 되어진 것이 아니라 단지 자기를 실현하고 있는 과정 중에 있다. 그리고 우리는 낮은 수준의 욕구를 계속적으로 충족시켜야 하고 심리-신체적 건강의 기초를 튼튼히 하도록 해야 한다.

하위성격들

개인성장을 위한 의식화 작업을 하는 가운데에서 우리는 흔히 하위욕구충족을 위해서 한때 생존에 필요했던 행동, 감정 및 사고들이 남아서 어떤 군집이 이루어진 것에 당면한다. 비록 그것들이 더 이상 그런 기능을 하지 않는다 할지라도 그것들은 세계 제2차대전이 끝난 수년 후에까지 태평양의 외딴 섬에서 남아서 있다가 발견된 일본 해병과 같이 그 충성심이 계속된다. 그 일본 해병은 전쟁이 끝난 줄 모르고 계속해서 명령에 복종해 왔다. 그는 영웅으로 환영받으며 그의 충성과 봉사에 대해 존경을 받으며 고향으로 왔다.

이런 행동, 정서, 사고의 군집들을 정신통합에서는 하위성격들이라고 부른다. 이것들 역시 그들이 수행할 봉사에 대해 인식할 필요가 있다. 그것들은 여전히 어떤 상황에서는 쓸모가 있다; 그러나 어떤 것들은 실제로는 그들이 성취해야 할 바로 그 욕구 충족들을 방해하고 있다. 예를 들면, 한 작은 소녀가 그녀의 가족과 친척들로부터 인정을 받고 그녀의 소속의 욕구를 충족시키기 위해서 귀엽게 아양 떠는 하위성격을 발달시켰다. 그녀가 성인여성으로 자라서 이 하위성격으로부터 나오는 어린이 같은 행동을 계속할 때 그녀의 성숙한 관계수립의 기회가 제한을 받게 된다. 그럼에도 여전히 이 하위성격은 그 원인에 충성을 다하면서 지속된다. 이제 이것은 그녀의 삶에서 다른 특성의 표현들, 예를 들면 진실성, 지성, 감정이입 같은 행동표현들을 방해하는 격세유전의 생존패턴이 되어버린다.

"나(I)"가 특정 하위성격을 비동일시 할 때 "나"는 그 하위성격의 원래의 의도와 목표를 인식하고 존중할 수 있다. 이제 "나"는 그 원래의 목표와 욕구를 충족시키는 좀더 적절한 방식을 발견할 수 있고 그 하위 성격의 특성을 유지하면서 새로운 역할규정을 만들 수 있다. 그 욕구를 충족시키는 좀더 적절한 방법이 발견될 수 있다. 그 일본 해병이 그 고도에서 집으로 돌아왔다면 틀림없이 사회에서 새로운 역할을 발견했을 것이다. 그 하위성격 속에 있던 가치로운 특성이 전체 성격 속으로 아마도 균형있는 특성들이 다른 하위 성격들 속으로 통합될 수 있다.(제3장과 제5장에서 하위성격 작업방법이 다루어진다.)

많은 사람들이 한 두가지의 하위성격들을 지니고 있다. 일부분의 사람들은 자기들이 그것을 만들어 내고 있다고 믿지 않는다. 실습을 통해 자기 안에 있는 이런 패턴들을 좀더 자각하도록 도울 수 있다. 그리고 "의지"의 에너지를 회복할 때 더 이상 쓸모없는 특성의 행동과 태도를 비워버릴 수 있다.

====

❖ 실습 : 충성스런 군인찾기 ❖

잠시 동안 이완되고 편안한 자세를 취하세요. 눈을 감고 당신의 호흡을 자각하세요.

지난 2, 3주 동안의 일상생활을 되돌아보기 시작하세요. 오늘, 어제, 그저께 이렇게 거꾸로 올라가면서 어떤 면에서 두렵거나 불안하게 느꼈던 때, 또는 시간을 찾을 때까지 계속하세요. 아마도 돈에 관한 것이나 어떤 인간관계에 대한 것, 직업 또는 당신생활의 어떤 면일 수도 있다. 그러나 어떤 직접적인 신체적 위험에 처하지 않았던 어떤 때를 선택하세요.

이 경험들이 풀어져 나오도록 허락하세요. 당신의 감정, 사고, 신체, 감각, 반응들을 회상하세요... 여기에서 나오는 세상은 어떻게 보이나요? 당신 능력에 대해 어떻게 느끼세요? 어떤 행동을 취할 것 같은가요?...

이제 그 상황과 떨어져서 당신의 상상단계에서 당신은 단지 회상했을 뿐이다. 마치 다른 어떤 사람이 그 상황에서 당신이 경험했던 그 모든 감정, 사고, 반응들을 가지고 당신을 보듯이 당신 자신을 보세요. 아무런 판단 없이 누군가 거기 있고, 그 상황에서 동일시되었던 하위성격들이 무엇이었는지 보면서 판단 없이 관찰하세요...

이 하위성격이 당신을 위해서 무엇을 하려는지 지켜보세요. 그 하위성격에게 무엇을 하려는지를 묻고 그것이 하는 말을 진정으로 경청하세요.

그 하위성격이 너에게 봉사한 것에 대해 감사를 전하는 방법을 찾으세요. 이 하위성격으로 하여금 그것이 너를 보살핀 수고에 대해 당신이 감사한다는 것을 알리세요.

이제는 당신이 그 하위성격에 의존할 때 이것이 당신을 어떻게 제약하는지 고려해 보세요. 당신과 세상에 대해서 이것이 가지고 있는 좁은 시야 및 제한적 신념에 주목하세요. 아마도 이것이 진정으로 필요로 하는 것이 무엇이고, 당신을 위해 더 효과적으로 되기 위해 어떤 자질과 에너지가 필요한지를 당신은 느낄 수 있다. 당신은 그것이 진정으로 필요로 하는 것을 줄 의지가 있는가? 상징적으로 행하는 것을 상상하세요. 그것이 어떻게 반응하는지... 주목하세요.

당신이 다음의 글을 읽기 전에 잠시 이 충성스런 군인을 당신성격에 더 잘 통합시킬 필요가 있다는 것에 공감하세요. 그 다음에 당신 일지에다 그 동의 하는 글과 경험을 쓰세요.

====

우리의 충성스런 군인은 우리의 기본욕구들과 이것들을 충족시키기 위한 책임을 분명하게 느끼고 긴장하도록 만들면서 유용한 기능을 한다. 그러나 우리가 만약 이 근시안적 관점을 동일시한다면 이들은 이 세상에서 우리들이 하는 창조적 작업을 제약한다. 우리는 항상 이 이 제약을 너머서는 선택을 해야 한다.

생존- 단지 의식 일뿐

생존자체를 위해서 나오는 행동은 어떤 공통적 특징들을 지니고 있다. 우리는 공포를 느끼고 지나치게 경계를 하는 비관적인 경향이 있다. 우리는 변화를 싫어하고 위험부담을 회피하는 경향이 있다. 우리는 자기표현(self-expression)의 수단인 자기의 성격 및 자기개념을 생존자체로 동일시하고 있으며 그 수단의 원래의 목적은 잊고 있다. 우리가 우리주변을 분명하게 지각하는 능력은 투사, 공포, 왜곡 등으로 인해 장애를 받고 있다.

우리는 부적절하고 분별력 없는 세력을 가진 습관을 가지고 주변에 반응하는 경향이 있다. 우리는 덫에 갇혀 으르렁대는 동물과 같이 자기 구원자의 손을 물어뜯는 경향을 지니고 있다.

아마도 의식측면 만의 생존을 가질 때 가장 고통스런 특징은 우리 삶의 진정한 목적과 의미로부터 우리 자신을 단절시킨다는 점이다. 이 점은 우리에게 기쁨과 영감을 없애고 영혼을 메마르게 만든다. 무의미의 경험은 아마도 다음과 같은 의문점을 남긴다. "이 모든 것이 무엇을 위한 것인가?" 우리는 생존차원을 너머서 보기 시작하고 우리 삶의 더 큰 의미를 추구하기 시작한다.

목적과 선택이 있는 삶

우리가 생존경쟁의 삼매경을 비동일시 할 때 비로소 우리는 분별력을 가지고 '무엇이 존재하는지' 를 볼 수 있는 능력이 생긴다. 우리는 습관적으로가 아닌 의식적 선택을 가지고 좀더 쉽고 능숙하게 반응한다. 우리는 목적과 선택을 가진 삶을 살고 좀더 자기 결정적으로 된다. 그리고 무엇보다 좋은 것은 우리는 우리의 가족, 지역사회 공동체 그리고 더 큰 세계와 특별한 선물과 자질을 나누기 시작한다. 개인은 각자 내적으로 독특한 자질과 능력을 가지고 있으므로 각자 독특하게 자기-표현을 한다. 비록 생활환경의 영향을 받아서 그것이 자기-표현행동으로 발현되는 경우 또는 자기-표현행동이 억압을 받는 경우일지라도 그 독특한 자기-표현의 "설계"를 타고난다. 자기-발견(self-discovery) 또는 '당신이 진정으로 "나"는 누구인가를 발견하기' 는 바로 이 내적 설계를 발견하는 것과 같다. Bill Plotkin은 이 과정을 "영혼구현"이라 부르고 "이 과정은 이 세상의 특정 장소를 발견해서 독특한 형태의 봉사를 구현하기를 통해서 독특한 개인성(individuality)을 심화시킨다"(2003, p.35)고 했다. 누군가가 당신의 내적 설계의 일부분을 인식하고 말해줄 때 당신은 흔히 내면 깊은 곳이 "보여지는" 느낌을 느낄 것이다. 당신 내부 어느 곳에 있는 이것이 우리의 진실이라는 것을 알고 있다.

"나(I)"가 자기(Self)와 잘 정렬될 때 우리는 우리의 가치감과 무엇이 우선적인지를 더 명확히 발견한다; 우리는 우리에게 무엇이 중요한지를 안다. 돈 주앙이 말하는 것 같은 "마음의 행로"를 따라간다(Castaneda, 1968). 우리는 우리 자신을 신뢰하면서 의식적이고 편안하게 선택하면서 충만한 삶을 살아간다. 감정이 올라올 때 그 원천에 주의 집중하고 우리에게 주는 메시지를 탐구한다. 우리는 그 적합성에 얽매이지 않고 있는 그대로 그 감정들을 수용하고, 그리고 여전히 우리는 공포, 자기불신, 그리고 좌절의 부적절한 영향으로부터 자유롭게 유지된다. 우리는 일시적인 좌절을 그렇게 중요시 여기지 않고 더 넓은 그림을 볼 수 있는 능력이 있다. 우리가 두려워하고 허우적거리고 걱정하고 욕심내는 우리의 부분들은 용서하고 열정을 느낀다. 우리는 우리가 선택한 길을 외면하지 않고 우리의 이 부분들의 욕구를 보살펴 줄 수 있다.

우리가 스승이나 안내자로부터 받고 싶은 도움과 지지는 바로 생존차원 표현에서 자기(Self)-표현으로 옮아가는 일이다. 안내자는 우리의 타고난 자질과 능력을 발견하도록 돕고 그리고 이것들을 우리의 생활과 직업 속에서 표현하는 방법을 찾도록 도울 수 있다.

9. 성장의 두 가지 측면

인간성장은 개인적 측면과 초개인적(transpersonal) 측면의 두 가지 측면에서 일어난다고 말할 수 있다. 개인적 측면은 이 세상에서 효과적이고 중요한 존재의 경험을 가지고 개인적 존재의 통합 및 의미에 관심을 가진다. 성장의 개인적 측면은 서구문화에서 강조된다. 우리는 '원만한' 성격을 가지면서도 강하고 지적이고, 통합적이고, 자기동기유발적이고, 실용적이고 효율적이고 효과적인 개인의 존재를 높이 평가한다. 대부분의 사람들은 개인적 차원에서 성장을 위한 풍부한 여지를 가지고 있다. Maslow의 자기실현 목록에는 많은 사람들이 개인적 측면에서 개발되어온 것들을 포함하고 있다.

한편 성장의 초개인적 측면은 우리 문화에 덜 알려져 있다. 그렇다고 인간성취에 덜 중요한 것은 절대로 아니다. 초개인적 측면에서 우리가 성장함에 따라 우리는 우주적 의미 같은 궁극적인 물음을 고려한다; 우리는 더 큰 실재(reality)의 의미와 목적을 추구한다. 초개인적 측면은 종교적 연구, 기도, 명상 그리고 우주적인 것 또는 신과의 접촉강화를 의미하는 정신(영)적 수련을 포함한다. 또한 물질과 에너지의 궁극적 특성에 관심 있는 과학적/이론적 관심 같은 고차원의 지적사고를 포함한다. 그리고 모든 종류의 예술적이고 창조적 표현들이 여기에 속한다. 여기서 중요한 점은 초개인적 측면을 이해하는데 있어서 이 측면을 표현하는 방법으로 보편적 종교형태에만 전적으로 국한하지 않는다는 점이다. Assagioli는 '실존적 종교 체험 및 정신(영)적 체험' 즉 이것은 "정신(영)적 실재들에 대한 직접적 경험"이라고 했다. 그리고 이 체험과 "그런 체험의 신학적 또는 형이상학적 형식화(formulation) 및 확립된 제도"사이에 분명한 구분을 한다(1976, p.194-195).

우리는 인간성장의 제3의 측면인 대인관계적 측면을 고려할 수 있다. 개인적 측면과 초개인적 측면 이외에 제3의 대인관계 측면을 포함해서 3차원의 성장모델을 만들기보다는 대인관계의 측면을 개인적 측면과 초개인적 측면 각각에다 포함시킬 수 있다. 개인적 측면의 발달은 예절, 의사소통, 다른 사람과 함께 기능하는 우정 같은 기본적인 사회적 기술들을 습득하는 것을 포함한다. 이 기술들은 대단히 중요하다; 이것들이 없으면 우리는 소외, 스트레스, 그리고 혼돈되고 파괴적 관계들로 인해 고통 받는다. 또 초개인적 측면과 함께 우리가 발달할 때 우리는 상호 본질적 결합, 기본적인 상호의존성을 발견한다. 우리는 서로서로 지지하고 봉사하려는 내적 충동을 발견한다. 이런 특징이 없다면 우리의 인간관계는 피상적이고, 불만족스럽고, 조작적으로 될 것이다. 성장의 이 두 가지 차원과 함께 하는 충만하고 균형 있는 인간성장은 우리 가족 내에, 친구들 동아리 속에, 그리고 우리의 지역사회 속에서 성취하는 대인관계를 의미한다.

[그림 4] 성장의 두 가지 측면

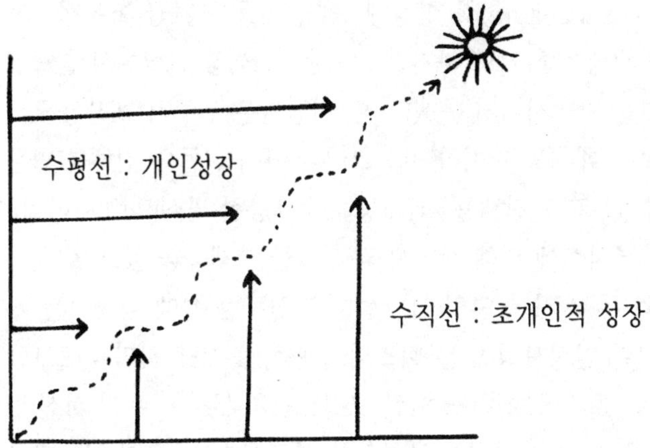

두 가지 차원의 성장에 관한 Firman과 Vairgiu의 책에서 발췌된 [그림 4]에서 개인적 성장은 수평적 축에, 초개인적 성장은 수직적 축에 나타나 있다. 자기-실현은 [그림 4]의 오른쪽 상단에 하나의 별로 나타나는데 이 지점은 개인성(개인적 측면)과 우주적 보편성(초개인적 측면)이 연결되는 지점이다. 이상적으로 보면 성장은 점선으로 표시되는 것 같이 두가지 측면을 모두 포함한다. 물론 그 성장선이 직선일 수 없으나 때때로 기본적으로 수평적으로 움직여가지만 또 다른 때에는 갑자기 수직적으로 상승한다. 수평과 수직의 통합적 행로는 A. Maslow가 의미하는 "초월적인 자기 실현자"의 행로로 그림의 가운데 부분의 점선으로 나타난다.

그러나 흔히 개인은 기본적으로 다른 한 쪽을 무시하고 한 가지 측면에서만 성장한다. 유럽과 미국문화에서는 보통 성공, 효과성 및 실용적 가치를 강조하는 개인적 측면을 중요시 한다. 이런 측면에서 배타적으로 성장하는 사람은 물질지향적이고 목표지향적이므로 이보다 더 큰 인간적 가치와 인간미에 대한 관심이 적다.

1960년대와 1970년대에 걸쳐 초개인적 차원을 추종하는 젊은이들이 하위문화(subculture)를 형성해 왔다. 이들은 가끔 환각적 약물을 사용해서 신비체험을 하기도 하지만 그들은 이 세상 현실에서 쓸모 있는 자신들의 능력을 발달시키지 못했다. 이 사람들은 우주적 보편성을 말하고, 다양한 종교적 예배를 지지하지만 그러나 아직 그들의 견해를 다른 사람과 대화할 수 없고 그 견해를 이 세상에서 유용한 방식으로 나타낼 수 없다. 그들은 주류사회에 의해 경멸시 되고 그들은 재능을 잃고 있다.

위의 두 가지 측면의 극단성은 고정관념 속에 나타나는 경향이 있다; 암에 걸린 인정사정 없는 비즈니스맨들, 쫓겨난 히피들, 컬트 추종자들에서 볼 수 있다. 불행히도 이런 고정관념의 투사는 우리 자신 안에 있는 이런 경향들을 발견해내지 못하도록 단절시키고, 그런 갈등과 씨름하는 일로 부터도 단절된다.

실존적 위기

사람들이 그들의 생활에서 일정기간 한 가지 또는 다른 측면을 무시하고 지낼 때 외적 사건들에 대응하도록 준비되지 못하고 내적 스트레스가 증가하고 궁극적으로 위기가 발생한다. 만약에 어떤 사람이 초개인적 차원을 무시한다면, 개인 성취를 위해서 대부분의 개인생애 목표를 달성하고 타인의 인정과 위신을 얻는 경우 중년기에 가서는 '실존적(existential)'

위기가 발생한다. 점진적으로 또는 갑자기 다음과 같은 의문들이 그들을 성가시게 굴기 시작한다; 이것들이 모두 무엇을 위한 것인가? 이것이 삶에 대한 모든 것인가? 그래서 어쩌란 말인가? 무엇인가 빠져 있지 않은가? 이전에 즐거웠던 활동에서 활력과 의미가 빠져버린다. 이 사람은 냉담, 공포 및 절망을 체험한다.

"나(I)"를 전적으로 성격 차원과 동일시했기 때문에 '이것이 모두 다'라는 생각이다. 필요한 것은 개인적 존재의 의미확장 그리고 자기(Self)와의 밀접한 동일시, 더 큰 실재(reality)와의 관계를 열기이다. 그 개인은 그의 성격으로부터 그리고 그가 성취해 낸 성공과 능력 그리고 가치감과 의식적으로 비동일시 해야 한다. 이것은 이것들을 거부하라는 것이 아니라 그것들을 개인의 존재로서 중요시하지 말고 개인이 소유한 어떤 것으로 보라는 것이다. 동일시 실습은 이 과정을 도울 수 있다. 그러면 개인은 자연, 아름다움, 타인, 다른 체험영역을 향해서 자각의 문을 열 수 있고, 그 열 수 있는 방법은 관조, 명상, 반영, 봉사 또는 예술적 표현을 통해서이다. 이 과정에 이해심 있는 안내자와 동료를 가지는 것이 지극해 도움이 된다.

양극화의 위기

한편 어떤 개인이 일정기간 초의식을 과도하게 동일시했다면 양극성의 위기가 발생할 것이다. 그 사람은 초의식 경험의 색채와 형태에 매료되어 있을 것이다: 이 일은 종교적 제례의식과 종교적 장신구를 이용해서 하는 기도, 명상, 단식, 또는 환각적 약물을 통한 통일감과 조화감이 일어나는 예술적 열정, 또는 추상적 철학적 사고를 통해서 초의식 경험이 일어날 수 있다. 그러나 춤(dance)들은 미묘하게 그 위기의 한계를 넘어간다. 위기에 빠진 개인은 우울을 경험하고 황홀체험을 다시 맛보는데 어려움이 있을 것이다. 이것은 마치 너무 오랫동안 추구해온 목표가 진정한 자기

(Self)가 아니고, 왜곡된 거울이 만들어 내는 어떤 반사물과 같다.

실존적 위기에서와 같이 그 개인은 자기가 소홀히 했고 무시해온 측면을 발달시킬 필요가 있다. 이것 역시 초월적 견해와 가치를 포기하라는 의미가 아니라 일상생활에서 그 견해와 가치들을 의식적이고 방법론적으로 표현하는 길을 찾는 것을 말한다. 그 개인은 학교에 가기 또는 사회 표준에 맞춰 옷입기 등 이전에 무시해온 "세속적"활동에 종사할 필요가 있다. 개인은 소외, 어색함, 죄책, 불확실 및 자기 불신 같은 감정과 싸워야 한다. 마음 속에 개인의 초월적 견해와 인간성의 일상 세계와의 다리를 놓는다는 목표를 가지면 이런 부정적 감정에 직면해서 개인의 선택을 긍정할 수 있다. 여기서 다시 안내하기라는 과도기를 거쳐 이행하도록 지지하고 도울 수 있다.

우리가 삶과 성장의 개인적 측면 그리고 초월적 측면이 두 가지 측면을 통합할 때 거기에 적어도 우리의 생활과 직업에서 동일시 할만한 4가지 특성들이 있다;

(1) 전체적 존재로서 순간 그리고 삶에서 선택하고 책임지는 능력
(2) 자기 목적에 맞는 삶과 가치 없고 갈등적 삶의 측면과의 사이에서 진정한 선호(preference)
(3) 자신의 삶의 한계를 수용하는 능력과 있는 그대로 모습으로 세상 속에 존재하는 책임과 의지성
(4) 운명의 소유감, 삶의 의미, 삶 속에서의 전체적 목표

이것들이 정신통합 안내하기의 기초를 이루는 인간성장의 기본개념들이다. 다음 장에서 우리는 안내하기 기법과 태도가 성장의 두 측면과 낮은 무의식과 높은 무의식을 모두 통합하기, 그리고 성격의 모든 요소가 기능하는 것을 통해서 자기(Self)의 더 충분한 표현을 촉진시키는 방법을 탐구할 것이다.

"나는 가슴이 있는 길, 가슴이 있을지 모르는 그 어떤 길을 여행하고 있을 뿐이다. 그 곳을 여행한다. 그리고 도전해 볼 만한 가치가 있는 일은 오직 그 길을 철저히 답사하는 일이다. 그리고 그 곳에서 숨을 죽이고 바라보면서 구경하면서 여행한다." *- Carlos Castaneda -*

제3장
각성하는 "나"

나의 성장에 기여하는 요인들은 많았다-나를 이해하는 누군가를 발견하기, 무의식을 발견하기, 잠재적인 나의 사랑을 각성하기... 그러나 그 모든 것 중에서 가장 빛나는 것은 자기(Self)라는 하나의 별이었다. 내 안에 살고 있는 원천으로서의 어떤 것, 나는 그것이 존재하고 있는 것조차 몰랐다.
- Piero Ferrucci -

때때로 삶의 한 가운데서 그리고 치료회기의 한 가운데서 우리는 잠시 우리가 누구인가를 기억하려 한다. 내가 내 중심부 속에 있는 자각과 의지라는 것을 알 때 내 삶은 내 주변에서 평화롭게 내 모습을 드러낸다. 나의 나머지 부분들을 통합작업하기, 갈등의 해결, 삶의 선택, 초의식적 존재를 향해 열어놓기 등은 거의 자발적으로 일어난다. 나의 삶은 나의 삶이라는 살아있는 그물망 속에서 일어나고 나의 선택들은 나의 운명을 선택할 뿐만 아니라 또한 나의 삶의 그물망을 만드는데 영향을 준다. 특정 회기 속에서 "나(I)"에 대한 각성을 촉진시키는 일 이외에 우리는 무엇을 더 요구할 수 있겠는가? 개인의 성장과 변형은 이 경험에 뒤따라 자연히 생긴다. 정신통합회기는 내담자들이 자신의 역할, 하위 성격들, 그리고 부분적 동일시 밑에 있는 자기존재가 되는 경험을 맛보기 위해 진정으로 그들이 누구인가에 대해 발견하는 기회를 제공한다. 한 회기에서 그 어떤 작업이 이루어지던지 그 중심적 목표는 항상 의지하기(willing)의 각성, "나(I)" 자각하기를 경험하는 일이다.

우리는 매일 매일 삶이 우리에게 주는 도전들을 감당해 나가고 그 상호작용 안에서 힘과 사랑을 발견한다. 이와 유사하게 각 회기에 내담자들이 가져오는 주제들은 각성의 기회를 제공한다. 대부분의 회기들 속에서 일어나는 각성과 발견들이 유사하다 할지라도 내담자는 매번 다른 경험을 할 것이다. 비유를 들자면 아마도 우리는 우리가 그 중심이 어디에 있는가를 진정으로 알기 이전에는 그 중심 주변인 원주상의 모든 지점에서 출발해야 한다. 우리 삶의 모든 주제와 도전은 이 원주상의 어떤 지점에 있을 것이다.

물론 모든 자각과 선택은 동일시와 비동일시라는 쌍둥이 과정에서 "나(I)" 각성하기를 향하여 갈 수 있는 주요열쇠이다. 하위성격들과 몸, 감정, 지성과 관련된 성격의 모든 측면들의 통합을 위해 작업할 때 "나(I)" 역시 강조된다.

1. 자각과 선택

정신통합 회기들은 "나"의 두 가지 측면에 대해 설명해 준다: 즉 자각과 선택에 대해 말한다. 무의식으로 남아있는 감정, 패턴들, 관계들, 태도들 및 기억들은 대체로 우리의 통제 밖에 있는 것 같다; 이것들은 불쾌한 방식으로 우리 행동에 영향을 준다. 심층심리학과 분석적 심리학은 무의식으로부터 오는 이 자료들을 해소할 필요가 있다고 인정한다.

그러나 여기서 어떤 것에 대한 지적자각-통찰과 관련하여 말이나 개념으로 그것들을 설명하거나 안하거나와 상관없이 지적자각-통찰과 그리고 직접적인 의식적인 체험 사이에는 엄청난 차이가 있다.

대부분의 심층 심리학과 분석 심리학 역시 개인의 변형을 위해 경험적 자각이 더 큰 가치가 있다고 믿는다.

꿈에 나타나는 심리적 역동에 대해서도 마찬가지로 꿈을 심리적 역동으로 나타내기, 꿈의 이미지, 내적/외적 상징들, 꿈에 대한 상징적 자각의 가치가 점점 더 인정되고 있다. 만약 말이나 개념 역시 어떤 형태의 심상이라는 것을 인식한다면 우리는 사고나 언어 이외의 광범위한 심상에 대해 문이 열려지면서 우리의 자각의 깊이와 힘을 증가될 것임을 알 수 있다. 정신통합 안내하기에서 우리는 모든 차원의 자각을 증진시키는 방법을 사용한다; 우리는 무엇이 진행되나에 관해 우리 치료자 자신의 모델과 상징을 내담자에게 부과하지 않는다. 우리는 자각 자체만을 위해서 자각을 따라가지 않는다. 우리가 좀더 자각할 때, 우리가 아무 판단없이 관찰하기를 배울 때, 우리는 "자기 됨(I-amness)"을 경험한다. 우리는 좀더 많은 경험을 포함해서 더 광범위한 자각을 가지면 의식적 선택을 할 수 있는 능력이 있게 된다.

다음의 연습은 자각하기를 자각하는 것에 촛점을 두고 있다.

=====

❖ 실습 : 누가 자각하는가? ❖

이제, 잠시 눈을 감고 조용히 하면서 단순히 호흡하시오. 당신의 어깨와 턱을 헐겁게 이완하시오.....

당신의 호흡에 특별히 집중하시오. 공기가 당신의 코로 들어가서 공기통로 속으로 흘러가서 당신의 폐 속으로 들어갈 때 그 공기가 어떻게 느껴지나요? 당신의 가슴근육과 배 근육이 들숨과 날숨시에 어떻게 반응하나요?

당신의 몸통전체, 등, 옆구리, 어깨, 골반부분까지 포함해서 자각을 확대시키는 것이 가능한가?

당신의 자각을 넓혀서 당신 머리와 얼굴, 팔과 손, 다리와 발까지 자각할 수 있는가? 한 번에 모두 몸 전체를 자각할 수 있는가?...

다음의 질문을 해보시오: 누가 이 몸을 자각하고 있는가?

이번에는 당신이 경험하고 있는 감정과 정서는 어떠한가? 이 연습을 하는 동안에 어떤 감정들이 일어나고 있는가? 이 감정들은 이전에, 어린 시절부터 가지고 있었던 감정인가?...

당신의 생각은 어떠한가? 지금 당신 마음 속에 가지고 있는 이미지, 말 인상, 판단, 통찰, 자기 "지껄임" 들은 무엇인가? 잠시 이 모든 것들을 한 편의 영화처럼 지나가도록 허락하시오....

누가 이 감정과 생각들을 자각하고 있나요?

지금까지는 당신의 내부에 주의를 집중시켜 왔다. 이제 주의를 돌려서 당신이 있는 방에 대해서 집중하시오. 공기의 온도와 공기의 특성에 집중하시오.... 소리에 집중하시오.... 잠시 눈을 뜨고 당신 주위를 살펴보시오.

다시 다음 질문을 하시오: 누가 내 주위의 것들을 지각하고 있는가?

풍선처럼 당신의 자각을 확대시켜서 당신 주위의 건물 전체를 자각하고... 그리고 그 주변 장소에까지... 자각할 수 있다고 상상하시오. 아마도 당신은 밖에서 새가 지저귀는 소리 또는 개가 짖는 소리를 들을 수 있을 것이다... 당신이 직접적으로 보고, 듣고, 만지는... 차원을 너머서 이웃들 집들의 삶이 계속되는 것을 자각할 수 있다고 상상하시오.

이제 당신의 자각의 풍선을 확대시켜 당신이 위치한 곳의 전체 영역을 포함시키시오. 당신 마음 속에서 집들, 가게들, 사무실 건물들, 수풀, 호수들, 강물들, 도로와 고속도로들, 사람들, 식물들, 동물들, 바위와 산들을... 접하시오.

상상과 기억 속에서 이 모든 것들을 누가 자각하나요?

이제 당신의 자각을 당신이 살고 있는 전체 대륙으로 확대하시오. 당신은 그 대륙에 사는 전체 사람들-당신의 친구들과 친척들을 포함해서-그들이 삶을 살아갈 때... 그 모든 사람들을 묵묵히 접한다고 상상하시오.

이제 자각을 전체 대륙으로 확대시킬 때 당신은 무엇을 보고, 무엇을 듣는가? 당신은 무엇을 느끼는가? 당신은 무엇을 자각하는가?

이제 지구 전반구... 그리고 지구전체에까지 더 확대시키시오. 당신은 지구 전체의 아름다움과 고통 그리고 지구의 삶...의 모든 것을 자각한다고 상상하시오. 지구가 태양 주위를 여행하면서 우주 공간에 떠다닌다고 상상하시오. 전체...

이것과 같이 잠시 시간을 가지시오.

이제 당신의 호흡이 들어오고 나가는 것을 자각하시오. 당신의 신체감각, 감정, 생각...들을 자각하시오.

자신에게 질문하시오: 누가 자각하는가? 한 순간에 지구전체를 누가 자각하는가? 그리고 다음에... 단순한 숨쉬기를 누가 자각하는가? 누가 자각하는가?... 누가 나의 주의를 지휘하는가?

당신이 원하는 것만큼 오래 이 경험과 함께 머물러 있고 그리고 당신의 일지에다 이것을 기록하도록 권한다.

====

어떤 면에서 자각의 내용은 자각의 체험보다 덜 중요하다. 한 회기 내에서 우리는 감정, 사고, 반응, 충동 등 그 어떤 것이 일어나든지 그것에 촛점을 맞춘다. 그리고 나서 그 자각의 원천으로 주의를 맞춘다. 자각하기의 경험은 분명함, 힘, 평화의 경험이다. 우리는 자각의 상태에서 우리 삶에서 지나쳐 버리는 내용들을 자각하는 각각의 "나(I)"되기를 발견한다.

"나"를 각성하기는 선택하기와 의지하는자(Will-er)가 되고 그리고 그 현상에 촛점두기를 통해서 일어난다. 우리가 우리의 의사결정에 의식적으로 될 때 우리는 의지의 동물이라는 점이 인정된다. 의지의 측면, 의도적 행위의 능력 속에서 우리의 "나"라는 요소가 깨우쳐진다. 다음의 어떤 회기 기록에서 내담자가 그 자신 내에서 두 가지의 갈등하는 하위성격에 균형을 주고 조화시키려는 욕구와 감정을 발견하고 작업한다.

안내자 : 누가 그 갈등하는 하위성격들을 변화시키지요?

내담자 : 음, 이건 또 다른 "나(I)"가 여기 있어요(웃는다). 내가 그것들을 변형시켰죠. 그 성격들 자신들이 그 일을 했어요. 아니오. 나는 좀 혼돈하고 있어요. 그것을 "나(I)"가 했다고 말하고 그 갈등하는 부분들은 나의 부분들이라고 말하는 감각이 내 안에 들어 있어요.

안내자 : 그것을 경험하고 있습니까? 그것은 진정한 경험입니까? 또는 단지 생각일 뿐입니까?

내담자 : 그건 내 생각이예요. 그러나 나는 그 생각이 내 경험보다 앞선다고 추측해요.

안내자 : 맞습니다.

내담자 : 이것들이 나의 부분들이고 그것들도 나라는 하나의 의식이 있지요. 그러나 더 큰 센터가 있어요. 특히 내가 그 두 가지 하위성격 모두를 볼 때... 내가 그 둘 중의 어느 쪽도 아니라는 것을 알 때 나는 "나(I)"가 그 성격들을 변형시켰다고 느껴요.

이 내담자는 하위성격들 그 어느 것도 동일시하지 않을 때 하나의 "나(I)"를 체험했고 그 성격의 부분들을 변형시키는 힘을 느꼈다. 이것은 의지, 또는 "나(I)"라는 "더 큰 센터"에 대한 경험이었다.

"의지(will)의 존재가 되기"를 경험하는 기회를 주는 많은 회기 사례들이 있다.(제7장에서 더 구체적인 방법이 논의될 것이다.) 이미 내담자가 자기생활에서 하고 있는 선택들이 회기과정에서 탐색되고 분명하게 인식된다. 심상안내(Guided Imagery)는 흔히 나중에 내담자의 생활에서 실천될 선택들이 상징적으로 이루어지는 기회를 제공한다. 다음에 논의되는 동일시 및 비동일시 과정은 의지를 포함한다. 우리가 분명한 선택을 하고 그 행위에 대한 자각에 촛점을 둘 때 바로 "나(I)"가 깨어나고-이것은 왜 의지(will)에 관한 작업이 정신통합 안내하기의 핵심이 되는지에 대한 이유가 된다.

2. 동일시와 비동일시

모든 성장과정의 중심부에는 동일시 과정이 존재한다. 만약 정신통합의 안내하기가 우리가 누구인가를 그리고 누군가 그렇게 생각하기를 경험하도록 돕는다면 우리가 누구인가는 하나의 중요한 주제가 된다. 우리가 생각하는 우리 자신은 우리가 우리를 동일시하는 방법이고 우리가 동일시해온 우리의 부분들이거나 하위성격들이다. 우리가 누구를 동일시하고, 그리고 어떤 것을 동일시하는 것은 우리의 능력을 확대시키는 데 장애를 주기도 하고 동시에 도전을 주기도 한다. 성장이란 새롭고 좀더 포괄적이고 통합적인 자기와 세상을 동일시 하는 동시에 과거 우리를 제한했던 자기지각과 세상지각으로부터 비동일시 하는 과정이다. 우리는 그 비동일시 과정을 진정으로 고유하게 기능하는 우리 자신 속으로 통합시키기 위해서 각각의 새로운 단계를 동일시 할 필요가 있고 그 다음 단계로 나아가기 위해서 그 전 단계를 다시 한번 가버리게 하고 비워야 한다.

기본적으로 우리의 심리와 동일시하는 것에서 출발하여 우리의 영혼(soul)과의 동일시로, 그리고 나서 신(god)과의 동일시로 그리고 궁극적으로는 동일시를 넘어서는 곳으로 우리를 데려가는 것은 하나의 여행이다.

- Ram Dass -

"우리는 자기가 동일시하는 모든 것에 의해서 지배당하고 있다. 그러나 우리는 우리가 비동일시하는 모든 것들을 지배하고 통제한다(Assagioli, 1976, p.22)." 우리가 한 가지 또는 다른 하위 성격들, 심리 및 정서상태, 우리의 신체와 동일시 할 때 우리는 단순한 어떤 세계관 및 자기이미지, 그리고 외부사건들 및 내적혼돈에 의해 자극되는 변화자체와 주제의 변화에 따르는 희생물이 된다. 우리가 이런 부분들과 우리를 비동일시 할 때 우리는 "나(I)"를 해방시키고 더 광범위한 가능성이 있는 견해와 선택능력을 가진다. 이 과정에서 우리는 자기(Self)로부터 오는 원천을 가진 자기(Self)와 동일시 한다. 우리는 멜로드라마에 사로잡히는 대신에 자기-표현(Self-expression)을 위하여 우리의 성격을 도구로 사용할 수 있다. 성격의 하위부분들과 비동일시하고 자기(Self)와 동일시하는 것이 정신통합에서 중요하다.

의식적 동일시

어떤 부분과 제일 처음 강하게 동일시하는 것 때문에 다른 부분의 비동일시가 일어날 수도 있다. 의식적이고 사려 깊게 동일시가 이루어질 때 그것은 우리의 여러 부분들을 수용함으로써 자각과 이해의 개발을 도울 수 있다. 게슈탈트 치료기법들은 내담자로 하여금 자기 신체의 여러 부분들, 고통스런 증상들 또는 꿈 속에 나타난 인물들과 동일시하도록 돕는다. 이 기법은 자기가 동일시하는 것과 중심적 정체감(여기서 중심정체감이란 또 다른 지배적 하위성격을 말함) 또는 자아와의 대화를 하는 잇점이 있다. 내담자는 그동안 부인하고 억압했던 자기자신들의 부분들과 공감한다. 그리고 이 부분들의 욕구와 그 가치들이 전체인간을 향하고 있다는 것을 발견한다. Progoff(1975)는 이와 비슷한 회기경험의 실제, 즉 여러 부분의 신체부분들과의 대화, 여러 성격 측면들, 또는 실제 생활인물들과의 대화를 그의 집중적 일지 속에 기록할 것을 제안하였다.

물러나기

우리가 우리의 어떤 부분, 행동패턴, 감정 및 사고의 어떤 군집 또는 심지어 전체로서의 우리 성격에서 멀어져서 그것들을 뒤돌아 볼 때도 비동일시가 일어난다. 비동일시는 무엇으로부터 '물러나기(stepping away)' 와 관계 있다; 동일시는 '우리가 어디로 나아가는 것' 과 관계가 있다. 우리가 자기와의 동일시 속으로 들어가기 전에 두 번 또는 그 이상의 물러나는 일이 필요하다. 그러나 각각의 발걸음은 우리를 동일시 경험으로 가까이 데려다 주고 동일시 능력을 확인시켜 준다. 나의 어떤 부분들과 비동일시, 그것도 너무도 의식적으로 비동일시 할 때마다 나는 나의 의지를 체험하는 나의 선택 능력을 습득한다.

3단계들

Carter-Harr(1975)는 동일시와 비동일시가 일어나는 3단계들을 다음과 같이 묘사하였다. 첫 단계에서 "동일시 과정은 무의식에 있으므로 대체로 우리의 통제적 차원을 넘어선다. 우리의 동일시는 어떤 감정, 하나의 하위성격, 어떤 한 가지 역할 또는 한 두가지 성격 차원과 그리고 그것은 우리의 욕구나 목표들이라기보다 내적 그리고 외적 조건의 압력과 요구에 따라 변화할 것이다(p.62-3)." 둘째 단계에서 우리는 한 가지 성격적 요소에서 또 다른 요소로 옮아가는 동일시 경험을 자각하고 동일시의 변화를 선택하는 능력을 발달시킨다. 이것은 큰 범위의 표현을 제공해준다. 이 경험의 과정에서 우리는 모든 성격요소들과 동일시하고 그리고 "우리의 정체감과 자각의 진정한 센터"인 자기를 동일시하기를 학습할 때 셋째 단계가 나타난다. 이제 "우리는 개인적 정체감과 개인의 독특한 개인성(individuality)을 경험할 뿐만 아니라 또한 우리의 심리적 삶과 세상 속에서의 상호작용을 가장 객관적으로 자각하고 그러므로 가장 위대한 효과성을 지닌 발달 및 행동으로 안내할 수 있다(p.63)."

궁극적으로 이런 충만한 삶은 초개인적 자기(Transpersonal Self)와의 동일시를 이끌어준다. 우리는 우주적 보편성을 체험하고 동시에 우리의 정체감과 개인성을 향상된다. 이때 "개인성(Individuality)과 우주적 보편성은 존재의 진정한 체험 속으로 배합된다(p.90)."

3. 하위성격

정신통합 회기들 속에서 일어나는 가장 흔한 일은 정신통합작업이 하위성격들과의 비동일시와 그리고 사고, 감정, 신체태도 및 행동들(제2장에서 논의됨)을 결정화시키는데 집중된다.

하위성격들이란 내적 그리고 외적 환경에 의해 요구되는 적응 가운데에서 조직화된 태도, 충동들, 습관패턴, 논리적 요소들의 구조화된 무리 및 응집들(Crampton, 1977)이다. 다시 말하면, 그것들은 생존의 욕구, 사랑과 인정의 욕구, 자기-실현의 욕구 그리고 초월의 욕구들 같이 온당한 욕구들에 대응하기 위해서 학습된 것들이다. 이런 욕구들은 타당성이 있지만 의식적이고 자기-책임 있는 방법으로 충족되어야 한다. 불행하게도 이 욕구들을 충족시키기 위해서 반동형성적인 하위성격들이 생겨서 우리의 많은 에너지들이 갇혀지고 비효율적으로 작용한다. 때때로 그런 하위성격 패턴이 진정으로 욕구를 충족시키기보다는 그 욕구들을 강화하기만 한다. 하위성격들은 상호교류 분석(Transactional analysis)에서 말하는 자아(ego)상태와 유사하거나(Berne, 1967) 또는 정신분석에서 말하는 개인 콤플렉스와 유사하다.

한 회기에서 하위성격을 작업할 때, 우리는 내담자들이 그들의 하위성격패턴들을 해소하고 변형시키는 기회를 제공하고 그 과정에서 "나(I)"가 각성 된다. 흔히 첫 단계에서 하위성격 경험에 동일시하고 그 경험의 느낌에 촛점을 둔다. 다음 회기 기록에서는 이런 첫 단계가 묘사된다.

내담자 : (자기 자신에게 묻는다.) 오늘 이 회기에서 어떤 일이 일어날 필요가 있는가? 나는 무엇을 발견할 필요가 있는가?(잠시 멈춘다.) 나는 이 일을 좀 밀어붙이는 느낌을 가지고 있고 나는 내가 무엇을 필요로 하는지 진정으로 경청하기 위해 충분히 열려있지 않다.

안내자 : "그것을 밀어붙이는" 경험 속으로 들어가겠는가?

내담자 : 음음.

안내자 : 그렇게 밀어붙이는 느낌을 정말로 과장해 보도록 허용하시오.

내담자 : 나는 이런 바위돌, 이런 큰 둥근 돌을 밀고 있는 느낌 같다. 그리고 이것은 아무데로도 가려고 하지 않는다. 그런데 이 큰 돌이 큰 집단의 사람으로 변해버렸다.

안내자 : 이 느낌을 너의 몸으로 체험하려면 어떻게 하겠는가?

내담자 : 이것이 마치 이래요(끙끙거린다). 정말로 많은 노력을 해도

그러나 움직이지 않아요. 어떤 것 또는 장애가 거기 있어요.

안내자 : 그 경험에 대한 특정한 언어, 즉 당신이 그들, 그 집단의 사람들을 밀어 붙이려고 노력할 때 그들에게 하고 싶은 말이 있는가?

내담자 : 네. "움직여"라는 말 그러나 그거 충분히 강하지 않아요. 그게 진정한 그것이 아니에요. 그들이 가까스로 내게 자리를 주도록 밀고 있는 것 같아요.

안내자는 그 집단을 밀기와 나중에는 그 집단이 되어보기 이 두 가지 경험을 탐색하도록 촉진한다. 그 과정에서 두 가지 하위성격에 대해서 많은 것을 학습한다: 즉 내담자가 미는 사람과 집단 사람 이 두 가지 교대로 경험함에 따라 그 각각을 좀더 충분히 경험한다. 동시에 그녀는 이 두 가지를 비동일시하고 그 두 가지 차원을 너머서는 자기를 경험한다.

다른 단계, 아마도 첫 단계 아니면 둘째 단계일지도 모르지만, 그 두 가지 하위성격에서 뒤로 물러가서 적극적으로 비동일시 해본다. 안내자는 이 두 가지 모두가 내담자에게 속한 부분이라고 언급함으로서 이 연습을 제안한다. 위의 사례를 좀더 소개한다.

내담자 : 나는 그들에 의해 내가 판단받길 원치 않으므로 그들을 밀어내고 있는가? 나는 모른다.

안내자 : 너의 부분이 지금 밀어내기를 하고 있다.

다른 사례의 회기 기록에서 비동일시의 예가 소개된다. 내담자는 어떤 날개를 가진 돌조각상의 인물을 동일시하고 있다. 안내자는 다음과 같이 제안한다.

안내자 : 이 시점에서 다른 관점으로 옮아가는게 도움이 될 것 같은가?

내담자 : 음음.

안내자 : 당신이 연못이 되어보길 권하고 싶은데요.

내담자 : 흥미롭게도 나는 정말 연못 속으로 가라앉고 있어요. 그것은 거대한 절망 같은 어떤 것(돌조각상으로서 역할한다.)

안내자 : 그거 좋습니다.

내담자 : 좋습니다. 내가 연못이 될께요. 이것은 내가 먼저 선택한 돌조각상 이외에 나의 모든 것을 의미해요. 이것이 흥미롭습니다.

안내자 : 그 돌조각상?

내담자 : 으음(긴 멈춤). 연못으로는 무엇인지 잘 모르겠어요. 연못 둑 위에서 진행되는 이 드라마를 보고 있어요.

안내자 : 너의 드라마.

내담자 : 예.

안내자가 연못을 동일시하라고 제안하자마자 이 내담자는 돌조각상으로서의 자기가 절망 속으로 가라앉고 있다고 주목한다. 그녀는 자기가 일반적인 방법으로 돌조각상을 동일시한다는 것을 자각하게 되었다. 결국에 가서 그녀가 연못을 동일시 할 때는 그 돌조각상을 비동일시 할 줄 알게 된다.

하위성격을 비동일시하기

비동일시는 좀더 분명하다. 어떤 내담자가 어떤 감정을 느낄 때 안내자는 그 감정의 이미지(그것이 무엇같지요? 그 감정은... 인가요? 또는 싸우고 싶은 느낌이 드는 어떤 대상의 이미지가 있습니까? 아마도 그 상징인지 알아보세요)를 불러 일으킬 것이다. 어떤 이미지가 제안되자 마자 그 내담자는 그 비동일시된 장소에서 자발적으로 그 이미지와의 대화 속으로 안내된다. 내담자는 하나의 감정을 자기 몸의 어떤 장소에 위치시키고 자기 몸의 그 부분과 대화를 하라고 요구될 것이다. 나는 흔히 내담자가 다른 의자로 가서 앉거나 또는 내 옆에 서서 그 내담자가 조금 전에 표현한 그 하위성격을 뒤돌아보면서 그것이 어떻게 보이고 그 부분에 대해 어떻게 느끼느냐고 말해보라고 권한다.

이런 비동일시된 관점에서 개인은 그 하위성격이 가진 정말 타당하고 긍정적인 목표와 그 성격의 비효율적이고 파괴적인 패턴을 지각할 수 있다. 때때로 "관찰자"("나(I)"와 가깝다) 영역 속으로 들어가는 것보다 두 번째의 갈등적인 하위성격으로 들어간다. 한 가지를 동일시하고 그 다음의 것을 동일시 한 후에 두 가지를 모두 뒤돌아 볼 수 있는 제3단계로 가라고 권한다. 보통 이 연습은 개인으로 하여금 상당히 중심 잡힌 관점을 가진 관찰자가 될 수 있게 만든다.

이제는 내담자는 "나(I)"라는 존재가 되는 경험을 할 수 있고 갈등적인 자기 부분들에 대하여 책임을 질 수 있다. 그리고 내담자의 "나"는 욕구충족을 하기 위해서 선택을 할 수 있고 하위성격들의 에너지와 하위성격들의 가치를 사용할 수 있다. 자신의 부분을 부인하거나 억압할 필요가 없다. "나"는 하위성격의 부분들을 더 이상 통제하지 않고 그들에게 열정과 감사를 가질 수 있다.

우리가 어떤 하위성격들에 대한 비동일시에 저항이 일어날 때 그 하위성격의 중요성과 그것에 대한 전체적 동일시의 정도가 중요하다. 훌륭한 안내자는 여러 가지 방법으로 아마도 행동패턴을 지적하고 내담자의 조언을 듣고 비동일시하는 기회를 제공하면서 버텨주고 인내할 것이다. 이렇게 함으로써 적어도 안내자는 내담자의 하위성격을 더 보기보다는 내담자의 "나(I)"에게 말을 걸어본다. 안내자는 내담자가 일시적으로 하위성격차원의 밑바닥에 있는 진정한 "나"의 존재를 인정하게 하는 것이 중요하다.

비동일시는 거부가 아니다

때때로 첫 번째 하위성격에 대한 비동일시에 대해서 이야기하는 방법에서 비동일시가 너무 지나치게 나타날 수 있다. 그리고 사람들은 둘째의 갈등적인 하위성격들과 동일시하면서 적극적으로 첫 번째 하위성격을 거부한다. 우리 모두는 어떤 행동패턴이 우리의 길을 방해한다고 느끼면서 없애거나 던져버리고 싶은 경험을 한 적이 있다: 심한 게으름, 분노나 미움, 무기력, 조급한, 독설, 어리석음 같은 하위성격들, 어떤 경우에는 죽여서 없애버리고 싶은 정도로 심한 비판적 특성을 가진 자기의 하위성격에 촛점을 맞춰서 작업하는 것이 중요하다; 어떤 경우는 공격을 받을 정도의 부정적 하위 성격에 대해 수용하고 감사를 전하는 것이 더 중요하다.

하위성격에게 직접 화법으로 말하는 것이 도움이 된다. 나는 안내자로서 내 눈의 촛점을 내담자의 하위성격이 내담자의 자각의 범위에 들어있는 어떤 장소에 두고 오른쪽이나 왼쪽, 위나 아래 그것에게 직접적으로 말한다: "나는 네가 죤을 위해서 노력하고 있는 것에 대해 내가 감사하고 있다는 것을 알기를 원한다. 죤은 너에게서 당장 벗어나고 싶어하지만 그럼에도 불구하고 너는 지금도 거기 머물고 있어. 죤이 그걸 모른다 해도 너는 진정으로 그를 도우려 노력하고 있다. 나는 너의 편이야. 나는 네가 그곳에 있어서 기뻐!"

여러 번 나는 이런 일에 대해 내담자들이 그들의 하위성격의 훌륭함에 대해 놀라움을 가지고 안도의 눈물을 터뜨리는 것을 많이 보아 왔다. 그 순간에 그들은 거부했던 그 부분, 즉 거부하고 비동일시했던 부분을 동일시하고 모든 종류의 자각이 넘쳐흐른다. 그리고 나서 비동일시하는 관찰자의 위치로 옮아가서 하위성격의 두 부분을 모두 수용한다.

이런 방법이 앞서 소개된 돌조각상 사례에서 보여진다:

안내자 : 그 조각상하고 잠시 이야기하고 싶다; 그 바위조각, 그 돌조각상에게. 그리고 그 돌인 너에게 아직 매우 가치로운 어떤 것을 가지고 있다고 네가 알기를 원해. 그리고 나는 진정으로 그 점이 발견되도록 너를 도울 작정이야. 그 돌조각상에게 네가 해줘야 될 것이 있어. 즉 인간적 면, 인간성, 개인적이고 또 전체적 인간존재를 그것에게 부여해 주어야 해. 거기 있는 그 새는 멀리 날아서 거기를 떠나길 원했고 그 연못은 물이 빠져나가서 거기를 떠나길 원했어. 그런데도 아직도 어쩐지 거기 남아서 거기를 떠나기를 원치 않는 어떤 것이 있다. 너는 가버리기를 거부하는 어떤 것이고 그곳에 소속되기를 명령하는 어떤 것이다.

내담자 : 그 확실한 결정에 감사해요. 나는 잘 모르지만 아마도 내게는 너무 늦었어. 나는 진정으로 한 사람의 인간이었고, 어린이였고 내가 그것이 무엇에 관한 것인지 알았을 때 나는 그것에 대해 생각하고 있었고 그런지 오래되었다.

안내자 : 네가 하나의 조각상이 된 이후부터.

내담자 : 예. 나는 그렇게 해야 했어요. 나는 그 새를 보호했어야 했죠. 오랫동안. 나는 아주 오랫동안 조각상이 되었죠.

안내자 : 그러나 너는 그 새를 더 이상 보호하지 않아도 돼.

내담자 : 나는 어떻게 움직여야 될지 몰라요. 나는 움직일 수 없어요. 나는 전체적으로 경직되었을 따름이에요.

안내자 : 너는 사람이었는데 그 후에 그 새를 보호하기 위해 조각상이 되었다.

내담자 : 예. 나는 한 어린이였음을 안다. 그리고 나서 내 두 손에 이 새를 가진 것을 발견했어요. 그리고...

안내자가 내담자에게 그 조각상에 대한 지지와 감사를 표현할 때 그 내담자는 결국 아동기 이래 처음으로 그 돌조각상의 가치를 알 수 있게 된다: 그 새를 보호하려고 한 점의 가치를 안다.

우리가 하나의 하위성격, 비록 조금일지라도, 그것을 비동일시할 때 우리는 그 하위성격의 속성들, 그 세계관, 행동유형, 그리고 그 정서적 패턴을 자각하게 되기 때문에 내적으로 그것이 인식된다. 심상안내와 게슈탈트 작업을 통한 대화(dialogue)기법은 이 일을 성취시킨다. 이 방법으로 그 하위성격의 에너지가 해방될 수 있고 그 에너지가 자기에게 가치 있게 쓰여진다. 우리는 내적 그리고 외적 반응과 행동을 선택하는 일을 연습하기 시작할 수 있다.

핵심적 특성과 욕구 인식하기

각 하위 성격의 핵심부분에 가치로운 특성과 타당한 욕구가 들어있다. 이 하위성격의 가치와 특성을 발견하기 위해서 회기과정에서 직간접적으로 다음 3가지 질문이 사용될 수 있다.

1. 그 하위 성격이 무엇을 원하는가?(무엇이 필요한지에 대한 정서적 해석을 불러 일으킴)
2. 하위성격은 진정으로 무엇을 필요로 하는가?(하위성격의 왜곡 때문에 놓쳐버린 것은 무엇이고 균형과 전체성을 갖기 위해 필요한 것 발견하기 위해 더 깊이 들어간다)
3. 하위성격이 당신에게 무엇을 제공해야 하는가? 하위성격이 당신을

위해 노력하는 것이 무엇인가?(하위 성격의 긍정적 속성과 그 밑에 깔린 자질 개발하기)

때때로 하위성격이 자신을 변명하도록 만드는 질문들을 하는 것이 도움이 된다. 또 자아정체감의 관점에서 하위성격을 관찰하면서 이런 질문을 하는 것이 더 좋다. 보통 우리는 일단 자각되고 인식된 하위성격의 원래의 욕구를 충족시키고 왜곡 없이 발휘할 수 있는 자질에 대해 우리는 감사하려는 의지를 갖고 있다. 사실상 이런 변형과정은 흔히 큰 해소, 안도 그리고 기쁨의 감정에 의해 발생한다.

나는 한때 타인에게 애정과 관심받기, 특히 내 남편에게 애정을 심하게 요구하는 경향이 있는 "사랑에 굶주린" 나의 하위성격을 탐색한 적이 있다. 그때 내가 발견한 것은 내게 내 자신과 타인사이의 본질적 통일감을 인식하고, 그 연결에 대한 깊은 충동이 있었다는 것이었다. 곧 나는 이 하위성격의 패턴이 빠져나가는 긴장과 불편함을 느꼈다. 나는 더 가치로운 방법의 표현을 찾으려 했고 이것을 억제하지 않고 나의 인간관계들을 향상시키려는 이 욕구들을 타당화시킬 수 있었다. 내 자신이 다시 그 하위성격 패턴에 '집착하게' 될 때야 비로소 나는 이것을 중지하고 원래의 가치로운 특성을 환기할 수 있음을 발견하였다. 나는 타인이 우리의 깊은 연결감을 알게 하고 그 표현을 우리모두가 적절하게 느끼는 방식으로 표현하는 융통성을 갖도록 접근한다.

갈등적 하위성격들

하위성격작업은 흔히 두 가지 또는 그 이상의 하위성격들 사이의 관계가 포함된다. 일반적으로 우리는 한 가지 하위성격을 동일시하고 다른 것은 억압하거나 저항하는 경향을 가진다. 우리가 그것들 중 한 가지를 비동일시함에 따라 우리는 갈등하는 하위성격들이 서로 감사하고 협력하는 관계를 발달시키도록 도울 수 있다. 때때로 하위성격들은 하나의 새로운 좀 더 균형 있는 방식으로 삶에 반응하면서 통합 속으로 들어간다.

예를 들면, 어떤 젊은 남성은 자신을 책임있고, 열심히 일하는 사람으로 보고 자신의 전문직의 성취에 도전할 것이다. 이것은 그의 두드러진 하위성격이다. 그러나 때때로 그는 알콜이나 술의 도움으로 이 성격을 비동일시하며 그 하위성격을 "털어낸다" 그럴 때 다른 누구도 그를 그렇게 보지 않으며, 그는 놀고, 자기-방종하고 전적으로 자포자기하는 정반대의 하위성격을 동일시하고 있다. 이 청년이 그 정반대의 하위성격을 자각하게 될 때 그는 그 두 가지 하위성격의 어느 한 쪽도 아니고 그 두 가지 성격을 다 인정할 수 있다는 점을 발견한다: 한편으로는 책임감, 한편으로는 흥미로운 놀이의 균형을 맞춘다. 그는 일할 때 웃을 수 있고 이완할 수 있으며, 그가 놀 때 그에게 필요했던 부절제를 책임있게 조절할 수 있다. 그는 이런 욕구들과 자질들을 그의 내부에 통합시켰다.

이런 방식으로 하위성격들을 변화시킬 때마다 우리는 정신통합의 본질적이고 자연적 과정을 경험하고 자각, "나(I)", 그리고 의지하기(willing)를 경험한다.

4. 성격의 통합

우리가 우리 부분들을 비동일시하고 변형시키는 능력을 발달시키기 시작할 때, 회기의 방향은 신체, 감정 및 지성 등의 성격기능들의 통합을 향한다. 대부분의 우리는 우리의 한 두 가지 측면을 불균형적으로 동일시하고 발달시킨다. 우리는 우리의 지성을 우리 자신이라고 생각하거나 또는, 우리 자신이 정서라고 느낀다. 운동선수들이나 무용수들은 때때로 자기의 몸과 자신을 동일시 한다.

어떤 측면을 동일시하던지, 동일시되지 않는 다른 측면이 일반적으로 지배적인 동일시 부분에 의해 불신받고 무시되고 조작된다. 예를 들면 지적 동일시를 하는 사람은 몸이 진정으로 원하는 메시지를 경청하지 못하고 매우 논리적이고 기계적인 방법으로 자기 몸을 관리한다. 정서적으로 동일시하는 사람은 아마도 그 정서들을 병이 들 수 있도록 허용할지도 모른다. 지적으로 동일시하는 사람은 자기감정을 조금 경멸할 것이다: 정서적으로 동일시하는 사람은 자신의 지성을 불신하고 '내장수준' 에서 문제를 다루기를 선호한다. 지적 동일시를 하는 사람일지라도 여전히 감정들이 그들의 사고방식에 무의식적으로 영향을 주기 때문에 주의하지 않으면 감정에 의해 지배를 당한다. 사실상 신체, 감정, 지성의 세 측면은 각각은 무의식적 갈등 속에서 지배적인 동일시 기능을 가지고 우리 행동에 영향을 주는 방식으로 표현된다.

제3장의 "누가 자각하는가?" 연습을 회상하는 것이 가치롭다. 아마도 당신은 그것을 복습하면서 그 과정을 다시 연습하길 원할 것이다. 신체, 감정, 지성의 3가지 측면 중에서 "나는 이 부분을 갖고 있으나 이 부분은 아니다."라고 말하면서 비동일시하면서 어떤 것이 객관적으로 관찰하기 쉬웠는가를 묻고 싶다. 그러면 어떤 것이 좀더 어려웠는가? 이런 일은 당신이 동일시하는 당신 성격의 의도적 측면을 나타낸다. 당신은 잠시 이 과정을 지켜보길 원할 것이고 그러면 그것을 관찰하는데 어떤 저항을 발견할 것이다!

관찰하는 자기를 동일시함으로써 우리는 우리자신과 주변상황을 좀더 현실적으로 평가할 수 있고 좀더 효과적이고 창조적 행동을 허용한다.

– Arthur J. Dieikman –

신체, 감정, 및 지성의 균형

정신통합은 우리가 지배적 동일시 측면에서 점차 벗어나서 그것을 비동일시함으로써 지성, 감성 신체의 3가지 측면을 발달시키면서 진행되어 간다. 그래서 우리의 지성, 감정, 신체는 우리 삶의 표현을 위해 모두 이용 가능하다. 우리는 무시되었던 측면의 가치를 인식할 필요가 있고 이 측면의 에너지를 좀더 놀이(play)와 일(work) 속으로 가져가 필요가 있다. 고도로 지적인 사람은 감정을 인정하고 반응할 필요가 있는 반면에 정서적인 사람은 그들의 지성을 재발견하고 발달시킬 필요가 있다. 물론 이 일은 끝이 없는 과정이다; 우리가 성장의 나선형을 따라 움직일 때 우리는 우리 성격의 여러 측면들의 힘과 새로운 깊이를 발견하고 통합한다.

내가 처음으로 1971년 지적 비동일시 개념에 안내되었을 때 나는 신선한 충격을 받았다. 그러나 정서적 동일시 개념은 나에게 혼돈을 주었다. 그 이전에는 나는 나의 정서들을 쉽사리 비동일시 했었다; 나는 감정들이 무슨 가치가 있는지에 대해 진정한 확신이 없었다. 지적 비동일시는 나의 지성이 "나"가 아닌 "나"와는 다른 어떤 것이었고 나는 그 때 처음으로 나의 지성을 비동일시 하는 것 얼마나 귀중하다는 것을 알았다. 그때 나는 나의 차를 살 때 그 당시 살 형편이 나쁜데도 비싼 값으로 차를 사는 실수를 즉 판단의 오류를 저질렀다. 나는 절망과 자기-비판으로 참담했다. 어떤 시점에서 정서적 동일시 연습을 통해 그 작업을 했던 것을 기억한다. 나는 불충분한 정보로 인해 나의 지성이 실수를 했더라도 "나"가 나쁘지 않았고, 잘못되지 않았고 바보가 아니었다는 것을 인식했다. 그것은 큰 위안이었고 나로 하여금 내 자신과 나의 지성의 실수를 용서할 수 있었고 그 상황을 최상으로 만드는 것이 가능했다.

그 후에 나에게 알려진 새 사실은 어떤 사람은 감정이라고 부르는 이상한 현상과 정말로 동일시하는 사람이 있다는 것을 발견했다는 점이다.

나는 내가 왜 어떤 사람들과 갈등을 겪었는지 그리고 그들을 이해할 수 없었는지의 이유를 발견했다. 그들이 정서적으로 동일시했던 반면에 나는 지적으로 동일시 했다. 점차 내가 정서적 측면을 발달시켜서 좀더 의식의 영역으로 가져왔을 때 나는 정서적 지향성이 있는 사람을 더 잘 이해할 수 있었고 그들과 나의 지적 성향을 좀더 나눌 수 있었다. 나에게 적어도 나의 지적 마음을 비동일시하고 자기를 발견하는 일은 내가 타인과 조화롭게 되도록 만들었다.

정신통합 회기 과정에서 내담자의 동일시를 자각하도록 돕고, 무시해왔던 측면의 발달을 촉진시킨다. 이 과정은 내담자의 의지기능을 향해서 조화롭게 되는 능력이 생기고 성격이 모든 기능들을 더 충분히 사용하도록 만든다. 흔한 경우와 같이 내담자가 분노나 공포의 감정 때문에 괴롭게 회기를 시작하는 내담자의 경우에 주요한 몇 가지 규칙들이 있다. 지적 동일시 내담자는 "왜 내가 이렇게 느끼는지 이해할 수 없어"라고 말하면서 그 감정들을 분석하는 경향이 있다. 이런 사람은 이 감정들을 더 충분히 경험하도록 격려될 필요가 있다.(그리고 나서 감정 동일시에 세련된 저항을 할 것이다.) 이 경우 게슈탈트 기법, 동작기법, 라이히(Reich) 방법이 도움이 될 것이다. 반면에 정서적 동일시 사람은 무기력과 절망의 태도로 정서적으로 끌려 다니는 감정에 빠져서 치료회기에 찾아온다. 이 사람의 지성은 가치와 목적에 대한 질문을 통해서 환기되고 강해질 필요가 있다. 그 사람은 그 감정들과 멀리 떨어져 나올 수 있다는 가능성을 알고 감정들과 관련된 선택을 경험할 필요가 있다. 무시되어 온 측면을 일시적으로 동일시하는 것은 지배적 부분을 비동일시하는 것을 돕는다. 지배적 측면과 무시된 측면 모두는 갈등적 하위 영역들에 대한 작업과 마찬가지 방법으로 균형 있고 조화롭게 될 것이다.

우리의 중심적 목표는 하위성격들 및 성격기능을 작업할 때 "나(I)"를 각성하는 일이다; "나"는 무엇이 필요한가를 관찰하고 적절한 행동을 선택할 능력이 있게 된다. 아무도 우리를 위해 어떤 것이 옳은지 더 잘 알지 못한다.

5. 경험에 머물기

불균형과 비효과성을 발견하는데 필요한 정보는 순간 순간의 경험 속에 존재한다. 우리는 '우리의 체험을 체험하기'를 통해 우리 자신에 대한 지식을 확대한다. 나는 만약 어떤 사람이 이 말의 의미를 허튼소리가 아니라고 설명할 수 있는지 잘 모른다. 그러나 이것은 설명되어져야 할 현상이다; 우리는 말로 사탕발림만 하고 있는 것이 아니다. 이것은 의식의 본질적 현상으로 순간 순간의 경험의 현상이다.

우리가 일상생활에서 하는 여러 가지 일은 본질적인 체험하기와 멀리 떨어져 있다; 경험을 이야기하기, 경험을 개념화하기, 경험을 억압하거나 부인하기 그리고 여러 가지 방법으로 우리 자신을 진정시키거나 주의산만하게 하기 등이다. 우리가 우리 경험을 회피하지 않을 때, 우리가 진정으로 주의 집중할 때, 변형적인 어떤 것이 일어난다. 우리는 그것을 내면으로부터 이해한다. 우리는 경험을 더 큰 맥락 속에서 본다. 우리는 그것을 통해 우리의 동기, 공포, 희망, 연상들을 지각한다. 우리는 경험이 어떻게 성장하고, 어떻게 우리 행동을 형성하는지를 감지하기 시작한다. 우리는 그 경험 자체가 피이드백 순환을 형성하고, 그 자체를 강화하고 소멸시키면서 어떻게 그 경험 자체에 입각한 경험을 형성하는지를 발견한다. 우리가 누구인지를 아는 자기 지식(self-knowledge) 속에서 그리고 자기 선택의 힘 속에서 변화와 성장이 일어난다. 우리의 경험에 대해 말하는 방식이 점점 풍부해지고 다른 사람에게서 그 유사한 경험을 유발시킨다.

우리가 상호성장을 지지하는 가장 좋은 방법은 순간에서 순간으로 우리의 자각을 확대하고 강화시키면서 우리의 순간에 경험에 머물도록 돕는 일이다. 적극적 경청(active listening)의 기본방법, 우리가 의사소통하는 것들에 대한 감정을 타인에게 피이드백하는 일이 효과적이다. 왜냐하면 이 기본방법은 경험하기에 촛점을 두도록 돕기 때문이다. 제5장에 나오는 논의들이 경험을 강화하는데 공헌을 한다. 어떤 안내자는 한 내담자가 느끼기, 생각하기, 감각하기, 지각하기, 그리고 상상하기 등 무엇이든지 그것과 함께 머물기를 지속적으로 격려한다. 내적작업을 많이 한 내담자를 위해서 특히 이 방법이 가장 좋은 접근방법이다.

6. 각성을 위한 선택

선택을 경험하는 일은 "나(I)"의 존재를 경험하는 일이며 동시에 치료회기를 지도하는 진정한 "나"가 되는 경험이다. 그러므로 내담자가 회기 과정을 자각하고 회기 과정이 진행되는 중에 선택하는 일은 매우 중요하다. 그것이 전부이다.

어떤 사람들은 자신을 관찰하는 데 그리고 다른 사람보다 더 책임을 지는 것에 익숙한 사람이 있다고 치더라도 우리는 여전히 개인에게 그 회기를 지도할 최대한의 책임 부여하기에 노력한다. 회기 내에서 내담자의 선택경험은 그 내담자를 자기 경험으로 이끌 뿐만 아니라 성장의 내적 방향과 지혜를 발견하고 따라가는 기회를 준다. 이러한 내적 방향은 안내자가 선택의 기회를 촉진하도록 열려 있을 때 그 원천이 자기(Self)로부터 일어난다. 안내자는 하나의 안내자 일뿐 그 회기의 지시자는 아니다; 개인을 위한 자기-책임은 이 작업의 기초이고 내담자의 흥미 속에서 조화롭게 진행될 수 있는 방법일 뿐이다.

선택의 기회는 회기 초기에 내담자가 표현하는 작업의 방향 및 목표에 의해 제공된다. 안내자 역시 회기가 진행됨에 따라 구체적 선택기회를 제공한다. 예를 들면 안내자는 "좋습니다. 나는 우리가 갈 수 있는 두 개의 다른 방향이 있다고 생각합니다. 하나는 이 과정의 예로 상황자체를 탐색하는 일이고 또 하나는 갈등되는 부분들을 직접적으로 조사하는 것입니다. 무엇이 당신에게 가장 좋은가요?" 이 안내자는 이런 선택기회를 제공함으로써 회기의 방향이 이번에는 내담자의 선택능력을 경험하는 내담자 자신에게 달려있음을 전달한다.

선택의 내용이 중요하지만 그러나 그것은 선택의 행위자체와 선택을 통해서 발생하는 개인의 능력에 비해서는 부차적이다.

우리의 삶과 성장에 대한 중요한 선택의 밑바닥에는 우리가 우리 자신이 되기 위한 선택과 우리 자신에게 충실해지려는 선택이 있다. 당신이 외롭게 자신의 운명에 대해 책임지고 당신이 누가 되려고 하고 무엇을 선택하는가를 인식하면서 이런 선택의 순간들에 대한 경험을 하고 있다. 이런 종류의 선택의 경험에는 자유의 기쁨과 함께 외로움으로 인한 거의 위협스런 감정들이 포함되어 있다. 선택은 나에 의해 좌우되고 그리고 나는 선택에 의해 좌우된다; 나는 생존하고 대응하고, 창조하기 위해서 나의 내부에 있는 원천을 사용한다.

이런 책임과 자기됨의 엄연한 순간에 내부의 원천을 열기(opening)와 자각의 또 다른 수준을 향해가는 짧은 발걸음이다. 그리고 자기(Self)와 동일시하는 단계로 옮아간다. 나는 내 주위의 모든 것과 연결되어 그리고 언제나 자양분과 안내를 받으며 살아가는 더 큰 전체의 한 부분이다. 나는 단지 그것을 향해 열려져야 한다. 나에게 전적으로 책임이 있지만 그것을 홀로 해야 할 필요는 없다. 나는 다른 협조적인 창조세력과 지구상의 존재들과 조화를 이루면서 현실을 상호창조하기 위한 선택을 할 수 있다.

내담자들이 선택의 차원을 경험할 때 그 안내자도 거기 함께 동참해야 하는 도전이 일어난다. 안내자와 내담자의 역할은 초월적이고 그리고 우리는 어떻든지 진정으로 모두 함께 존재하는 자들이었다: 두 사람은 서로 도우면서, 상호 학습하면서 우리의 세상을 함께 협동하여 창조하는 사람들이다. 거기에는 무엇이 일어나든지 간에 그것과 함께 어우러지는 일 이외에 안내자가 해야 할 일은 아무 것도 없다. 그리고 내담자가 좀더 충분히 각성되는 선택을 하는 일 이외의 더 중요한 것은 없다.

"나(I)"각성의 경험 쌓기

하늘의 트럼펫이 배경으로 퍼지는 동안 나의 실용주의적 하위성격은 "하나의 작은 현실"을 지닌 채 이전의 나의 주장을 고집한다. 우리는 "나"를 충분히 자각하는 경험을 한 적이 거의 없다. 그런 경험은 보통 표류하고 있고, 감정과 그런 경험을 포함하기에는 너무 편협한 오래된 사고형태에 의해 사로잡혀 있다. 그러므로 여러 회기 동안에 그런 경험을 신장시키고, 심화시키고, 그것들을 심상과 일상생활의 선택 속에 뿌리내리게 하는 것이 가능하다. 나는 종종 어떤 회기동안 근사한 정절경험에서 멈추어 버리고 싶은 느낌을 갖는다. 그러나 나는 그 곳에 더 나아가야 할 발걸음이 있다는 것을 깨달았다. 내가 그런 가능성을 알 때 다음과 같이 묻는다. "너는 또 다른 발걸음을 내딛고 싶은가? 너는 이것과 함께 좀더 멀리갈 의지를 가지고 있는가?" 그런 경험이 매우 방대하다는 것에 나는 놀란다. 비록 예상된 나의 한계에 도달했을 때 그 곳에서 정지하려는 유혹에 빠질지라도 나의 내담자는 더 나아갈 준비를 할런지도 모른다. 내가 먼저 말했던 "안내자가 해야 될 필요가 있는 것은 다른 아무 것도 없다." 그때 더 이상 할 일이 없다는 뜻이 아니었다. 우리는 항상 우리의 자각을 넓히고 심화시킬 수 있다. 우리는 항상 다른 차원의 의식과 선택으로 옮아갈 수 있다.

David Spangler(1976, p.51)는 "우리는 하나의 의사소통의 바다 속에 산다. 그러나 의사소통의 대부분을 여과해 버리고 오직 우리의 정체감의 수용의 한계 속에 머물러 있다."라고 말했다. 이 의사소통의 바다는 우리가 하고 있는 인간관계들, 상호연결, 그리고 우리가 이용하는 지식들이며 이것들은 우리의 전부가 아니라 항상 우리의 일부분이다. 우리가 정보를 지각하는 한, 두 가지 방법, 한 두가지 하위성격들을 가지고 우리의 부분들과 동일시 할 때 우리는 나머지 것들을 걸러버리고 막아버리므로 우리가 받아들이는 의사소통은 한계를 지닌다. 우리가 자각의 존재와 동일시하고 그리고 자기(Self)와 연결된 의지의 존재와 동일시 할 때 우리는 우리의 의사소통의 장애와 필터의 한계를 초월한다. 우리는 반응하고 의식적으로 새로운 선택을 하면서 곧 그 의사소통의 바다와 접촉할 수 있다. 우리의 "나(I)"가 각성됨에 따라 우리 자신과 우리의 지구가정을 위한 훨씬 넓은 잠재력을 발견하고 이것을 향해 열 수 있다.

의사소통 바다의 일부분은 우리의 성격자체 안에 들어있다; 즉 우리의 하위성격 패턴 안에, 우리의 감정, 사고, 신체반응들 그리고 그 구조 안에 들어있다. 그것을 발견하고 우리 자신이 되려고 추구하는 가운데 이 모든 자질들, 에너지, 이 세상에서 일하고 배우기 위한 형태들을 사용하면서 우리는 이 모든 측면들을 통합할 수 있다. 우리는 그것들을 거부하거나 분리시킬 필요가 없다. 우리는 그것들이 우리의 일부분으로 우리의 운명에 적극적으로 참여시킬 수 있는 선택 및 자각의 센터라는 것을 인식할 필요가 있다. 이 세상의 자원들과 자양분에 대한 수용성은 우리의 성격 내부에서 발달된 그런 수용성과 함께 시작된다. 자기를 발견하는 과제는 자기-표현을 위한 이런 귀중한 도구를 되찾고 그 성격을 발견하는 것이다.

안내자로서 내담자의 각성하기를 촉진시키기 위해서 우리는 우리 자신이 가진 각성의 수준에서부터 시작해야 한다. 나는 좀더 내 자신을 자기(Self)에 조율하고 "나(I)"로서 반응하는 안내하기에 도전한다. 다음 장에서 회기 중에서 내담자의 각성하기에 안내자가 충분히 들어가는 상태 즉 "집중적 존재(presence)"이라 부르는 상태에 들어가는 도전을 모색할 것이다.

제4장
집중적 존재

Assagioli는 여러 층의 자기-불신, 불안 및 긴장, 공포 및 불안정, 가짜 자부심을 통해서, 그리고 이런 것들과 밀착된 동일시를 통해서 인간의 핵심부에-즉 개인의 본질-에 도달하는 놀라운 능력을 가졌다. 그리고 그는 그 능력을 인정하고, 환영하고 긍정한다. 그는 그에게 다가오는 고통과 혼돈들, 그것들의 긍정적이고 창조적인 내적 중심을 향해 다가오는 고통과 혼돈을 통해서 보는 능력을 가진 것 같다. 그리고 그것들에게 "이것이 너의 존재이다."라고 침묵으로 말하고 그리고 말로 말한다. 우리는 종종 그가 우리 안에 있는 가장 높은 존재에게 말하고 그를 만나기 위해 일어선다고 말한다(Anne Yeomans가 R. Assagioli에 대해서 1976년에 쓴 글임).

당신은 위기 또는 의사결정의 순간에 당신을 지지하고 경청해 주었던 다른 사람의 특별한 자질을 경험한 적이 있는가? 그런 사람은 마치 당신과 충분히 함께 존재하는 것처럼 보였다. 그러면서도 여전히 당신의 존재 그대로 그리고 당신의 문제를 당신 자신의 방법으로 작업하도록 허용했다. 진정으로 거기에 신체, 마음, 지성, 영혼이 존재함으로써 그 사람은 당신 자신의 내적 자원을 발견하도록 그리고 자기 됨(I-ness)의 감각과 선택감을 더 충분히 가지도록 돕는다.

상담 효율성에서 심오한 차이를 나타내는 것은 바로 이렇게 함께하는 집중적 존재(presence)의 미묘한 특성이다. 이것은 우리 자신 임(selfhood)의 자각이고 타인과 우리 자신을 함께 나누는 기꺼운 의지성(willingness)이다. 집중적 존재는 우리 자신의 반응들을 포함해서 현재 당장의 순간에 충분히 주의 집중하기, 집중성을 의미한다. 집중적 존재는 타인이 그의 존재를 탐색하고 발달성장 하는 것을 허용하면서 그 타인에게 비애착한다는 모순을 포함한다. 집중적 존재는 우리의 지각, 모델, 신념 등이 타인의 현실을 보고 듣는데 영향을 줄 때 그것에 대한 의식적 선택을 하는 것도 포함한다. 집중적 존재는 지혜와 직관-동참의 모든 형태를 내적으로 알기-속으로 들어가는 문을 두드린다. 집중적 존재는 개인의 더 높은 자질, 마치 명료성, 사랑, 열정, 기쁨, 빛남 같은 특질을 향해서 개방하는 것을 의미한다. 집중적 존재는 신뢰, 개방, 공감, 그리고 수용을 요구한다. 집중적 존재는 타인의 성장에 공헌하는 깊은 다짐과 약속이다.

다음 실습은 집중적 존재의 힘을 경험하도록 돕는다.

====

❖ 실습 : 이상적 안내자 ❖

잠시 동안 편안한 자세로 이완하시오. 눈을 감고 당신의 내적 경험에 주의집중 하시오. 이제 눈을 뜨고 어떤 한, 두 가지 문장을 읽고 명상을 위해 그것을 다시 내면으로 가져가시오.

이제 당신이 정서적 위기 속에 처해 있거나 어렵고 중요한 의사결정에 당면해 있다고 상상하시오. 아마도 당신은 최근의 어떤 시기를 기억할 수 있고 그 경험을 이끌어 낼 수 있다. 자 이제 그 경험 속에 들어가시오.

당신의 몸이 어떻게 느껴지는지, 어떤 자세 또는 어떤 동작이 당신의 그 내면상태를 표현하는지... 회상하거나 상상하시오. 당신은 어떻게 느끼십니까? 당신의 생각은 무엇입니까?... 당신의 지성은 어떻게 작용합니까?...대체로 이 세상은 이 관점에서 볼 때 당신에게 어떻게 보입니까? 시간을 가지고 이것을 충분히 경험하시오.

이제 당신은 당신의 동료, 당신이 신뢰하고 전적으로 편안하게 느껴지는 심지어 지금 이런 시간에까지도, 그런 어떤 사람을 가졌다고 상상해 보시오. 당신의 상상 속에 이런 사람에 대한 감정이 자라도록 허락하시오.

당신이 당신의 혼란과 고통을 함께 나눌 수 있도록 선택한 사람의 특징은 무엇인가? 이 사람은 당신에게 어떻게 반응하는가? 다른 할 말이 있다면 무엇인가? 말없이 그 사람이 전달하는 것은 무엇인가?

당신이 이 사람의 집중적 존재를 충분히 경험할 수 있도록 허락하시오.

그리고 당신이 완전히 편안해질 수 있도록 필요한 이미지로 변화시키시오.

당신이 그 다음 단계로 가길 원한다면 당신이 이 완전한 동료 즉 그런 자질들이 바로 당신의 것이라고 상상하시오. 당신은 위기에서 그 사람은 되돌아보면 그 사람에 대해서 당신이 가지고 있는 감정들과 생각들을 경험할 것이다.

당신은 위기에 처한 그 사람에게 어떤 말을 하기를 원할 것이다.

즉 그 사람의 동료인 당신이 그를 어떻게 보고 있으며, 그리고 거기에 함께 있는 당신의 기꺼운 의지와 태도에 대해 말할 것이다.

이런 충분한 영향력을 체험하도록 시간을 허락하시오.

이런 자질과 태도들을 타인을 대하는 당신의 인간관계 속으로, 특히 당신의 성장을 촉진시키고자 하는 사람과의 관계 속으로 가지고 가시오.

당신이 준비됐다고 느낄 때 눈을 뜨시오. 당신의 이런 완전한 동료적 자질에 대해서 일지에다 노트를 하시오. 이 노트는 당신이 타인을 대하는 경험과 비교하는데 도움이 될 것입니다.

=====

1. 인간 전체성

개인의 변화를 깊이 촉진시키려는 일을 목표로 하는 인간관계는 참가자의 정서적, 직관적, 감각적 그리고 본능적 자원들을 향해 개방이 필요하다. 그리고 이것들이 타인들에게 충분하고 적절하게 반응하도록 한다. 안내자로서 우리는 정보수집, 우리가 본 것과 추측한 것을 반영하고, 우리가 알고 있는 것을 표현하기 위한 도구로서 우리의 성격들을 사용한다. 성격의 일부분만 가지고 이런 일을 한다면 그것은 우리의 작업을 더 어렵고 덜 효과적이고 우리자신에게나 내담자를 위해서 공헌하지 못하게 만든다.

"치료자란 한 인간으로서 모든 감정과 환상뿐 아니라 재치를 가지고 기능하는 자유로운 개인을 말한다." – Sidney Jourard –

감정들

우리 안내자의 성격 전체성을 가지고 집중적으로 존재한다는 의미는 우리가 타인과 같이 있는 동안에 순간 순간마다 일어나는 우리 안내자 자신의 정서과정을 모니터하는 것과 같은 것을 뜻한다. 개인 회기 동안 만약 안내자가 좌절되고, 흥분되고, 불안하고, 거부적이고, 우울한 감정을 느낀다면 이 감정들을 건드리는 어떤 일이 일어나고 있는 중이다. 그런 감정들은 자각의 전체 장(field)에 포함되고 무엇이 있어나고 있냐에 대한 정보로 사용될 필요가 있다. 감정들이란 일종의 센서이기 때문이다. 안내자는 내담자의 분명한 메시지들을 직접적으로 받아들이지 않고도 그것들을 경청하고 그 충동들을 경험한다. 어떤 회기관찰의 경우에 나는 내담자를 위로하고 버텨주고 싶은 욕구와 연민이 쇄도함을 느꼈다. 이런 감정들은 승화적 단서에 반응하는 에너지로서 주의할만한 가치가 있다. 그러나 내가 그 내담자의 안내자일지라도 그녀를 껴안는다는 일은 부적절한 것이다. 내 지성이 나에게 이런 내 감정들에 대해 내리는 해석은 이것은 하나의 '가슴' 의 주제로서 그녀가 자신을 껴안고 자신을 위로하고 자신을 달래줄 필요가 있었다는 점을 말해주었다. 나의 자각 속에서 내 정서적 반응이 의미하는 것은 내가 그 과정을 더 섬세하고 깊게 이해할 수 있었다는 점이다.

이와 유사하게 안내자의 감정들이 목소리 톤이나, 신체언어 및 안내자의 전체적 태도 속에 전달되어 표현될 때 이런 감정들은 내담자의 작업을 지지하고 치료작업을 위한 에너지로 변화시키는데 이용될 수 있다. 안내자의 무서움과 놀라움의 표현은 문화적 냉소 및 문화적 억압의 습관을 상쇄하도록 도울 수 있고 때때로 자기(Self), 타인과의 순간적인 깊은 접촉 또는 신비 체험을 유발시킨다. 안내자의 분노 및 상처의 감정표현까지도 어떤 경우에는 내담자에게 도움이 된다. 안내자로서 이상적인 것은 충분히 안내자 자신으로 존재하면서 타인과 함께 집중적으로 존재하는 것이며, 그리고 안내자로서 나의 부분들이 타인의 자각과 선택 그리고 성장을 촉진시키면서 어떻게, 언제 표현되느냐를 선택하는 것이다.

신체

아마도 타인과의 가장 기본적 접촉은 이 세상속의 물질적 존재인 우리의 신체를 통해서이다. 우리의 신체는 타인들이 볼 수 있고 만질 수 있는 우리 성격측면을 표현하는 도구이다. 충분한 집중적 존재는 신체적인 것이고 에너지의 집중적 존재이다; 기꺼이 접촉하고 접촉 받으려는 기꺼운 의지와 우리의 신체적 반응을 경험하고 그것으로부터 배우려는 준비이다. 우리는 안내자로서 정신분석자처럼 내담자의 카우치 머리맡에 있지 않고, 또는 일반 상담자같이 책상으로 몸을 가리지 않고 내담자에게 기꺼이 보여진다. 우리는 기꺼이 접촉하고 동료인간으로 순수한 애정으로 그들에게 봉사하는 한 내담자를 기꺼이 껴안고 하지만 그러나 내담자의 의존성을 유발시키지 않는다. 우리는 전화 대화에서 목소리 톤이나 호흡 속에서도 신체적으로 집중적 존재할 수도 있다.

우리는 또한 정서적 반응을 사용할 때에도 이와 똑같이 다른 사람에 대해 더 알 수 있도록 우리의 신체적 반응을 이용할 수 있다. 어떤 사람의 긴장 부분이나 갇혀있는 부분을 흔히 우리 자신의 몸에서도 공감적 긴장을 일으킬 수 있다. 문자 그대로 우리는 그 사람이 어디에 고통이 있고 또는 어디에 에너지가 있는지를 감지할 수 있다. 한편 회기 중에 우리가 앉아서 또는 움직이면서 우리의 호흡과 균형에 주의 집중함으로써 우리를 좀더 이완시키고 개방시키는 방법을 쓸 수 있다.

지성

충분히 집중 존재하는 것은 안내자의 정서 및 신체 뿐만이 아니라 지성도 포함시킨다. 정신통합 접근같이 다른 많은 치료적 접근들은 지적 측면에 촛점을 두고 분석하고 해석하고 결론을 도출하는 힘을 사용한다. 어떤 접근들은 이런 지적접근의 반동으로 거의 대부분 감정이나 신체에만 촛점을 맞추는 경향을 가졌다. 그러나 어떤 기법을 사용하든지 간에 만약 개인이 치료회기에서 충분히 자기 자신이 되려 한다면, 지성이 배제되거나 무시될 수 없다. 앞서 말한 회기관찰에서 내담자를 껴안고 싶은 충동을 느꼈다고 했을 때 나의 지성은 내 감정의 의미를 탐색하고, 그 감정들이 무엇에 반응하고 있는지를 이해하고 내가 취할 대안적 행동의 적절성과 유용성을 알기 위해 필요했다. 나의 지성은 하나의 파트너로서 하나의 도구로서 정서와 교직되어, 상상 및 직관으로 작용한다; 이것들은 안내자가 내담자의 요구에 적용하여 작용하도록 함께 도와준다.

서구기술산업사회에서는 지성이 지나치게 강조되어 불균형하게 사용되어온 것은 사실이다. 우리는 지성은 '논리적' 신념체계와 우리의 의사결정에 사용되는 개념구조를 수립하도록 만드는 경향을 가졌다. 그러나 지성은 의지(will)의 지도 하에 다른 성격기능들과 함께 사용될 때 새로운 역할을 하기 시작한다. 지성은 직관-상상-감정-감각이 혼합된 것으로부터 생기는 정보를 어떻게 표현하는가의 방식을 명료화시키고 만약 기본적 가정들 그리고 현실을 부적절하게 나타내는 이론들로부터 항상 자유롭다면 지성의 역할을 가장 잘 수행한다. 안내할 때 우리의 지성을 균형 있는 방법으로 사용하기 위하여 우리는 계속적으로 우리가 쓰는 이론과 가정들을 평가해야 된다. 우리는 우리가 안내하는 특정 개인과 함께 현재 이 순간에 무엇이 일어나고 있나에 대해 우리의 지각을 열어 놓아야 하고 우리의 관찰이 이전에 우리에게 수립된 지적구조에 영향을 주도록 열어 놓아야 한다. 상상과 직관은 선형적 사고모형을 비선형적 의식과 함께 확대하면서 그 상호작용에 기여한다. 우리는 우리의 인지구조가 직관적으로 그리고 실용적으로 알맞게 됨을 발견할 때까지 여러 가지 개념의 틀을 시도해가면서 치료적 문제와 사건들을 위한 준거의 틀로서 우리의 지적구조를 사용한다. 우리는 내담자의 성장을 촉진시키는 안내를 발견할 때까지 내담자의 딜레마 해결을 위한 여러 이론적이고 철학적 틀을 시도한다. 이 과정은 어떤 한 회기의 순간에서 일어날 수 있고 또한 전체 회기를 통해서도 일어난다. 나는 여기서 설명하는 지성의 사용은 내담자를 위해 어떤 단일개념, 단일이론, 또는 단일방법 및 시도를 사용하는 다른 치료적 접근방법과는 다르다고 생각한다.

상상

상상은 흔히 직관적 견해를 의식 속으로 가져오는 것으로서 회기과정에 일어나는 정보의 풍부한 원천이다. 심상은 한 회기 이전에 주어진 내담자의 욕구와 잠재력에 대해 명상할 때 일어나는 반응이다. 때때로 심상은 새로운 관점이나 새로운 측면을 제공하는 자발적으로 일어나는 것들이다. 다른 경우에는 상호작용 도중에 잠시 멈추게 하여 내적 질문을 하거나 그 상상을 통해 나오는 대답을 하도록 만드는데 유용하게 쓰여진다.

한 내담자가 심상작업을 하고 있을 때 자발적이건 또는 안내를 받는 작업이든 간에 우리는 내담자의 심상으로 가서 그 사람의 내적 과정 속으로 들어가기 위해 우리 안내자 자신의 상상을 사용할 수 있다. 나는 내담자가 보고하는 것들을 시각화로 내 머릿 속에 그림으로 그려보고 나의 감각운동 및 청각 상상을 사용하여 내담자가 보고하는 느끼기, 또는 듣기를 체험한다. 물론 타인이 좀더 구체적인 것들을 내놓고 또 변화해 감에 따라 나도 나의 이미지에 대한 관점을 수정한다. 이것은 내담자가 안내자인 내가 그 과정에 참여한다고 느낌에 따라 그 자신의 이미지를 활성화 하는 것과 같다. 그리고 전체적이고 직관적 이해로부터 안내자인 나의 반응이 나오도록 만든다.

직관

Assagioli와 Jung에 의하면 직관은 상상과 밀접히 관련된 분명한 심리기능이라고 분류하였다. Assagioli는 직관에 대해 다음과 같이 말했다.

> 직관이란 높은 차원의 상상력이다. 어원론적으로 보면, 이것은 시각과 관련되어 있고 가장 높은 차원으로 말한다면 '내적

> 으로 보는(see with in)' 실재, 실재의 본질에 대한 '직접적 초이성적 이해'와 같다고 할 수 있다. 그래서 이것은 보통 일반적으로 말하는 '직관'(사람과 사건에 대한 예감, 육감, 심리적 인상)과는 다르다(1974, p.225-6).

직관의 기능은 안내하기에서 중요한 역할을 한다. 직관을 통해서 우리는 타인의 깊은 욕구, 잠재력의 대두, 그리고 그에 따르는 반응 등을 파악할 수 있다. "각성되는 자각은 선택의 가능성을 알도록 해준다(Vaughan, 1979, p.4)." 직관은 비선형적이고 전체로서의 모든 것을 회기의 즉석에서 지각하는 것이므로 안내자의 반응과 개입을 위한 좀더 유효한 선택을 할 수 있다는 것을 알게 된다. 이것은 타인에게 부드러운 흐름으로 관계 맺기 위해서 우리 자신을 자유롭게 하는 것이다.

직관은 안내하기와 타인의 창조적 활동에서 쓰여지고 발달된다. Vaughan(1979)은 그의 책 '각성하는 직관(Awakening Intuition)'에서 몇 가지 방법과 실습을 설명하였다. 명상 실습이 초이성적 이해를 위해 집중력과 수용성 안에서 지성을 훈련시키기 때문에 보편적으로 명상이 추천된다. 명상은 또한 개인을 초월적 영역으로 연결시킨다. 회기 바로 직전 또는 회기 도중 짧게나마 하는 명상은 안내자를 직관으로 향하게 한다.

안내하기에 대한 나의 직관적 이미지는 어떤 주어진 시간에 내 손안에 어떤 천의 실들을 많이 잡고 있는 심상으로 나타났다. 나는 헐겁게 잡아야 할 실과 탄탄하게 잡아야 할 실을 구별해야 한다. 직관은 이성적 분석으로는 맞지 않는 선택을 하도록 만든다. 회기의 예민한 순간 순간을 위해서는 합리적 과정만으로는 너무 직선적이고 너무 시간이 걸리고, 너무 압박감이 있다. 직관은 내 모든 감각을 통해서 내게 온다. 나는 나의 직관에 귀를 기울인다; 나는 나의 지성을 사용해서 내 직관이 주는 메시지와 과거 경험, 원리를 그리고 관찰들을 비교하기 위해서 직관을 느끼고 맛본다. 만약 그 메시지와 모순되는 것이 없다면, 나는 그것을 검사하기 위해서 가설을 형성한 후 열린 질문을 한다. 나는 그 가설의 정밀성과 그 당시 가설탐색의 적절성을 발견하기 위해 내담자의 언어적 반응과 비언어적 반응을 모두 관찰한다.

예를 들면, 나는 어떤 내담자로부터 그녀의 문제가 그녀의 어머니와 관계일 것이라는 단서를 얻었다고 하자. 나는 단순히 우리들의 관계가 우리 부모와의 관계에서 영향을 받는다고 말하면서 그녀의 어머니에 대해서 물어볼 지도 모른다. 또는 나는 그녀가 경험하는 특성이나 에너지를 알아보기 위해 그녀의 마음에 이미지가 떠오르도록 허용하라고 할 것이다. 아마도 그 이미지가 어머니를 나타내는 이미지일지 아닐지 모르지만 때때로 그 이미지는 실제로 어머니일 것이다. 그러나 나는 그녀에게 그녀 어머니가 마치 지금 여기 있는 것처럼 어린 시절의 어린 소녀의 관점으로 어머니(보통은 과거 특정 시간을 회상하는 상황으로 감)와 지금 여기서 대화해 보라고 요구할 것이다. 내가 어떤 질문을 하건 그 내담자의 반응으로부터 나는 나의 육감이 맞는지 틀린지를 말할 수 있다. 만약 맞다면 우리는 이 방향으로 탐색할 수 있다. 때때로 내담자는 나의 제안을 거부하거나 멍한 상태로 저항할 것이다. 이런 경우는 그 내담자가 아직 그 주제를 직면할 준비가 안 되었다는 점과 나는 안내자로서 잘못된 방향으로 가고 있다는 것을 말해준다. 그럴 때 나는 좀더 점진적인 접근을 하거나 나중 회기로 미루어야 한다고 느낄 것이다.

우리의 전체를 내담자와 함께 나누는 안내자로서 우리는 일상생활의 성격과 마찬가지로 높은 차원인 진실을 나누고 있다. 직관, 사랑, 열정, 그리고 높은 의식차원에 살고 있는 다른 자질들은 우리의 사고, 감정, 신체적 존재와 똑같이 내담자의 성장에 귀중하다.

"치료자의 열정, 공감, 사랑 그리고 수용의 능력이 궁극적인 치료 성과를 결정하는데 매우 중요하다. 내담자는 치료자가 치료자로서 내담자를 경청하고 반응함에 따라서 반응하는 것을 배운다. 치료자가 더 많이 펼쳐지고 자각하고 개방하면 할수록 치료적 관계 속에서 내담자에게 성장하는 공간이 더 많이 주어진다. 이 말은 어떤 심리치료라도 그 심리치료자로서의 자질이 높은 정도만큼 그 심리치료의 질이 높을 뿐이라고 말하는 것이다."

- Frances Vaughan Clark -

2. 진실성과 자기작업

Carl Rogers는 상담관계에서 전체성(wholeness)과 진실성의 중요성을 강조했다. 훌륭한 상담자의 자질 중에 으뜸가는 것은 다음과 같다: 제일 중요한 것은 진실성과 일치성이다.

> 치료관계에서 치료자가 자기를 전문직 차원으로 자신을 내세우지 말고 좀더 진실하게 자기자신이 되면 될수록 내담자는 건설적인 방법으로 더 크게 변화하고 성장할 가능성이 있다. 이것은 치료자가 순간에서 흐르는 감정과 태도와 함께 열려있음을 의미한다(1978, p.9).

진실성은 자기자각, 용기, 그리고 정직성을 바치는 것이다. 진실성은 안내자로서 우리의 성장과 전체성을 확대시키기 위해 우리 자신을 계속해서 작업할 것을 요구한다. 전체인간이 된다는 것은 목적지점이 아닌 하나의 과정이고 우리 모두가 상담이나 안내하기에서 타인을 도울려는 의도를 가진 사람으로서 우리 자신이 성장하는 자기자각에 깊이 헌신해야 할 필요가 있다.

내담자에 대하여 또는 내담자의 상황에 대한 안내자의 반응패턴은 가끔 안내자가 내담자가 되는 경우에는 자기회기의 중요 주제로 나타나게 된다. 안내자가 개인적으로 당면하는 바로 그 주제는 내담자를 안내하는 회기에서 반복적으로 나타나는 것 같다. 그 이유는 우리는 살아가는 그런 문제에 민감하고 또 그 비슷한 문제가 동시에 우리가 살고 있는 공동체 구성원들이 직면하는 것일지도 모르기 때문이다. Jung이 동시성(synchronicity)이라고 부르는 그 현상은 여기서도 작용한다. 즉 "지역사회 구성원들 사이에 객관적 사건들의 상호의존성은 관찰자 또는 관찰자들의 주관적 '정신상태'와 함께 상호의존적"으로 작용한다(Jung, 1950, p.xxiv). 한때 신에 대한 봉사와 부유한 삶 및 성생활에 대한 욕망사이에서 갈등하던 어느 내담자와의 안내 작업에서 내가 발견한 점은 이 극단적인 양극성이 '활기 있는 봉사' 활동으로 통합될 필요가 있다는 것을 알았다. 이런 주제를 작업하는 가운데 우리는 내담자에게 뿐 아니라 우리 안내자 자신에게 도움이 된다. 한때 내 자신에게 있었던 갈등이 나와 같은 종류의 갈등을 사례화 했던 한 내담자와의 작업에 의해 극적으로 변화하였다.

그 어떤 치료자, 상담자, 안내자이건 개인의 자각을 향상시키는 활동들이 그의 개인생활에서 일상적 실천으로 포함되어야 하는 것이 전문가의 책임이다. 이런 실천활동들로 치료, 명상, 개인일지, 예술활동, 정신(영)적 삶의 추구, 수업과 워크샵 등이 있다. 이 활동들은 우리 자신의 미해결된 갈등들이 내담자와의 작업에서 투사되는 것을 예방하는 일 이상의 가치가 있다; 이것은 전체로서의 성장하고 자각하는 개인의 잠재력을 계속 확대하고, 이 전체인간이 우리의 내담자, 친구, 그리고 가족과 함께 집중적으로 존재하는 전체 인간이 되도록 하는 도전이다.

"무조건적 사랑과 내담자에게 밀도 있게 조율된 조력관계는 진정한 치유의 힘이 결핍된 단순한 기계적 도구적 기법이 필요치 않은 그런 치유에 필요 불가결한 조건이다. 안내자의 통합의 수준은 여행자를 그 여행의 행로 위로 데려다 줄 수 있는 명료성과 사랑의 분량을 결정짓는 중요한 요소이다."

– M. Crampton –

3. 비애착

집중적 존재(presence)란 무엇이 일어나야만 한다는 고정관념, 어떤 종류의 큰 성공에 대한 욕망 같은 고정관념을 비우고 집착하지 않은 상태에 놓인 것을 말한다. 비애착을 향하는 도전은 어떤 휘말림이 없이, 그 과정을 이해하고 좁은 관점의 측면에 머물지 않고 더 넓게 그 과정을 지각하는 것을 말한다. 특정성과를 위하여 일하는 것은 그 회기를 구조화하는데 도움이 될지도 모르지만, 성과에 집착하는 것은 좀더 적절한 과정과 결과를 망친다.

June Singer(1973)은 비애착에 대하여 다음과 같이 썼다:

> 나의 슈퍼바이저....는 나에게 "당신은 당신의 환자가 낫기를 바라는 것이 아니다"라고 말해서 나는 충격을 받았다.
>
> 처음에 그의 말을 믿을 수가 없었다. 왜냐하면 나는 이 의미를 확실히 이해하지 못했기 때문이었다. 그러나 그 말이 차츰 명심되어감에 따라 나는 만약 그 환자를 치유하려는 나의 욕망을 행동화한다면 나를 기적의 치료자로 내세우고 싶어한다는 것을 알 수 있었다. 나는 내 만족을 위해서 그 일을 하려 했고 내 성공의 기쁨을 위해서였다. 그런 내 자신의 욕구는 게슈탈

> 트의 전경으로 떠올라 있었고 내담자의 욕구는 배경그림으로 밀려난 부차적인 것이었다. 더욱이 치유의 가능성은 그 환자의 정신(psyche)에 있었고,... 만약 내가 분석자로서 내 분석이 나아가야 할 방향과 그 결과가 무엇이 되어야만 한다는 나의 개념을 부과한다면 나는 환자의 정신통합 잠재력에 대해 폭력을 저지르고 있는 것이다(p.25).

이런 이유 때문에 안내자는 자기 자신의 욕구와 편견을 자각하고 그리고 가능한한 이 영향으로부터 자유로워지는 것이 중요하다.

안내자가 내담자 또는 내담자의 상황에 대해서 예를 들면 내담자가 그의 생활에서 취급받아온 방식에 대하여 안내자가 분노하는 감정같이 안내자의 개인적 반응을 다루어야만 할 때 위와 비슷한 역동이 일어난다. 그 분노의 감정이 정직하고 그래서 회기에서 다루어져야 할 필요가 있음에도 불구하고 이것은 치료에서 내담자의 성장을 방해하는 또 다른 종류의 집착이 된다. 이것은 회기 밖의 안내자 자신의 개인작업을 위한 또 다른 주제라고 할 수 있다.

비애착을 가지고 내담자에게 개입하고 집중적으로 존재하는 일은 논리적으로는 일종의 모순을 가지고 있고 적어도 패러독스이다. 그러면 우리가 어떻게 누군가와 함께 진정으로 함께 존재할 수 있는가? 그리고 무엇이 일어나는가에 무관심 할 수 있는가?(적어도 우리의 돌봄이 방해되지 않도록 하기) 이 두 가지 태도의 통합은 삶의 본질적 통합과 개인 성장의 전개라는 넓은 안목으로부터 일어난다. 좁은 인간견해로 보면 어떤 한 가지 결과가 다른 것보다 더 좋은지 알지 못한다. 내담자를 그들의 운명 속에 직면시키는 일은 그들 자신을 위해 충분한 책임을 지도록 하는 일이다. 안내자가 내담자의 일이 반드시 어떻게 되어야 한다고 가정하는 생각을 내담자에게 부과하지 않기 때문에 내담자는 자유롭다.

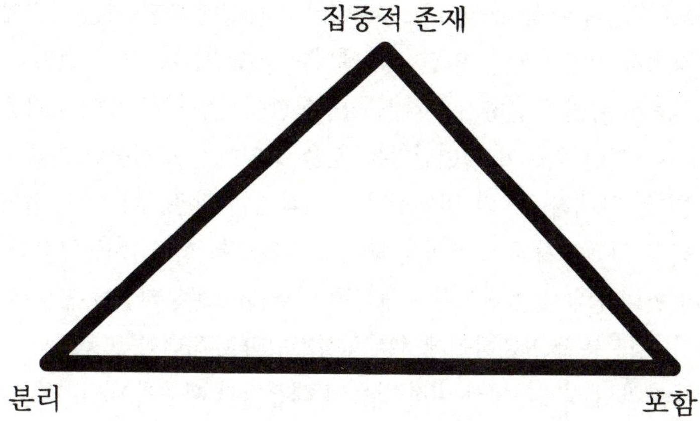

[그림 5] 통합삼각형

Assagioli가 제안한 반대되는 두 양극을 통합하고 균형 맞추는 삼각형 모델을 사용해서 우리는 분리와 포함의 통합을 설명할 수 있다. 삼각형의 밑변은 분리와 포함의 분명한 양극성을 나타낸다; 그 밑변의 어느 지점을 발견한다는 것은 두 가지의 양극갈등을 피하기 위하여 각각의 어떤 것을 잃어버리고 어떤 타협점을 찾는 것과 같다. 이 지점에서 각각 양극의 잠재력이 갈등 없이 방출될 수 있다.

치료 결과에 대한 안내자의 비애착은 안내자가 그 양극 갈등의 딜레마를 알고, 믿고 그리고 선택이 내담자의 자기실현을 향해 전개될 때 가능하다.

4. 전이와 역전이

기본적으로 정신통합 책에서는 전이(tranaference)와 역전이(counter-transference) 같은 정신분석적 개념들이 절대로 언급되지 않는다는 점이 매우 중요하다. 나는 상담/심리치료/안내하기 과정에 대한 이론 가정에서 본질적 차이가 있다면 전이/역전이의 개념이라고 믿는다. 비록 전이와 역전이의 역동적 측면을 말하기 위해서 정신통합에서는 다른 용어를 사용하지만 그러나 이런 역동이 일어난다는 것을 부인하는 정신통합 안내자는 아무도 없다. 안내자로서의 비애착과 자기작업에 많은 부분이 역전이를 모니터 하고 역전이가 치료관계를 방해하지 않도록 한다. 비동일시의 전체과정이 안내자와 내담자 모두에게 전이의 위험으로부터 자유롭도록 돕는 것이다. 정신통합 안내하기에서는 심상기법과 내적대화를 통해서 가능한한 내담자의 내적세계에서 내적 갈등이 해결되기 때문에 내담자와 안내자 사이의 관계에서 전이와 역전이를 작업하는 일이 그렇게 필요하지 않다. 자기책임과 선택이 강하게 장려되고 지지된다. 이런 이유로 인해서 정신통합 안내자들에게는 안내하기 과정에서 훨씬 탈진감이 덜하다고 믿는다.

안내자의 비애착과 비동일시가 전이작업을 직접적으로 다루지 않고 어떻게 자유로워지는가를 설명해 주는 어떤 이미지가 내 마음에 떠오른다. 어떤 유도사범이 아무 노력 없이 모든 공격성을 방어하는 것을 가르칠 수 있다. 그래서 그 사범은 자기의 심한 방어들을 절대 사용하지 않고 진정으로 많은 에너지들을 확대한다. 동시에 그가 공격자에게 대하는 태도는 사랑하는 태도이고 공격자와 관련된 연결된 태도가 될 수가 있다; 사실상 그는 공격자의 에너지를 그가 그 공격성을 안내하고 지도하기 위한 에너지와 혼합해서 사용한다. 어떤 면에서 우리는 내담자의 투사와 전이의 에너지를 혼합하고 재방향 지우는 것을 배울 수 있다. 그래서 그 투사와 전이가 우리에게 '달라붙지' 않고 우리를 탈진시키거나 상처주지 않고 우리의 삶을 복잡하게 만들지 않는다. 그것들은 계속 지나갈 수 있고, 그 내담자 속에 있는 그 원천으로 회귀할 수 있다.

그럼에도 불구하고 상대방과의 적절한 경계선을 두고 계속적인 치료 관계를 유지하기 위하여 안내자로서의 신성한 콘테이너 역할을 보호할 필요가 있다.

5. 수용과 존중

우리가 순간 순간 우리들의 내담자를 있는 그대로 진정으로 수용하고 존중할 때 비애착이 가능해진다. 우리는 그들을 변화시키는데 집착하지도 않고 그들을 현재 상태로 머물게 하지도 않는다. 우리는 내담자의 전체성 속에서를 내담자를 수용한다. 전체성이란 그들의 문제와 장애뿐 아니라 성장잠재력을 모두 의미한다. 우리가 사람들을 충분히 수용할 때 혐오감이나 판단으로 인해 우리자신의 어느 일부도 뒤로 감추지 않고 타인과 함께 존재할 수 있다. 이것은 우리가 항상 우리의 내담자를 좋아해야만 된다는 것을 의미하지 않는다; 우리는 우리 자신의 불쾌 그리고 선호를 받아들일 수 있고 이 감정들 역시 하나의 과정의 일부분이고 우리 존재의 전체를 반영하지 않는다는 것을 안다. 우리는 우리의 개인감정을 소유할 수 있고 비동일시 할 수 있고 돌봄의 큰 견해를 지닐 수 있다.

"변화를 위한 분위기 형성에 두 번째로 중요한 태도는 수용, 보살핌 또는 칭찬-무조건적 존중이다. 이것은 치료자가 그 순간 내담자의 무엇이든지에 대해 긍정적이고 수용적 태도를 경험할 때 치료적 움직임이나 변화가 일어나기 쉽다는 것을 의미한다. 이것은 비소유적 보살핌이다. 치료자는 조건적인 방법이 아니라 전체성 안에서 내담자를 존중한다.

- Carl Rogers -

수용은 변형(transformation)의 첫 단계이다. 우리가 우리감정, 욕구, 한계, 잠재력을 수용하기를 거절하는 한 우리는 그것들에 대해 반동형성을 하거나 억압한다. 이런 측면들을 자각하기 위해서 우리는 우리를 있는 그대로 받아들임으로써 안전한 내적 환경을 만들어야 한다. 이런 종류의 수용은 포기나 단념이 아니다. 이것은 우리의 내부와 외부환경 안에 있는 것들과 그 잠재력을 긍정적으로 포용하는 것이다. 수용은 충분한 자각과 그 뒤따르는 선택의 선행조건이다.

안내자로의 우리의 도전은 그 순간에 있는 그대로의 우리 존재를 수용하고 우리 동료로서의 인간존재인 내담자를 수용하는 일이다. 그렇게 함으로써 우리는 수용의 에너지와 그 장점을 내담자 내부에 있는 자기-수용을 유발시키도록 안내자/내담자의 관계 속으로 이끌어 들인다. 그러므로 공포와 자기증오는 진정되고 자각과 힘은 증진되고 변형이 시작된다.

6. 개념과 신념

어떤 회기에 접근하기 위해 안내자가 가지고 있는 일련의 사상과 개념은 수용, 비애착, 그리고 전체적 집중존재의 능력에 강한 영향을 준다. 우리는 내담자가 자기 삶을 이해하고, 선택하고 한계를 초월하는 개인능력에 대한 일종의 믿음을 가지고 각 회기에 집중한다. 우리는 사실상 "자기 자신의 문제가 단순한 부적응이 아니라 어떤 목적을 향하는 길에 놓여있는 도전이며 이것들을 해결할 능력을 가지고 있는 한 사람이 여기에 있다."라고 내담자를 생각한다. 이런 태도와 개념의 틀은 안내자가 회기에서 우리가 보고, 행동하고, 이야기하고, 기다리고, 질문하는 방식과 직관으로 가는 접근에 심오한 영향을 준다.

회기의 촛점이 문제 및 병리증세에 맞춰지고, 상담목적이 증상해소나 문제해결에 맞춰질 때는 이해와 성장이 심하게 제한된다. Frances

Vaughan-Clark(1977)는 "초개인적 관점이 포함되지 않는 이론 맥락 내에서 진행되는 치료는 반드시 내담자의 잠재적 성장을 제한할 수 밖에 없다"(p.71)고 과감하게 말한다. 이런 제한적 이해와 기대는 미묘하게 비언어적 단서들을 통해서 그리고 질문과 반응의 방향과 그 강조점에 의해서 전달되어진다. 내담자 작업의 촛점은 아마도 오류와 단점에 관한 단기목표일 것이다. 그러므로 즉각적인 문제는 해결될지는 몰라도 기본적인 성장유형이 아마도 의미 있게 향상되지 않을 것이다. 개념, 모델, 견해, 심지어 지각까지도 개인 안에서 선택되고 발달된다. 우리는 타인에게 긍정적이고 도움이 되게 반응할 수 있도록 타인지각 방식을 선택할 수 있다. 안내자로서 우리는 내담자와 그들의 딜레마의 의미를 가장 광범위하게 지각할 수 있는 능력을 선택할 수 있다; 그렇게 함으로써 최적성장을 위한 맥락을 형성할 수 있다. 이것의 놀라운 부수효과는 우리가 조력하고 있는 내담자의 자기지각 방식과 타인지각 방식에서 선택하는 능력을 모델링해 주고 있는 셈이다. 이런 선택 방식의 가능성은 문제와 삶에 대한 새로운 접근 방법을 열어준다. 우리는 우리의 가능성이 무엇이고 우리가 어떤 사람으로 되어 가느냐에 대한 견해를 구속하지 않고 성장을 제한하지 않는다.

7. 집중과 감정이입

다른 방법으로 집중존재하기를 선택할 수 있다; 회기 동안에 내담자에게 집중하기를 선택한다. 이것은 분명하게 보여지지 않을지 모르지만 집중에 필요한 것은 강함, 의식적 약속다짐 그리고 실천이다. 이것은 내담자와의 관계형성에 도움이 되지 않는 방해스런 생각이나 감정을 버리는 선택이다. 안내자로서 우리는 진행되고 있는 회기과정에 이용할만한 심리적, 정서적, 신체적 에너지를 만들어 낸다. 이것은 지금-여기(here-and-now)라는 종류의 의식화이다; 비록 일시적으로 지나가는 순간마다의 자각이 유지된다고 하지만 이것 역시 타인을 위한 봉사 안에서 이루어진다. 안내자 생각들이 빗나갈 때 우리는 그것들을 내담자에 속한 자료들로 되돌린다; 타인과의 상호작용에서 개인감정이 생길 때 그것들은 집중존재하기 과정의 일부이므로 그것들에 주의 집중한다. 안내자의 삶 외부에서 오는 생각과 감정들은 선택과 다짐에서 제외된다. 이것을 명상의 집중과는 다르다.

"관계형성의 제3의 측면은 감정이입적 이해이다. 이것은 치료자가 내담자에 의해서 경험되고 있는 개인적 의미와 감정들을 정확하게 감지하고 이런 이해를 내담자에게 전달하는 것을 의미한다. 감정이입적으로 되는 것은 치료자가 내담자의 내적세계에 집중하기 즉 치료자 쪽에서 내담자가 지각하는 것에 주의 집중하기를 선택하는 것을 의미한다."

– Carl Rogers –

그러면 누군가에게 충분히 집중하면서 그리고도 여전히 자신의 감정과 욕구에 일치하게 남아 있는 것이 어떻게 가능하다는 말인가? 개인에 대한 정신통합 모델에 의하면 우리 인간은 여러 다측면의 존재라는 것을 나타낸다; 어떤 주어진 시간에 우리의 어떤 측면을 의식화 하느냐를 선택하는 가와 같다. 내담자와 우리의 관계는 우리 삶의 다른 어떤 부분만큼이나 현실적이다. 내담자와 안내자가 함께 할 때, 그 관계는 선택된 중요한 현실의 순간이 된다. 안내자로서 우리는 개인적으로 이런 저런 문제를 가진 사람뿐만이 아니라 또 이런 저런 근심과 문제를 가진 사람이다. 우리는 이런 산만한 감정으로부터 떠나서 우리가 함께 작업하는 타인 즉 내담자에게 봉사하고 안내하는 우리 자신의 일부를 표현하는 동등한 현실로서의 내담자의 생각과 감정을 향해 움직이기로 선택한다. C. Rogers가 말하는 진정한 일치(congruence)는 자각과 선택을 수용하면서 자기 자신의 모든 것을 유지하는 것을 말한다.

치료적 촉진과정에 나타나는 미묘한 모델링의 이중효과에 대해 다시 한번 말한다. 촛점두기, 집중하기, 그리고 내담자를 위해 충분히 동참하기를 선택하기 등을 통해서 안내자는 개인 삶의 한 가지 좁은 측면을 비동일시하고 전체성을 수용하기 위해서 모든 사람이 가지고 있는 내재적 능력의 모범을 보이는 모델이 된다. 이런 일은 자기 작업하지 않고는 일어나지 않는다. Ram Dass(1977)는 타인과의 작업은 자기 작업을 의미한다고 반복적으로 강조한다. 이런 방식으로 내담자에게 촛점두기와 함께 집중적으로 존재하기 위해서 우리는 우리의 하위성격을 발견하고, 무엇이 자각을 촉진시키고, 우리를 산만하게 하고 마비시키는 것이 무엇인가를 탐색하고, "나(I)", 자기(Self) 및 성격에 대한 내적 지식으로 다가가기 위해서는 예리한 정직성과 민감성을 가지고 자기 작업을 해야 한다.

치료자와 내담자 사이의 효과적 관계형성에 대해 Haronian(1975)은 다음과 같이 묘사하였다.

> 나와 너 사이의 접목지점에서 만난다는 것은 각각의 한 쌍이 기꺼이 의식적으로 가능한 한 서로 가까워지는 것을 의미한다; 각각을 위해서 그렇게 너무 가깝기 때문에 주관-객관의 이원성은 희미해지고 다소간 희석된다. 이기적 자아는 작용할 필요가 없어진다. 이 지점에서, 한 사람은 다른 사람을 만나고 각 개인의 비이기적-측면이 나타나서 순간적으로 융합감을 갖는다. 이런 관계의 순간에 관심의 공동체감이 있다(p.33-34).

8. 이중촛점의 관점

집중적 존재란 안내자와 내담자라는 두 개의 "나(I)"들이 함께 앉아서 작업한다는 인식에서 출발한다. 두 사람의 자각의 통일이 일어나면 두 사람은 사랑, 존중, 반응, 관심과 함께 내담자에게서 전개되는 신비한 과정에 접근한다. 안내자는 이런 태도로 모범으로 보이고 자기전체를 회기과정에 헌신함으로써 이런 태도를 뒷받침해 보인다. 안내자는 자기의 가장 높은 기능들-직관, 지혜, 열정, 정서적 반응 그리고 신체적 표현들-을 사용해서 다른 타인이 자신의 자기(Self)에 봉사하도록 돕는다.

안내하기는 궁극적으로 개인적 맥락 내에서 일어난다; 가장 훌륭한 안내자는 개인 자신의 자기(Self)이다. 안내하기는 안내자 자신이 자기(Self)와 정렬해서 그 원천으로부터 나오는 것과 협력함으로서 내담자가 자신의 자기(Self)와 조율하는 과정이다. Grampton(1977)은 이 원리에 대해서 다음과 같이 강조한다.

> 정신통합과정의 진정한 안내자는 내담자의 자기(Self)이고 어떤 특정시기에 내담자의 자기(Self)는 그 개인의 주의를 특정 방향으로 집중하도록 만든다. 이것이 마음 속에 작용하므로 외적 안내자는 내담자의 이런 내적 과정을 지지하는 역할을 가지고 그 회기에서 무엇이 "일어나기를 원하는 것" 같은가에 대해 주의집중해야 한다.
>
> 정신통합 치료자는 내담자를 어떤 하나의 성격으로 그리고 동시에 하나의 자기Self)라는 존재로 볼 수 있는 이중촛점의 관점을 갖기를 원한다. 우리는 성격적 차원에 존재하는 문제 및 단점을 자각하고 현실적 장점과 잠재력으로서의 장점을 모두 자각할 필요가 있다. 만약 우리가 창조적 삶의 힘과 초개인적 특성이 성격을 통해 발현되기를 추구한다면 그것이 아무리 왜곡된 형태로 발현된다 할지라도 우리는 내담자의 최고의 잠

> 재력을 유발시켜서 그가 깊은 지혜의 원천, 장점과 내부에서 나오는 자기지도 등에 접촉하도록 한다. 내담자를 신뢰하고 내담자 내부의 진실을 발현하도록 내담자를 돕는 안내자는 그 내담자에게 가장 큰 선물을 주고 있는 셈이다(p.50).

9. 나의 안내하기 경험

안내하기는 강력한 개인과정이므로 여기서 나는 안내자로서 나의 개인경험과 나의 다짐을 여러분과 나누고 싶다. 나에게 안내하기의 가장 기본적이고 어려운 측면은 하나의 안내자가 된다는 것이 무엇인지 진정으로 알고 받아들이는 일이다. 타인이 자기(Self)를 향해 떠나는 여행을 진정으로 안내하는 것은 성스러운 수행이고 겸손과 다짐을 가지고 접근되어야 한다. 내 앞에 전개되는 과정을 위한 도구로서 내 자신을 이용하도록 내 성격을 그 전쟁터에 올려놓는 것 같은 의지를 가져야 한다. 그렇지 않다면 이 과정은 삶의 교환 자체라기보다 또 하나의 피상적 만남이 될 것이다.

나에게 이런 피상적 만남은 나를 불편하게 만들고 내담자의 분노나 반란의 감정을 일시적으로 받아들이는 수납자가 될 것이며, 하나의 동료로서가 아닌 그리고 내담자 자신이 아직 볼 수 없는 내담자의 어떤 단점을 보는 사람이 될 것이다. 안내하기는 내담자의 고통, 분노, 당황, 자기연민 그리고 순간의 감정을 좀더 좋게 느끼게 하려는 충동에 사로잡히는 것이 아니라 내담자의 그런 감정들에 충분히 평화스럽게 집중적으로 존재하는 것이다. 내담자에게 사랑받고자 하고, 그와 일당이 되려는 내 욕구는 흔히 이런 의도를 그르친다. 지혜와 힘을 부인하는 허위 겸손은 흔히 내담자의 저항에 굴복하고 확고한 나의 권리를 불신하도록 유혹한다. 인간 자체에 대한 신념의 결여는 그들을 위해 일하고 그들을 '돕기' 위해 나의 의지를 부적절하게 내주도록 유혹할지도 모른다. 이 모든 경향을 해소시키는 것은 나의 내담자가 나로부터 무엇을 필요로 하는가를 스스로에게 묻는 것이다. 항상 그 대답은 확고함, 명료성, 지도, 지혜 그리고 무조건적 수용을 필요로 한다는 점이다. 내담자들은 편한 우정이나 그들의 하위성격 어딘가에서 위안을 추구할 수 있다. 그래서 나는 나에 대한 의존성을 강화시키는 방법으로 내담자들을 돕지 않는다. 나는 내담자로서 했던 경험이 있다; 내가 내담자로서 나의 안내자에 의해 나는 나의 최고의 잠재력을 환기시키고 진실을 추구하길 원하고 그리고 이것들을 필요로 한다. 안내자로서 내담자를 순간에 기분 좋게 만들려는 것이 하나의 강한 유혹이다. 나는 왜 의사들이 정서적 고통이 있는 환자에게 진통제를 주는지를 안다. 그러나 진정으로 필요한 일을 하기 위해서는 내 자신의 고통과 불편을 기꺼이 참고 견디는 의지와 신념을 필요로 한다.

타인의 과정에 봉사할 때, 내가 불편함을 기꺼이 받아들일 때 나는 내 감정들을 비동일시하기를 모델링 한다; 나는 고통과 괴로움에 당면해서도 선택하는 모범을 보여준다. 그래서 나는 나의 불편함과 함께 집중존재하면서 때때로는 그 불편한 감정을 나누고 그리고 그 감정이 나를 지배하지 않도록 분명한 선택을 가지고 동참한다. 그러나 나는 감정 없는 이성적 종류의 교사로 보이지 않도록 노력한다; 이성적인 교사는 내담자에게 아무 가치 없는 나의 하나의 하위 성격을 발휘하는 것에 지나지 않는다. 이런 종류의 불편한 감정을 참아내는 능력은 내담자의 성장능력에 대한 믿음과 내 자신의 지혜와 분명함에 대한 믿음에 의해 지탱된다. 이것은 타인의 성장에 대한 나의 다짐에서 생긴다. 또 내 자신의 자기감(Sense of Self)과의 조율에서 생긴다.

내가 계속적으로 선택해야 하는 일은 '훌륭한 안내자' 가 되려는 나의 욕망에 대해 봉사하기로 하는 것과 '훌륭한 회기' 에 대한 정서적 보답을 받으려는 나의 욕망에 대해 봉사하기로 결정하는 일이다. 아마도 이것이 종점이라는 것을 알면서 내담자가 그 경험을 하고 새로운 방향을 선택하도록 하기 위해 기꺼이 하나의 종점으로 간다는 것을 의미한다. 궁극적으로 내담자의 목적에 도움이 되지 않는 방법으로 그를 즐겁게 하려고 노력하기 보다는 궁극적 목적을 위해 한 내담자를 잃어버리는 위험까지 기꺼이 감수함을 의미한다.

안내하기의 과정을 통해서 나는 나 자신을 발견한다; 나의 자기(Self) 표현으로 특별한 자질과 재능을 발견한다. 내 안에 있는 나의 자질로서 내가 감사하는 것은 힘, 명료함, 사랑이다. 이제 나의 바로 그 집중적 존재 안에는 힘이 존재한다는 것을 안다; 나는 나의 내담자를 밀어붙이거나 끌고 다니거나 할 필요가 없다. 침묵 속에, 사랑과 신뢰의 기다림 속에 굉장한 힘이 들어있다. 무엇이 일어날 것인가에 대한 명료함에서 올 때, 이것들이 내담자 속에서 명료함이 유발될 때 나의 개입이 가장 효과적이다.

회기들을 통해서 나는 내담자에게 사랑을 보낸다. 믿고, 자신 있고, 평화롭고 보살피는 그런 사랑을 제스쳐, 목소리 그리고 얼굴 표정에 실어서 내담자 쪽으로 보낸다. 이것들은 내가 안내하기에 사용하는 나의 자질들이고 이것들은 어느 기법이나 방법보다도 훨씬 중요하다 . 내가 이런 자질들을 나눌 때 나는 나 자신의 최고의 것들을 나눈다.

10. 온전한 촉진적 집중존재

상담과 안내하기에서 집중존재하기를 탐색할 때 나는 집중존재 속에 다른 더 많은 다른 자질들을 포함시킨다. 안내자의 전체적 인간-신체, 감정, 지성, 상상, 직관-들 이외에 나는 비애착, 수용 및 존경, 확대된 포괄적 관점, 이런 것들이 충분하고 촉진적 집중존재하기의 모든 부분들이라고 제안한다. 이런 종류의 집중존재는 의도, 정직 그리고 실천을 함께 지닌 범위 속에 있다. 그러나 내가 이런 단어들을 사용했을 때, 나는 이런 종류의 집중존재에 여러 번 접해본 일이 없다고 생각한다. 특히 내가 이 원리들을 잊고 안내기술과 나의 성격만으로 작업하려 할 때 더욱 그렇다. 나는 혼돈되고 내 하위성격에 동일시된다. 그러나 그 도전은 우리자신의 실수를 용서하고 우리자신이 안내자로서 그리고 인간으로서 충분한 잠재력을 살리도록 배우고 작업하는 것이다.

제5장

개인회기 : 방법과 기법

정신통합은 엄격한, 결정화된 방법을 가진 닫힌 체계가 아니라는 점이 정신통합의 아름다운 장점 중의 하나이다. 정신통합은 다른 학문영역으로부터 온 효과적인 방법들을 통합할 수 있고 정신통합 프랙티쇼너들의 창의성을 수용할 여지를 제공해준다.

-M. Crampton -

나의 경험에 의하면 정신통합 작업의 형식은 목적(purpose)의 관점보다 덜 중요하다. 즉 작업형식은 내담자의 성장과정(process)의 이해 및 집중적 존재(presence)의 힘에 대한 인식보다 덜 중요하다. 이 중요한 원리는 다른 여러 형태의 치료작업 또는 교육 속으로 통합되어야 한다. 그러나 정신통합 안내하기는 인간 잠재력을 유발하는데 효과적이라고 증명되었기 때문에 특정 방법이나 절차를 사용하려는 경향을 지니고 있다. 그래서 만약 독자들이 추상적이고 고매한 영역 속에서 머문다면 절망스럽게도 정신통합안내하기의 방향을 잃을까봐 나는 이 책에서 정신통합을 형이하학적 영역으로 다시 가져다가 구체적인 용어를 사용해서 전형적인(만약 그런 어떤 것이 있을 수 있다면) 개인적 정신통합 작업을 설명하려고 시도할 것이다.

객관적인 관찰자에게 질문한다면 '정신통합의 개인회기의 안내하기는 어떠한 것인가요?' 라는 물음이다. 그 대답은 "정신통합의 여러 외적 특징들은 다른 형태의 치료 및 상담과 같다"이다. 회기의 분위기와 안내자 및 내담자의 기호에 따라서 그들은 보통 의자에 또는 마루위 방석에 서로 직접적으로 마주보고 앉는다. 내담자는 종종 카우치 침대 위 또는 마루 위에 앉아서 필요하면 움직이거나 눕는 여지를 갖을 수도 있다. 종종 회기관찰자 즉 안내자로 훈련받은 사람, 또는 워크샵 구성원 또는 내담자에 의해 초대된 친구나 가족이 있을 수 있다. 이 사람들은 집중력과 에너지를 가지고 적절할 때 내담자의 작업에 쓰일 수 있도록 하여 회기작업을 지지하도록 초대받은 사람들이다.

최적의 분위기로는 가구들이 단순하고 조용한 방이다. 이것이 도움이 되는 분위기이지만 본질적인 것은 아니다. 어떤 안내자는 야외에서 회기를 진행한다. 내가 한때 여행 동반자로서 전문적 안내자와 같이 내적 경험을 나누기 시작한 때는 비행기 속에서 였다.

1. 회기 시작하기

내담자와 안내자 모두 똑같이 회기에 주의집중하고 에너지를 모으기 위해서 그리고 생각과 감정들이 분산되는 일을 막기 위해 조용한 곳에서 회기를 시작해야 한다. 만약 내담자가 이런 형태의 조용한 명상을 편안하게 느끼거나 안내자가 "회기 시작 전에 이완시키기 위해서 잠시만 눈을 감고 호흡을 느끼세요."라고 간단하게 제안을 한다면 바로 이것이 명상으로 행해지는 셈이다. 이 시간에 안내자가 회기에서 내담자의 욕구와 방향에 관한 이미지 및 직관에 주의 집중한다. 내담자는 자기 내부에서 일어나고 있는 것과 그 회기에서 작업해 내고 싶은 것이 무엇인지를 점점 더 자각하게 된다; 이것은 때때로 회기 이전에 미리 계획된 일정과는 상당히 다르게 나타날 수 있다.

내담자와 안내자 모두 준비됐다고 느낄 때 우리는 눈을 뜨고 회기를 시작한다. 내담자는 보통 최근 경험들, 관심사, 또는 문제들에 대해서 나누기를 함으로써 회기가 시작된다. 당장 즉시적인 정서경험과 신체적 경험이 좋은 시작점을 제공한다.

2. 한 주제에 촛점 맞추기

내담자가 이야기를 해가면서 하나의 중심주제, 문제 또는 역동적 의지가 전면에 떠오른다. 우리가 최적일정으로 어떤 것을 선택했던지 간에 직면해야 될 필요가 있는 주제 및 관심사들이 나타나서 회기 일정의 부분이 되는 경향이 있다. 두, 세 가지의 폭넓은 서로 다른 관심사들을 가지고 회기를 시작할지 모르지만 궁극적으로는 그 모든 것이 회기과정에 포함된다. 회기의 촛점은 작업에서 자각과 변형시킬 필요가 있는 감정 및 사고패턴의 내용으로서 작업의 재료가 된다. 꿈 속에 나오는 사건과 인물들이 자기 내적현실과 과정을 나타내듯이 우리의 의식세계의 사건과 지각들이 나타난다. 어떤 문제를 풀거나 어떤 증상을 치료하는 것이 작업의 과제가 아니라 우리의 관심은 내적탐구 그리고 전개되는 자각과 선택에 촛점을 둔다.

"인간의식의 힘은 정말 위대하지만 만약 의식이 삶의 문제를 마치 신체적 문제나 또는 지적혼란으로 나타난다고 여기고 수학문제나 지적퍼즐 문제처럼 객관화한다면 그 의식의 힘은 전적으로 비효과적인 것이 될 수

있다. 만약 내담자가 진정한 삶의 문제를 자각하기 시작해서 그것을 풀어 내야 하는 문제로 만든다면, 그 내담자는 의식의 진정한 창조적 깊이에 접근하는 입구를 잃어버린다."

– James F. T. Bugental –

부록에 나오는 회기기록 A의 처음 몇 페이지는 어떤 주제에 촛점 맞추는 과정을 설명해준다. 내담자는 자기의 직업계획과 이와 관련되어 경험하는 의사결정의 우유부단, 혼돈, 부적절감 등에 영향을 미치는 최근경험들에 대해서 얼마간 논의한다. 마침내 그녀는 "음, 이게 제 모든 종류의 잡동사니 문제예요."라고 말한다. 내담자가 촛점을 맞추고 명료함을 갖도록 돕기 위해서 안내자는 다음과 같은 질문을 한다:

안내자 : 가장 강한 체험은 무엇입니까? 그 전체 잡동사니 문제 속에서 가장 강한 느낌이 드는 것은 무엇입니까?

내담자 : (잠시 멈추고)음, "그것들(잡동사니)"과 "나(me)"에 대한 감정인데 지금 당장 가장 강하게 느껴지는 것은 나에 대한 것이예요. 그것은 내 자신을 위해서 필요한 대답을 얻을 수 있는 곳으로 가고 싶은 느낌-그런 치료를 하는 마녀; 그 마녀가 무엇이든지 간에 그 이미지가 있는 곳으로 가고 싶은 느낌이예요. 그리고 내 과정과 다른 재료들을 계속해서 작업하기. 말하자면 그것은 내 지성 속에 존재한다. 다른 사람과 비교하는 차원에서 많은 것을 보상하고 있는 중이다.

안내자 : 당신이 "나(me)"에 대해서 경험하고 있다고 했는데 그 경험이 무엇인가요? 무엇을 경험하고 있나요?

내담자 : 음, 내 자신을 작업하고, 훈련을 계속해나가고, 꿈을 탐색하

는 식으로. 나는 이것이 내가 계속해가는 길이라고 느낀다. 내가 이해함에 따라 나의 힘과 자부심이 점점 더 증가할 것이다.

안내자 : "내가 계속해서 나가는 길"이라고 말했는데 나는 그것이 식물이 가진 "뿌리(root)"종류라고 생각했다. 그건 네가 한 말이 아니다.

내담자 : 아, 으! 음?!

안내자 : 당신이 따라가고 있는 길이라기보다 당신 자신의 "뿌리"

내담자 : 네. 그게 바로 그렇기 때문에 그것을 좋아합니다.

안내자 : 그 뿌리에게 자문을 구해서 오늘 우리 회기에서 어떤 일이 일어날 필요가 있는지 알아보실 의도가 있는가?

내담자 : 으-음(긴 멈춤과 여러 번의 신음) 오늘 이 회기에서 어떤 것이 일어날 필요가 있는가? 나는 무엇을 발견할 필요가 있는가? (멈춤) 나는 좀 밀어붙이는 종류의 느낌을 가지고 있고 내가 들을 필요가 있는 것이 무엇인지 진정으로 들을 수 있도록 충분히 나를 열어놓지 못하고 있어요.

안내자는 내담자가 그녀의 직업 상의 곤경에 관한 심층역동과 연결되도록 돕는 시도를 하면서 감정과 체험을 강조하고 있다. 내담자의 반응들이 모호하고 촛점이 없는 하나의 이미지가 제시될 때, 그 안내자는 내담자가 사용한 그 이미지를 직접적으로 그대로 사용한다. 안내자가 여기서 그녀의 직관을 신뢰하고 "뿌리"이미지를 이야기 할 정도로 내담자의 성숙을 충분히 신뢰한다. 이 이미지는 내담자를 위해 적절하고, 회기의 목적과 방향에 대하여 내담자의 최적 이미지를 도출하는데 사용된다. "밀어부치기" 그리고 "듣기 위해 충분히 열지 않음"의 기본적 문제가 나타난다. 이것은 회기의 촛점이 되는 역동이다.

이 문제들이 나타남에 따라 안내자는 내담자가 하듯이 그 문제들을 이해하고 명료화시킬 필요가 있다. 그 문제를 탐색할 방법과 그 강조성에 대해서 내담자에게 선택의 기회들이 제공될 수 있다. 안내자는 내담자의 문제와 전체적 욕구에 일치하는 접근방법들을 선택하는데 있어서 직관과 경험에 의해 안내될 것이다.

3. 방법과 기법의 선택

어떤 회기를 위해 선택되는 기법들은 대화기법, 심상안내, 그림그리기, 동작기법, 게슈탈트 기법, 꿈작업, 정화기법, 그리고 이런 것들의 배합들이다. 사용될 방법들은 내담자의 기본욕구들, 회기목표, 이와 동등하게 내담자의 준비도와 선호도, 안내자의 선호도와 스타일에 따라 선택된다. 내담자의 자기탐색이 충분히 유발되는 방법들이 추구된다.

> 어떤 한 가지 기법이 모든 목표 및 모든 사람에게 맞는 것이 아니기 때문에 정신통합에서는 매우 많은 기법들이 적용된다. 어떤 내담자들이 어떤 기법을 가지고 매우 잘 작업하지만 어떤 사람에게는 그렇지 않다. 이것은 그 사람의 심리적 유형과 발달수준에 따라 다르다. 어떤 특정 내담자에게 충분히 반응하기를 원하는 치료자는 다양한 방법을 사용할 능력이 있어야 한다. 새로운 방법과 기법들 다양한 예술치료의 방법들까지 정신통합에서 계속적으로 개발되고 있음을 명심하는 것이 중요하다. 정신통합은 사람을 기법에 맞추기보다는 사람에게 맞게 기법이 만들어진다는 원리를 고수한다. 흔히 가장 효과적인 접근방법은 어떤 특정상황의 욕구들을 충족시키기 위해서 즉석의 순간에 안내자가 개발한 것이다(Crampton, 1977, p.39).

방법과 기법들은 각각의 안내자들이 자각과 선택을 촉진시키는 새로운 방법을 고안할 때 특정 내담자의 욕구에 반응해서 또는 안내자 자신의 자기 작업에서 흔히 직관적으로 발전시킨 것들이다. 각각의 우리는 자신의 자질과 성격을 표현하는 특정방법들을 나타내는 편안한 작업유형을 발달시키는 경향이 있다. 그러나 하나의 두드러진 문제점이 있다면 형식에 집착하는 인간의 불가피한 성향이 있다는 점이다. 방법과 기법들은 단지 형식일 뿐이다. 만약 우리가 회기목표와 그 뒤에 깃든 정신(영)에 손상을 입혀가며 그 형식들에 관심을 갖는다면 우리는 치료적 변화가 대부분 관계와 집중존재하기 그리고 사랑을 통해서 일어난다는 사실을 망각할 것이다.

이런 주의 사항을 염두에 두고 우리는 정신통합작업에 사용되는 다음 몇 가지 공통기법들을 연구할 것이다.

4. 대화기법

내담자와 안내자 사이에 대화하기는 아마도 안내하기의 가장 기본적이고 익숙한 형식일 것이다. C. Rogers의 내담자-중심 치료는 이런 접근의 한 가지 모델이다; 피이드백과 감정에 대해 "적극적 경청하기" 기법은 명료화, 심층탐색하기, 내담자의 순간 대 순간과정의 타당화를 위한 기본적 도구이다. Bugental은 저항, 명료화 그리고 비비판적이고 비분석적 관찰의 모델링하기를 내담자에게 가르침으로서 내적탐색을 촉진시키는 개입을 말하는 "내적 탐색 치료(inner search therapy)에 대해 언급하였다. 이런 기본적 접근은 자각을 촉진하고 통합과 선택이 자발적으로 일어나도록 허용하는 강력한 방법이다. 다른 기법과 병행하는 대화는 작업의 의미를 논의하고, 회기들 간 또는 미래회기에 탐색되어야 할 의문점들을 찾고, 이미 배운 것을 적용하는 방법을 찾는 기회를 제공한다. 그러나 이런 논의

속에 중심촛점은 항상 내담자의 내적과정과 내적 경험에 맞추어져 있다. 뒷부분의 회기기록 A와 B의 시작부분에 이런 대화가 묘사된다.

능동적 대화방법

안내자가 내담자의 내적 탐색을 이끄는 구체적인 방법인 능동적 방법에 대해서는 정신통합학파 내에서 여러 가지 의견의 차이가 있다. 예를 들어 Bugental(1965)은 이 방법은 안내자가 간섭하면 내담자의 자각의 흐름을 방해할 위험을 지닌다고 생각한다. 그는 철저한 결과를 얻기 위해서 최소 250시간의 내담자와의 접촉시간을 필요로 한다고 했다. 정신통합과 다른 통합치료에서 이 방법이 장기효과가 있다는 연구결과들이 나타났고 때때로 첫 회기에서도 그 치료효과가 나타난다. 심상안내 기법의 선구자인 Leuner(1969)는 그의 이 기법이 평균 40시간까지 긍정적이고 지속적 치료효과가 나타났다고 말한다.

자신을 탐색하는데 수년이 걸릴지도 모르는 내적세계를 탐구하는데 있어서 능동적 대화방법은 그 새로운 방법을 가르쳐 줄 수 있다. 능동적 방법은 안내자의 지혜와 직관을 내담자를 돕는 과정 속으로 적극적으로 가져다가 Bugental이 말하는 간섭의 위험과는 반대로 부가적인 성장의 힘으로 균형이 취해질 것임이 틀림없다. 안내자의 관점은 그가 어떤 방법을 쓰든지 간에 그의 개입방법을 영향을 준다; 한편 능동적 대화방법 속에서는 안내자의 관점이 더 분명해지므로 내담자 자신의 과정에 덜 위험하다. 안내자로서 뿐만 아니라 내담자로서 나의 경험에 의하면 기본적 대화차원을 너머서는 능동적 대화방법으로 안내하기가 나에게 변화를 위한 새로운 패턴으로 떠오르게 하고, 내가 내 삶의 분명한 선택을 하고 책임을 지도록 도전하게 하고, 내 잠재력을 충분히 실현시키는 데에 대한 장애를 제거하는데 엄청나게 도움이 된다는 사실을 발견했다. 능동적 대화방법들은 자신들의 학습과 성장에 능동적 책임을 기꺼이 지는 사람들에게 매우 효과적이다.

반면에 이 방법은 집단 상황이나 워크샵의 경우 매혹적이고 극적인 "변화"를 유도하는데 조작적으로 쓰여질 수 있다. 허위개방성, 부적절한 자기-노출, 그리고 정화의 행동들이 진정한 내적변화를 일으키지 않은 채 집단이 따라야 하는 행동규범으로 되는 위험이 있다. 능동적 대화방법은 대화방법과 같이 안내자의 기술과 감수성 그리고 내담자의 개인과정과의 조율에 의존한다.

초점 맞추기

대화와 능동적 방법의 사이 경계선에서 최근 두 가지의 치료적 접근방법이 개발되었다: Eugene Gendlin의 '초점 맞추기(focusing)' (1979)가 그것이다. Gendlin은 치료의 덕택으로 자신의 문제에 대한 내적 경험에 초점을 맞추는 내담자에게 보편적 능력을 발견하고 실존적 본질을 발견한 많은 사람들을 대상으로 연구하였다. 그는 이 과정이 가르쳐질 수 있도록 이 과정을 여러 단계로 쪼개서 그의 책에서 설명했다. '초점맞추기' 를 내담자에게 가르칠 수 있다; 많은 사람들이 이 책을 읽고 그 단계를 스스로 그리고 치료회기에서 시도했다.

비폭력적 의사소통

Marshall Rosenberg(1999)는 정서적 내용을 가진 인간의 의사소통을 위하여 "비폭력적 의사소통을 제안하였다. 이 방법은 내담자와 상담자 사이, 부부나 연인 사이, 개인과 개인사이에서 효과적 대화를 촉진해 준다. 그는 비폭력적 의사소통의 3가지 주요특징을 설명했다: 첫째, 어떤 것이 감정을 자극하는가에 대한 객관적 묘사, 둘째, 그 감정표현에 대한 비비난적인 묘사. 그리고 셋째, 감정 밑에 들어있는 인간욕구의 발견. 그러나 이 3가지 방법보다 더 중요한 것은 진정한 감정이입이라고 강조했다.

내담자에게 감정이입적 경청을 하는 동안에 경청자는 내담자의 감정을 자극하는 것이 실제로 무엇인가를 묘사하도록 돕고 이 감정들을 비비난적 말투로 재진술한다. 예를 들어 만약 내담자가 "나는 버려진 느낌이 들어요."(누군가 이 사람을 버린 것을 의미하는)라고 말하면 경청자는 "외롭게 느끼시나요?"(내담자가 한 말을 그대로 옮기지 않는 대안적 의미를 가짐)라고 물을지도 모른다. 궁극적으로는 경청자가 내담자의 감정이 무엇인지 추측하고 확인하기 위하여 그 감정 밑에 깔린 기본욕구를 탐색하는 말이다("나"는 당신이 소속감과 연결감의 욕구를 가지고 있다고 추측합니다. 그것이 맞습니까? 라고 묻고 있다). 또는 직접적으로 이것은 질문할 수도 있다. 이 방법은 내담자가 자신의 깊은 감정과 욕구를 탐색하도록 돕고 흔히 연결과 긍정의 경험으로 이끌어 준다. 이 방법은 내담자, 친구, 가족과의 효과적 대화를 증진시킨다.

5. 게슈탈트 치료

정신통합 작업에 흔히 통합되는 또 다른 방법체계는 Fritz Perls(1969)와 그의 제자들에 의해 개발된 게슈탈트 치료이다. 게슈탈트 치료는 자기 자신의 부분들을 다시 전체(the whole)인 게슈탈트 속으로 재통합하기-라는 목표를 가진다. 이 목표는 정신통합에서도 높이 평가되는 하나의 목표이다. 이 목표를 위해서 자신의 부분들을 비동일시하기를 장려한다. 예를 들어, 어떤 기법에서 개인이 중심적인 "나(I)"와 성격의 부분들, 또는 손, 발, 가슴, 위 또는 고통의 증상을 보이는 어떤 신체부분들과의 대화를 실행한다. 흔히 게슈탈트 기법에서 사용하는 빈의자 기법은 내담자가 어떤 역할, 아버지, 어머니, 배우자, 또는 내담자와 관련된 다른 사람의 역할을 지정해서 빈의자에 앉히는 상상을 이용하는 것이다. 내담자의 타인지각은 대부분 자신의 무의식적 측면을 투사하는 것으로 가정된다. 그래서 내담자는 한 의자에서 다른 의자로 옮아가면서 각자의 관점에서 말하기를 통해서 두 가지의 역할연기를 한다.

정신통합 체제 내에서 이러한 대화하기는 두 가지 하위성격들을 상호 교환 하는 것으로 내담자가 가진 지배적 하위 성격은 대부분 동일시 되어 있는 것이고 또 다른 하위성격은 다른 의자에 투사하는 것이다. 그 두 가지 사이에 어떤 갈등이 좀 해결되고 협동이 이루어진다 할지라도 내담자는 자기가 되거나 의지(will)가 되어 여러 가지 반응들과 하위성격들 사이에서 선택하는 경험은 하지 못할 것이다. 그래서 이런 경험을 유발하기 위해서 정신 통합 안내자는 내담자로 하여금 제3의 위치에 서서 두 의자들이 표상하는 하위성격들을 볼 것을 제안한다. 이런 견해에서 볼 때 그 개인은 그 두 부분의 욕구와 가치들을 비판의식 없이 객관적으로 볼 수 있고 이들의 통합과 조화를 향해서 갈 것이다. 만약 이 제3의 입장이 아직도 또 다른 갈등부분이라면 제4의 입장이 선택되거나 다른 접근이 시도될 필요가 있다. 안내자는 아마도 빛이 모든 부분에 흘러내리게 하는 이미지나 또는 지혜로운 자가 도움을 주러 오는 이미지를 제시할지도 모른다. 이런 방법으로 해서 게슈탈트 접근방법은 흔히 심상안내 기법과 배합되어 사용된다. 심상안내 기법은 다음에 설명된다.

만약 독자가 게슈탈트 치료에 익숙하지 않다면 자기안내 및 타인안내에 이용되는 기법과 방법들을 확대시키는 연구가 필요할 것이다. 제5장의 끝부분에 나오는 참고도서들이 좋은 자료이다.

6. 꿈작업

꿈분석은 프로이드 이래 치료의 도구로 사용되어 왔다. 꿈은 오래 전부터 우리의 정상적 의식수준을 너머 정신(영)세계에서 그리고 무의식 세계에서 오는 지혜를 담고 있는 것으로 여겨왔다. 우리의 실재는 내적 경험에 의해 결정되기 때문에 꿈은 우리가 정신통합이라 부르는 자연적이고 지속적인 성장과정에 매우 중요하다. 우리는 꿈을 깨어있는 생활의 의식 속으로 가져다가 그 의미를 인정함으로써 꿈의 변형적 힘을 촉진시킬 수 있다. 꿈을 다시 말로 묘사하고 꿈일지에 기록하는 일은 꿈이 보다 깨어있는 현실부분이 되도록 돕는 일이다. 흔히 안내자는 꿈들을 가지고 공식적으로 하는 일이 아무 것도 없다 할지라도 내담자들이 꿈을 기록하고 꿈을 나누도록 장려한다.

게슈탈트 꿈작업 기법은 이런 일을 확대시킨다. 특히 불쾌한 꿈이나 또는 그 메시지를 알아내기 힘든 반복적인 꿈을 작업할 때 그렇다. 그 사람은 그 꿈에 나오는 여러 인물들을 동일시하고 그 꿈의 관점에서 말한다. ("나는 나의 집을 태우는 불이다. 나는 뜨겁고, 으르렁대고 화나 있다!") 이렇게 하는 것은 꿈 속에 반영된 자신의 여러 부분들을 시도해 보고 그 실존적 존재를 경험해 보고, 그리고 자기 안에서 상호작용 해본다는 점으로 보아 인지적 분석과는 아주 다르다. 통찰과 변형은 이렇게 해볼 때 자발적으로 일어난다.

정신통합작업에서 꿈은 흔히 심상탐색의 시작으로 사용된다. 이완되고, 내적으로 촛점을 맞추고, 그리고 난 후 꿈이 심상으로 계속되기를 허용한다. 한편으로 그 심상이 일어나서 계속되고, 그리고 그것이 끝나는 곳에서 다른 사건으로 전환해가면서 그 꿈을 재연한다. 이와 같이 의식적으로 깨어 있는 꿈속에서 안내자는 여러 꿈 인물들과 대화하고 다른 방식으로 꿈 인물을 이해하고 무섭고 혐오적인 꿈 인물과 친구가 되도록 제언한다. 이런 방식으로 해서 악몽은 억압되고 가치 있는 에너지들이 재융합하도록 변형될 것이다.

7. 심상안내

정신통합이 심상안내 기법을 수용한 이래 이 기법은 정신통합의 핵심 기법으로 여겨왔다. 그러나 정신통합이 때때로 심상안내 기법과 동일시 될 때도 있지만 반드시 동일시되어서는 안 된다. 심상안내 기법이 정신통합작업에서 매우 중요한 도구이지만 그것은 하나의 도구일 뿐이다. 심상은 무의식의 창조개념과 직관 그리고 사고/감정/감각 같은 심리적 기능과 같이 상상의 역할과 일치한다. 심상을 사용하는 방법들은 매우 많고 추수 연구를 필요로 한다. 다음의 논의는 원리들만을 개관하고 그 많은 기법들 중의 몇 가지만 제시한다. 제5장의 끝에 꿈작업에 관한 참고문헌을 추가로 제시한다.

심상은 모든 감각들–시각, 청각, 신체운동, 심지어 냄새와 맛까지–통해서 경험될 수 있다. 시각, 청각, 신체운동이 가장 보편적이고 흔히 서로 배합된다. 많은 심상안내 기법들이 시각화를 강조한다 할지라도 시각적 경험이 풍부한 사람이나 시각화에 문제가 있는 사람들 모두를 위해서 다른 감각양식을 사용하는 것이 중요하다.

지성과 감성 모두가 심상에 참여한다; 신체까지도 가시적 수준 또는 잠재의식적 차원에서 심상에 참여한다. 아마도 이 이유는 흔히 심오한 변화는 상징적 행위와 발견을 통해 일어나기 때문이다. 이에 비해 심상을 지적 수준으로 이해할 필요는 없다; 꿈꾸는 것 같이 상징의 효과는 꿈해석의 필요 없이 변형될 수 있다는 것이 더 효과적이다. 진정으로 너무 지적인 접근과정은 삶의 활력을 없앨 수 있다.

TV, 영화, 라디오, 잡지 등에서 쏟아져 나오는 심상에 의해 우리의 생활이 이미 무의식적으로 얼마나 영향을 받고 있는지 잠시 생각해 보시오. 그런 오염의 범람으로부터 우리를 방어할 수 있는 한 가지 방법은 상징의 사용, 그 연상들과 그 심상의 의도된 효과를 인식하는 일이다. 우리는 파괴적 이미지로부터 우리를 보호하고 우리의 반응을 선택할 수 있다. 공포 영화의 새로운 유행은 우리에게 그것들을 보지 않도록 하는 선택의 기회도 제공한다; 정신이상, 부정, 사악함, 무의미한 고통에 의해 우리 의식이 혼란되지 않도록 지키는 선택을 할 수 있다. 똑같은 의미로 우리는 미디어, 예술, 꿈 그리고 치료작업을 통해 긍정적 심상을 추구하고 사용할 수 있다. 우리는 우리에게 고양된 영감을 주는 방법으로 이런 이미지들을 사용하기로 선택할 수 있다. 우리는 선택을 가지고 의식적으로 심상을 살려낼 수 있다. 제2장에 Assagioli가 인용한 심리적 법칙은 심상이 우리의 사고, 감정, 신체적 상태, 그리고 우리의 외부 현실에 까지 얼마나 영향을 주는지를 나타내고 있다. 치료에서 심상을 가지지 않고 작업한다는 것은 불가능하다; 심상안내는 단순히 촛점두기이고, 전체과정을 좀더 의식화하게 만든다.

"우리가 어떤 이미지의 의미를 물어볼 때 마다 그 의미를 해석적 개념의 대답들로 번안되기를 요구하기 때문에 우리는 적극적 상상에 대해 상당한 죄악을 저지르고 있다." - James Hillman -

한 회기에서 심상을 사용할 때 나는 자신의 상상과 직관을 활용한다. 이것은 도전적인 하나의 과정이다. 안내자로서 내 자신의 상징을 가졌던 경험으로 인해서 내가 원형과 보편적 상징이 무엇인지 알았던 것만큼 도움이 되었다. 그러나 원형과 보편적 상징이라는 모든 배경 정보는 주의 깊게 적용되어져야 한다. 왜냐하면, 많은 개인들은 특정상징에 대해서 매우 특이한 반응을 하고, 공통적 반응과는 거의 빗나가거나 심지어 반대되기까지 하기 때문이다. 어떤 이미지의 진정한 의미에 대해서, 과거의 억압-기본충동에 대한 억압 뿐 아니라 숭고함 및 성스러움에 대한 억압의 반영-에 대해서 종종 강한 저항이 일으킨다. 저항은 존중되어야 하고 점차적으로 억압이 해소되거나 풀어지도록 한다. 만약 강한 긍정적 이미지로 나오는 나의 내적 경험이 표현된다면 내담자를 지지해줄 수도 있지만 또는 회기과정을 혼돈스럽게 만들거나 저항을 일으키게 할 수도 있다. 다만 나의 상상 속에서 내담자의 심상을 관찰하고 참여할 때 가장 도움이 되는 것 같다.

이 경우 내 견해가 불충분할 때, 내담자에게 심상의 세부적인 것들에 대하여 질문하고 그것이 내담자의 것과 갈등을 일으킨다면 언제나 기꺼이 내 견해를 바꾼다. 그러나 여전히 내담자가 잘 모르는 어떤 진실을 내포한 내 견해를 어떤 가능성으로 지니고 있는 것이 중요하다. 조심스런 개방적 질문은 종종 이런 진실을 발견해 내기도 한다. 물론 이런 일은 경험과 훈련의 정도에 따른다; 내담자의 심상을 가지고 더 많이 작업할수록 더 도움이 되고 정확한 방식으로 내담자와 "조율"하고 반응하는 능력이 생긴다.

많은 사람들은 자기 자신을 위한 치료적 도구로서 심상을 사용하는 훈련을 할 필요가 있다. 우리 대부분은 한 두 번은 "바로(just)"라는 말로 강조와 비웃음을 나타내는 표현으로 "바로(just) 너의 상상"일뿐이라는 말을 들은 적이 있다. 우리는 우리의 상상이 합리적 사고나 분별력과는 거리가 먼 어떤 것이라고 배워왔다. 그래서 우리는 자연적으로 진행되는 우리의 심상에 대해 무시하고, 억압하거나, 막연한 죄책감을 느껴왔다. 때때로 심상은 직면의 어려움, 선택과 책임을 피하는 방법으로서 우리자신을 환상 속으로 "여행 다니기(trip out)"를 허용할 때 때때로 심상이 잘못 사용된다. 나는 무의식과 선택에 의해 안내되는 심상은 하나의 환상으로의 도피가 아니라 책임 있는 그리고 건강한 삶에 참가하는 매우 명백한 일이 되길 바란다.

무슨 이유에서인지 많은 사람들은 의식적으로 심상을 경험하지 않고 있으며, 자신의 진정한 내적 경험이 심상의 형태로 들어있다는 것을 인정하지도 않는다. 흔히 사람들은 심상을 내적으로 시각화하지 않으며, 그 심상을 잘못 사용한다. 그렇게 시각화를 잘못하는 사람들을 위해서 심상의 다른 방법으로 보통 청각적 양식과 그리고 또는 감각운동적 양식을 존중해서 사용할 필요가 있다. 그들이 이렇게 다른 감각양식들을 수용하고 의식적으로 사용할 때 시각적 양식도 발달할 수 있다.

우리는 어떻게 내담자의 상상 능력을 발달시키도록 도울 수 있는가? 우선 우리가 항상 사용하는 자연적 심상에 예리한 주의를 기울이는 일이다. 다음의 간단한 연습을 해보시오.

====

❖ 실습 : 자연적 심상 ❖

감정, 인상 그리고 생각들에 촛점을 맞추어 당신의 최근 경험이나 당신 삶의 주요 관심사에 대해 한 두 문장을 적으시오. 그리고 그것이 외부의 관점에서 어떻게 분석되느냐 보다는 당신이 내적으로 어떻게 경험하느냐의 관점에서 그 경험과 그 관심사에 관해서 적으시오. 다음의 지시문을 읽지 않은 상태에서 이것을 하는 것이 좋다.

이제 다시 돌아가서 자기가 쓴 글들을 읽어보시오. 당신이 사용했던 어떤 직접적 비유, 은유, 또는 다른 이미지에 주목하여 동그라미를 치세요. 의심의 여지가 없다고 생각되는 인물에 주의하시오. 또 당신이 사용한 기본적 감각양식 즉 시각적, 청각적 또는 감각운동적 양식에 주목하시오. 당신이 자발적으로 글로 표현한 심상이 얼마나 풍부한가에 대해 아마도 놀랄 것이다.

당신은 이런 일을 다른 사람에게 사건이나 관심사를 표현하라고 시켜서 다른 사람과 함께 할 수 있습니다.

====

어떤 사람의 언어에 나타난 자연적 심상을 발견할 때, 그 심상자체에 대한 언급 없이 그것을 강화하고 확대시킬 수 있다. 흔히 사람들은 어떤 정서를 표현할 때 "내 뱃 속에 매듭덩어리 한 개가 들어 있어" 같이 신체 감각과 심상을 사용하여 설명한다. 이 심상을 확대시키기 위해서 "그 매듭덩어리가 얼마나 큰가?" "그것이 무엇으로 만들어진 느낌인가?" "그 속에 거 무엇이 묶여져 있는가?" "만약 그 매듭 덩어리가 말할 수 있다면 무엇이라고 말하길 원하는가?"등의 질문들을 사용할 수 있다.

우리는 가사가 없는 음악, 보통 클래식 음악을 들으면서 그리고 그 이미지의 좀더 자유로운 흐름을 관찰하면서 심상기법을 좀더 자유롭게 쓰는 방법을 훈련할 수 있다. 색채를 이용한 자유로운 그림그리기가 도움이 된다; 무엇을 그릴 것인가에 대해서 미리 아무 개념을 갖지 않고 우리의 손과 눈이 무의식에 의해 안내되기를 허용한다. June Singer(1973)는 손가락 그림이 덜 억압적인 것 같아서 이 그림매체를 사용했다. 이 방법은 우리 모두가 우리 내부에 심상을 가지고 있다는 가정에 의한다. 우리는 이 심상을 표현할 방출구를 제공해야 할 필요가 있고 그리고 이것을 믿고 즐기기를 허용한다.

심상작업은 정신통합작업에 본질적인 것은 아니다. 어떤 경우에는 내담자가 자기감정과 무의식적 자료에 좀더 편안해질 때까지 처음에는 다른 방법을 쓰는 것이 더 편안할지도 모른다. 어떤 경우에는 개인의 합리적 지성을 발달시키고 도피적 환상으로 빠지는 경향이 있는 상상을 덜 강조한다. 이런 경우 상상의 재통합이 후기단계에서 매우 중요하다.

심상을 사용하는 가장 간단한 방법은 안내자가 내담자에게 어떤 경험의 상징이나 이미지를 제시할 것을 요구할 때 그 대화 속에서 심상을 사용하는 일이다. 때때로 이런 대화의 예를 들면 내담자가 "내 머릿 속에 바위들이 들어있는 것 같아요."라고 말하면서 자발적으로 일어난다. 어떤 이미지가 내담자에게 자발적으로 일어나건 또는 안내자의 질문에 대한 반응으로 일어나건 이런 이미지 대화가 여러 감각양식을 통해서 쏟아져 나온 후 탐색되고, 여러 가지 감각양식으로 경험되고, 그리고 이미지에 주의집중함으로써 이미지들이 활성화된다. 어떤 대화가 신체 감각양식을 통한 심상과 함께 시작될 수 있거나 또는 목소리의 형태로 주어지거나 또는 말로 표현되도록 허용한다. 만약 심상이 어떤 욕구를 표현하려 한다면 그 욕구는 상징적으로 충족될 수 있고 이미지에 의해서 변화가 가능하다. 심상은 제3장에서 나온 하위성격작업에서도 사용될 수 있다.

대화를 통한 심상기법

하위성격들 간의 내적대화(inner dialogue)는 종종 심상을 통해서 이루어진다. 내담자는 갈등하는 하위성격들 한 두 가지의 이미지를 발견하고 그것들에 대해 다른 사람과 이야기 한다. 그 내담자는 그 한 가지 하위성격의 역할을 하고 그리고 난 다음 또 다른 성격의 역할을 하거나 또는 제3자적 견해에서 관찰한다. 하위성격의 이미지들은 그 과정에서 점점 강해지고 통합되면서 변화한다.

이런 식으로 심상을 사용하는 이유는 정신통합치료에서는 전이(transference)가 강조되지 않기 때문이다. 전이는 내담자와 안내자와의 관계 속으로 그렇게 많이 들어갈 필요없이 상징적 인물과 함께 심상으로 일어날 수 있기 때문이다. 내담자의 의지와 자기를 유발하고 발달시킨다는 정신통합작업의 기본목표 때문에 안내자에 대한 전이와 의존성은 대부분의 경우 부차적 산물로 간주된다. 전이가 심상에서 상징적 인물로 투사되면 다른 상담기법에서 처럼 안내자의 성격반응이 작용해서 작업과정을 혼란시키거나 복잡하게 만들지 않으므로 좀더 빨리 해결된다. 내담자는 역시 자기의 하위성격들을 안내자에게 투사하지 않고 그 성격갈등들을 작업해 낼 수 있다.

백일몽 안내

백일몽 안내에서 대개 전이는 상징적 성격으로 표현된다.

–Robert Desoille –

환상 및 백일몽 안내는 좀더 정교한 이미지 사용이다. 이 방법에서 안내자는 흔히 긴장이완법을 사용한다. 안내자의 지시에 촛점을 두고 회기를 시작한 후 적용하는 구조화된 이미지의 구조를 예를 들면 초원 같은 배경을 흔히 제시한다. 내담자는 제시된 이미지의 배경 속에 들어가 있다고 상상하고 안내자에게 그 장면을 묘사한다. 그러면 안내자는 사건들이 전개될 때 원형적 상징이나 또는 개인의 초개인적 에너지가 표현될 필요가 있는 낮은 무의식적 패턴을 유발시키는 독특한 상징을 사용한다.

흔히 백일몽에서 수직상승의 움직임의 심상을 포함한다. 수직상승의 이미지는 "점진적으로 빛을 내는 평정감, 고요감, 궁극적으로는 기쁨–사실상 열리고 너그러운 감정을 표현하는"(Desoille, 1966, p.2)이미지를 가져온다. 반면에 하강의 이미지는 불쾌하거나 고통스런 우울한 이미지를 일으키는 경향이 있다. 등산은 개인의 높은 지혜 또는 초월감을 접촉하는 일을 의미하고 반면에 동굴 속으로 또는 바다 밑으로 내려가는 이미지는 낮은 무의식으로부터 나오는 에너지와 억압된 인물들과 접촉하는 것을 의미한다. Leuner(1969)는 정신에너지를 상징하기 위해서 시냇물을 탐색해서 상류의 수원지로 올라가든지 또는 반대로 정신 에너지의 세상적 표현으로 상류에서 하류로 탐색할 것을 제안하였다.

Leuner는 또한 심상안내회기에서 어떤 주제가 있는 상징을 사용할 것을 제안했다; 초원(개인이 지금 있는 장소에 대한 중립적 상징), 산(상승과 변형을 위한 상징), 집(성격을 위한 상징), 친한 친구나 친한 친척, 성적 상징, 늪의 생물(억압된 하위성격을 상징)들이 주제가 될 수 있다. 공포스런 인물들이 백일몽에 나타날 때 그 사람들을 직면하거나 양육하기, 접촉을 통해 화해하기, 또는 드물게는 없애버리던지 또는 죽이기들을 제언한다. Leuner는 정화의 경험을 강화하고 제공하기 위해서 요술의 물을 마시거나 그 속에 목욕하기를 제안했다. 이 상징들과 상징적 행위들은 저항을 작업하는 데 지극히 도움이 된다. 왜냐하면 정상적 의식 속에서 직면하기 힘들고 어려운 문제들은 '위장된' 심상 속에서 작업할 수 있기 때문이다.

그림그리기

그림그리기와 여러 가지 미술작업은 정신통합 작업 속에서 빈번히 쓰여 진다. 앞서서 말한 자유그림 이외에 그림그리기는 무의식에서 묻는 구체적 질문에 반응하는데 대한 대답으로 사용된다. 내담자는 눈을 감고 이완되고 쉴 수 있는 자리를 발견하도록 하고 조용하고 수용적 장소를 발견하도록 안내된다. 안내자가 질문을 하면 내담자는 이 질문에 반응해서 일어나는 그 어떤 감각 양식의 이미지든지 단순히 기다리고 지켜보도록 한다. 이 이미지들은 최소한은 종이 위에 부분적이라도 형태나 모양으로 포착된 상태로 관찰되고 변환되어져야 한다. 만약 형태로 아무 것도 나타나지 않는다면 색깔로 선택해서 계획 없이 자유롭게 그리기 시작한다. 그림그리기가 끝나면 내담자는 그림에 반응하여 떠오르는 감정, 연상, 인상들에 대하여 이야기하거나 글로 쓴다. 다음 "회기의 주기들"이란 부분에서 4

가지 질문들이 묘사된다.

그림그리기는 백일몽 안내나 다른 심상경험으로부터 오는 이미지나 장면을 기록하는데 사용된다. 어떤 사람들은 한 회기와 다음 회기 중간에 집에서 그림을 그려서 다음 회기에 가져와서 나누고 싶은 주제를 작업하는데 사용된다. 내가 Assagioli 박사와 함께 공부할 때 이런 그림들을 가지고 우리의 회기에서 나누었고 그리고 이것을 개인과정 뿐 아니라 이론적 기본요지로 사용했다.

8. 환기적 언어와 긍정화

말(언어)들 역시 이미지들이다. 많은 말들은 우리 안의 심상을 불러일으킨다. James Hillman(1975)은 동양수행의 명상에서 만트라를 암송하는 것에 공감하면서 "말의 치료적 마술의 힘"에 관해서 썼다. 말의 원리에 기초한 정신통합의 공통적 방법은 사랑, 기쁨, 명료함, 힘의 특성을 우리의 삶 속으로 가져오기 위해서 '환기적 말'을 사용한다. 내담자는 핵심언어를 만트라처럼 반복하거나 그 말의 조그만 표시를 만들어서 자주 볼 수 있는 장소, 냉장고 문 위, 차의 계기판 위, 책상 위 등에 놓아둔다. 선택된 그 말은 심상안내 회기에서 나타난 것들이다. 내담자의 연상된 심상과 관련된 말들은 매번 각자의 사고패턴, 감정, 행동에 끼친 무의식적 영향을 강화하기 위해 직면되고 되풀이되는 경험을 한다.

긍정은 좀더 구체적이고 인지적인 경향을 띨지라도 위와 유사한 원리로 사용한다. 긍정은 우리의 선택과 의도들을 긍정하기 위해서 하는 기술문이다. 그것들의 기술의 형태는 다양하다. 선택의 기술문으로는 "나는 내 아이들에 대해 인내하기를 선택한다." 또는 우리가 의도하는 어떤 상태를 현재시제로 표현하여 "나는 날씬하다. 그리고 에너지가 왕성하다."로 기술한다. 긍정문들은 우리가 여러 전형적인 일상생활의 상황으로 바람직한 자질들을 가져다 쓰는 우리 자신의 모습들을 그리면서 심상을 사용할 때 효과적이다. 어떤 한 마디의 단어 카드를 사용해서 그것이 우리의 비언어적 의도를 상기시킬 때는 언제나 바람직한 자질의 이미지를 이끌어 낼 수 있다. Assagioli의 첫 번째 심리적 법칙은 왜 이런 방법이 변화를 초래하는지에 대한 원리를 말하고 있다; “이미지나 마음의 그림 그리고 관념은 신체적 조건과 이에 해당하는 외적행위를 만들어내는 경향이 있다(1974, p.51).”

심상과 긍정은 의지훈련에 가치롭다. 예를 들면 백일몽에서 집수리를 궁리하면서 어떤 인물에 반응하는 분명한 선택들은 그 사람의 일상생활과 의식 가운데 이루어지는 선택의 상징들이다. 우리가 심상에 깊이 참여할 때 우리는 사실상 평상생활을 통해 이루어질 현실적 선택들을 하고 있는 중이다. 더욱이 심상가운데서 우리는 정확하고 풍부하게 선택하는 행위를 경험할 수 있고 그러므로 자기와 의지를 발견할 수 있다.

9. 모래상자

어떤 정신통합 실천가들은 모래상자를 활용하는 것을 매우 가치롭다고 여긴다. 내담자는 자신의 내적 상태, 기억, 또는 꿈 인물을 모래상자에 표상으로 만들어 낸다. 거기에 내담자가 만들어 낸 여러 인물이나 상징들 사이의 대화를 이끌어 낼 수 있거나 신체자세, 동작, 목소리 표현으로 여러 부분들을 연출해 낼 수 있다. 심상 안내나 그림 그리기에 사용되는 많은 기법들이 역시 모래놀이 작업에 적용될 수 있다. 모래상자의 활용은 하위성격의 동일시, 하위성격들 간의 관계, 비동일시 과정과 그리고 다음 단계인 이상적 모델의 창조를 촉진시킬 수 있다.

10. 명상

명상은 정신통합작업에서 회기 중이나 회기이외에서도 흔히 사용된다. 정신 통합 맥락에서 사용되는 명상은 어떤 특정 종교수행에 속한 것이 아니라 조용한 자기자각, 이완 그리고 내적 중심화를 향상시키는 내적 촛점을 가진 수행의 전체적 스펙트럼을 의미한다. 심상과 마찬가지로 명상은 우리로 하여금 직관적 지혜를 좀더 자각하도록 만들고 또 심상과 마찬가지로 연습과 경험이 필요하다. 어떤 사람들은 명상을 열광적으로 환영할 것이고 이미 명상을 어떤 형태로 수행하고 있을지도 모른다. 또 다른 사람들은 종교적 의도를 두려워하여 쉽사리 명상을 하지 않거나 또는 마음에 비합리적 위협을 느낄지도 모른다. 명상이란 말 자체는 이런 반응들을 유발할지도 모르므로 다른 용어들이 사용될 수 있다; 이완훈련, 우리의 생각을 조용히 모으는 시간, 무엇이 일어날 필요가 있는지를 알기 위해 잠시 멈추는 시간이라고도 말한다. 어떤 안내자는 내담자에게 쓰는 기법이 무엇이든지 간에 회기 전이나 회기 중에 명상을 할지도 모른다. 회기시작에 조용히 앉아있는 시간을 갖거나 또는 회기도중 혼란된 시간에 조용한 시간을 갖는 것은 가치로운 명상을 도입하는 일이다.

독자들 중에서도 어떤 형태의 명상을 실천하고 회기 중에 사용할 것을 모색할 수 있다. 좀더 구조화되고 형식적인 형태의 명상을 피해야 한다 해도 이미 어떤 명상을 하지 않고 있는 내담자에게는 대부분의 명상의 어떤 형식을 적용해 볼 수 있다.

Assagioli는 그의 내담자와 그 제자들에게 특정 방법의 명상을 깊이 있고 구체적으로 지시하는 작업을 하였다. 대부분은 그는 Raja요가의 기초한 '창조적 명상' 이라 부르는 것으로 하나의 씨앗 같은 생각이나 자기 자질에 촛점을 두는 것이었다. 이 창조적 명상은 3단계의 형태를 가지고 있다: 반영단계, 수용단계 그리고 창조단계이다. 산만한 마음과 감정을 비운 다음에 마음 속에 알고 있는 관념이나 이전경험들을 통합될 수 있도록 모든 것을 마음에 가져온 다음 그 중 씨앗같은 어떤 생각에 대해서 생각하는 단계이다. 즉 이것은 촛점을 둔 그 주제에 대해서 숙고할 때 반영단계라고 할 수 있다. 그 다음에는 이 반영적 사고들이 배경 속으로 자리 잡고 새로운 통찰이 일어나길 단순히 기다릴 때 수용단계로 이어진다. 창조단계에서는 수용단계에서 생긴 새로운 통찰과 이해가 일상생활과 직업에서 어떻게 표현될 수 있느냐에 관한 것이다. 그리고 그것들로부터 어떤 선택들이 이루어진다 해도 그 선택들을 생생하게 실천할 수 있는 방법들을 상상하기를 고려한다. 창조명상에 대해서는 그의 Assagioli의 책 '의지의 행위' The act of will(1974)에 좀더 자세히 논의된다.

명상은 자기(Self)와의 동일시, 그리고 의지(will)의 발달 이 두 가지 모두를 위해 중요한 핵심기술이다. 명상에 대한 도전은 대부분의 생활에서 지성과 감정이 반응하는 것처럼 이것들이 방황하도록 내버려 두지 않고 선택을 통해서 지성과 감정을 지도하기를 배우는 것이다.

명상은 비비판적 자기관찰을 실천하는 것이고, 반항하는 하위성격, 감정, 욕망, 사고들을 향해서 확고함을 경험하고 또 열정을 경험하는 일이다. 이런 이유로 인해서 명상은 개인의 필요와 준비를 위해 적절히 쓰여질 때 안내하기를 위해 지극히 유용한 도구이다.

11. 동작기법

Assagioli의 두 번째 심리적 법칙에 의하면 "자세, 동작 그리고 행동은 그에 해당하는 이미지 및 관념을 유발시키는 경향이 있다; 그리고 그 다음에 그에 해당하는 정서와 감정들을 유발하고 강화한다. 이 기법은 회기 내에서 개인 내부 속에서 어떤 일이 진행되고 있는지를 포착하고 표현하는데 도움이 되고 또 그 개인이 어떻게 되고 싶은지를 표현하는데도 도움이 된다.” 특히 자기의 경험을 언어화하는데 어려움이 있거나 또는 그와는 반대로 지나치게 주지화하는 사람에게 도움이 된다. 자세, 동작 그리고 비언어적 목소리 등은 감정상태 또는 실존상황을 표현한다. 제스쳐의 과장이나 얼굴표정의 과장은 어떤 감정이나 태도를 명료화하는데 도움이 된다.

동작기법은 어떤 통찰, 이해 그리고 선택을 촉진시키는 다른 접근 방법이 있은 후에 사용된다. 어떤 사람은 표현적인 방법으로 움직이면서 온몸과 함께 선택한 경험을 나타내고 싶어할지도 모른다. 이렇게 하는 것은 어떤 변화가 너무도 분명하게 온 몸에 영향을 줄 때 그 변화가 얼마나 극적인지에 대한 경험을 심화시킨다. 심상이 마치 내적 동작인 것처럼 말하면서 동작하는 방식은 또 다른 종류의 심상의 형태이다. Assagioli의 심리법칙이 말한 것 같이 변화는 동작이나 심상같이 여러 관점에서 들어갈 수 있는 피이드백의 순환고리 속에서 일어난다. 최적의 결과를 위해서 우리는 자각과 선택을 강화하는 여러 감각 양식과 예술양식을 사용한다.

동작, 댄스, 바이오 에너제틱스(생체 에너지 기법), 감각자각 또는 롤핑의 구조적 통합 같은 여러 종류의 신체치료전문가들은 정신통합의 원리들을 적용해 왔고 작업향상을 위해서 정신통합의 맥락을 사용해서 극적인 결과를 가져오는 정신통합안내의 방법론을 발달시켰다. 이같이 좀더 많은 연구가 필요하다. 다시 한번 제5장 끝머리에 이 분야의 참고문헌이 있음을 말해둔다.

12. 정화기법

심층 정서가 개인의 발달을 막는다거나 또는 어떤 개인이 심리적 동일시에 붙잡혀 있을 때, 정화방법이 유용하다. 이것은 다른 치료의 모든 스펙트럼을 포함하고 있다: 예를 들면, 방석위를 때리기, 소리치고 비명지르기, 웃기, 공감적 제스쳐 또는 극적이고 강력한 방법으로 온몸으로 감정을 표현하기 등이다. 흔히 이런 정화는 변형의 시작이다. 비록 이 강력한 방법들의 사용에 불편함이 있다 하더라도 안내자나 내담자에게 고통의 감소가 체험된다.

정신통합과정에서 통합을 유지하기 위해서 정화기법은 목적을 가진 하나의 수단으로 쓰여져야 한다; 우리는 이성적으로 구체적 목표가 있는 정화기법들을 선택해야 한다.("만약 내가 이 엄청난 증오를 제거할 수 있다면 아마도 나는 나의 사랑을 다시 체험할 수 있을 것이다.") 때때로 내담자는 이런 목적을 충분히 자각하기 불가능하지만 적어도 기법이 의도하는 목적은 안내자의 의식적 의도 속에 들어있어야 한다. 정화기법은 목표를 위한 수단이지 그 자체가 목표는 아니다. 몇몇 치료자들이 드라마에 매혹되고, 그리고 이 정화방법들을 무차별하게 사용하는 경우가 있다. 이 경우 정화 방법은 부정적 감정을 해소하여 변형 속으로 들어가게 하기보다는 분노, 공포 또는 절망 등의 부정적 감정을 강화하는 기대를 낳는다. 정화 가운데에서도 살아있는 느낌만을 갖는 그리고 반응을 선택하는 능력과 책임지는 능력을 절대로 경험해보지 않는 정서적 동일시형의 사람들이 정화를 그들의 생활방식으로 만들어 버리는 단점을 가진다.

정신통합작업에서 내담자는 자기의 정서를 충분히 표현하고 그 과정을 관찰하기로 선택한다. 이 관점은 내담자의 감정경험을 심화시킨다. 왜냐하면 내담자의 "나(I)"는 자기책임 속에 있으므로 그 내담자는 공포, 분노 또는 절망의 심연에 빠지는 것을 두려워하지 않는다. 자기를 감정에 맡겨 자포자기하기보다 그 사람은 그 감정을 표현하고 자기 생활에서 존중되는 자리가 주어지면서 그것을 초월한다.

흔히 정화는 그것이 유기체적 적절성이 있는 것 같을 때 심상안내 작업에서 자발적으로 일어난다; 이 때 정화는 올바르고 건강하게 느껴진다. 이것은 정신통합 작용을 멈추지 않고 정서 자체에 반응하는 것이 중요하다; 우리 모두는 생각하고, 느끼고, 상상하고 동시에 직관하는 방법을 배울 필요가 있다. 그래서 어떤 사람이 눈물을 흘리는 동안에 안내자는 부드러운 개입을 통해서 자각, 비동일시, 수용, 선택을 격려할 것이다.

13. 생태 심리학과 자연치료

서구 심리학에서 자연세계와 인간과의 관계를 아주 무시해왔다. 심리학은 병리학에서 삶의 지지체계를 파괴하는 목록들을 빠뜨리고 있다; 심리학은 Paul Shepard가 집요하고 분명게 묻고 있는 그런 질문을 하지 않는다: "왜 사회는 자연세계를 파괴하는 일을 계속하는가?"

생태 심리학이라는 새로운 심리학 분야가 이런 심리학의 학문적 실수를 지적해 내면서 좀더 큰 전체 속의 일부분인 인간정신을 그 큰 체제 속에서 연구하기 시작했다. 자연과 소외된 우리 문화가 어떻게 우리 환경에 부주의하고 파괴적 행동을 발생시킬 뿐 아니라 우리사회에 우울과 중독이라는 보편적 장애를 발생시키는지에 대해 우리가 알게 되기 시작했다.

어떤 심리치료자들은 자신들의 전문직이 내담자의 더 큰 맥락에 대해 눈멀어 있고 내담자들의 세상고통을 병리화해 왔음을 인식하기 시작했다. 심리치료자들은 내담자가 모든 삶의 상호연결성을 체험하고 그것을 위해 행동하게 함으로써 더 큰 삶의 의미를 추구하도록 돕는 방법을 발견하고 있다. 생태심리학자인 Sarah Conn(1998)은 다음과 같이 썼다:

> 생태심리학은 심리치료의 실천적 촛점을 심리 내적 풍경 너머로 확대하고 공동체 발달을 탐색하고 지원하며, 대지와 장소, 그리고 생태학적 정체감....과 접촉하라고 권한다. 생태심리학은 우리의 고통과 괴로움을 통해서 지구가 우리에게 말하는 것을 듣기, 그리고 만약 우리가 우주로부터 오는 메시지를 경

청할 수 있다면 그렇게 하듯이 우리자신을 경청하라고 권한다.

그래서 우리는 "어떻게 공동체 발달, 대지 및 장소와의 접촉, 그리고 생태학적 정체감을 성장발달시키는가? 라고 묻는다. 첫째, 안내자로서 우리는 개인적 병리보다는 건강한 관계성의 표시로 나타나는 내담자의 세상 고통의 표현에 주의를 기울이고 지지한다(Macy & Brown, 1998; Rosak et al., 1995). 우리는 내담자가 사회적 맥락과 심지어는 세계적 역동의 맥락에서 자신의 딜레마를 보도록 돕는다. 이런 사례 두 가지를 들어본다: 역기능적 직업 환경과 역기능적 사회경제 체계로부터 오는 개인이 직업상의 어려움이 개인 신경증으로부터 오는 것 만큼 많다; 9.11사태나 미국의 이라크 침략 이후에 개인들이 가지는 절망은 개인적 고통만큼이나 큰 집단적 고통임이 반영되고 있다. 이 두 가지의 세계적 사건의 경우에서 안내자는 찾아온 내담자들과 똑같은 감정으로 고통 받고 있으며 이에 대한 의미와 바람직한 반응을 위해서 그들과 함께 어떤 사회적 투쟁을 함께 할지도 모른다.

우리는 또한 내적 과정의 상징으로 자연환경을 활용하려고 숲 속이나 공원 같은 옥외회기를 가질 수 있다(Scott, 2003). 우리는 내담자들이 걷고, 야영하고, 황무지를 여행하는 시간을 좀더 가지라고 격려할 수 있다. Plotkin(2003)은 대지 및 장소 접촉을 늘이고 자연 속의 진화적 가정으로 재통합하는 기법들을 소개한다. 우리 안내자들은 미국과 유럽에서 제공되고 있는 많은 프로그램들(적절한 시기에 그런 여행들을 추천하겠다)을 통해 "상상탐구" 황무지, 지혜, 자연안내자 등과의 접촉을 심화시킬 수 있다. 생태심리학을 소개하는데 인용된 참고문헌들은 생태심리학을 정신통합 작업 속으로 통합하는 구체적 생각들을 더 제공해줄 것이다.

14. 일지쓰기

정신통합 안내하기의 원리 중 내가 가장 중요시하는 한 가지는 우리자신의 지속적인 성장에는 각자가 자기 책임이 있다는 사실이다. 성장은 내재적인 것이고 의미 있는 일이다. 그리고 우리가 그 성장을 인식하기 시작할 때 우리는 성장과정과 좀더 잘 협동할 수 있다. 일지쓰기는 매일 매일 전개되는 일상적 삶의 이해와 거기에 적극적으로 참여하는데 매우 도움이 되는 일이다. 일지는 우리들로 하여금 매일의 내적 경험에 기초하여 우리의 주의력을 기울일 뿐 아니라 시간이 지남에 따라 그 경험의 패턴과 성장을 알 수 있게 된다. 안내자이건 내담자이건 개인성장에 심도 있게 참여하는 사람은 누구든지 모두 일지를 계속 쓴다는 일에 대해 아무리 높이 평가해도 지나치지 않다.

Ira Progoff의 "집중 일지(intensive journal)"는 일지쓰기의 훌륭한 모델이다. 이런 형태의 워크샵과 도서들이 제5장 끝부분에 실려 있다. 어떤 사람들은 인간관계, 꿈, 그리고 이론적 연구 작업처럼 목적과 영역에 따라 다르게 조직적으로 구조화하기를 좋아한다. 어떤 사람들은 나처럼 날짜별로 그냥 일지에 들어가서 모든 자취를 기록한다. 내가 이렇게 하는 목적은, 물론 임의로 이렇게 하지만, 나중에 읽으려는 목적이 아니라 그것들이 일어나는 그대로 생각과 감정들을 기록하는 과정이 중요하기 때문이다. 이렇게 일지를 쓰는 일은 우리를 괴롭히는 근심과 고통들의 주기를 파괴해주고 그것들과 비동일시를 촉진시키고 초의식으로부터 오는 새로운 견해 속으로 데려다 준다. 나는 또한 내 일지 속에 그림그리기를 포함시킨다; "그것들을 기록하기"는 말보다는 시각적 형태로 나타날지도 모르기 때문이다. 일지는 매우 개인적이다; 그러므로 나는 두껍게 엮은 일목요연하지 않은 기록의 책을 만들기 위해 내 자신에게 약간의 돈을 쓰는 것을 좋아한다. 아마도 덜 유물론적인 경향을 가진 친구가 나보다 이런 질서없는 소용돌이의 책을 더 좋아할 것 같다. 중요한 것은 이 일지를 간직할 수 있어서 이것들이 흩어져 잃어버리지 않도록 하는 특별히 별도의 책으로 묶어두는 것이 좋다.

내담자는 일지를 계속하도록 장려되고 그 중요한 의미가 있는 것들을 회기에 가져와서 나누기 한다. 내담자는 이에 대해 일어나는 의문과 통찰에 따라 회기 중에 일지에 노트를 한다. 대부분은 한 회기가 끝난 후에 노트를 하거나 녹음된 회기테이프를 가지고 축어록으로 만든다. 명상 후나 명상 도중에 창조적 명상으로부터 생긴 통찰이 기록된다. 일지는 자기발견의 워크북이고 기록이다; 마치 과학자가 자신이 실험한 것에 대한 기록을 간직하듯이 우리는 우리의 탐색에 대해 노트한 것을 간직한다. 일지쓰기는 자신의 정신통합을 위한 책임을 지기 위해서 개인적 의지를 기르는 데 주요한 단계이다.

Assagioli는 나에게 일지에 포함해야 할 귀중한 실습들을 소개해 주었다. 그는 매일 그때 그때 떠오르는 토픽이 무엇이든지간에 나의 자기(Self)에게 보내는 편지를 매일 쓰라고 권하였다. 오랫동안 나는 매일 이렇게 했다; 이제는 필요에 따라 때때로 한다. 나는 이런 편지를 쓰는 일이 대단히 유용하다는 것을 알았다. 편지를 끝내기 전에 나는 나의 딜레마에 대해 대답을 쓰고 있거나 또는 내 문제에 대해 어떤 새로운 확대된 견해를 갖게 된다.

또 어떤 때에는 예기치 않은 방법으로 대답들이 온다: 예를 들면 어떤 친구 또는 낯선 이, 어떤 책의 글 또는 꿈 속의 이미지로부터 대답이 나온다. 이런 편지를 쓰는 행위는 나의 지각수용성을 통찰을 향해서 열고 나의 직접적 의식차원을 넘어서는 자원을 얻는 감각을 준다. 종종 나는 이 방법을 내담자 스스로 사용해보도록 추천한다.

15. 숙제

정신통합은 개인이 주요책임을 져야 하는 지속적 과정이다. 회기 중에 일어나는 것은 그 과정의 일부분일 뿐이다; 때때로 하나의 후원과 강화, 때때로는 진전에 대한 보고 또는 이정표일 뿐이다. 많은 사람들은 회기들 중간에 특정한 숙제활동을 선택하고 그것을 의식차원에서 계속하고, 그리고 새로운 통찰과 선택을 실제 일상생활에 뿌리내린다.

일상생활 활동의 변화를 위한 선택들이 회기 중에서 흔히 다루어진다. 어떤 사람의 숙제는 자신의 신체와 외모를 좀더 가꾸기 위한 선택을 존중해서 새로운 외투를 스스로 사는 것이었다. 때때로 특정 주제에 대해서 매일 그림그리기, 글쓰기 또는 명상하기를 선택할지도 모른다. Assagioli의 "창조적 명상"은 개인이 자기 삶에서 가지길 원하는 특정자질에 촛점을 두고 사용될 것이다. 일지쓰기는 일반적으로 장려되는 것이다. 내담자는 노트, 오디오 테잎을 통해 회기고찰을 할 것이고, 그 요약 기록과 논평을 다음회기로 가져올 것이다. 내담자들은 Assagioli의 저서 정신통합(Psychosynthesis, 1976, p.78-84)에 제시된 정신통합 질문에 대해 숙고하여 대답을 쓸 것이다. 행동수정기법들이 고질적인 하위성격을 재훈련하거나 깊이 각인된 습관패턴을 변화시키는 목적으로 쓰여진다. 운동, 댄스 또는 동작이 일상적으로 숙제에 포함된다. 숙제로 무엇을 하던지 목적적이고 건강하고 자연적 성장에 기여하도록 내담자에 의해 선택될 필요가 있다.

숙제의 한 가지 형태로 안내자 역시 내담자에게 책 읽기를 권한다.

이 책의 각 장에 제시된 책들이 유용하다. 모든 안내자는 자기 자신의 성장과 자기 각성에 기여했던 소설 또는 비소설류의 좋아하는 책들이 있고 이것들을 내담자에게 빌려줄 수 있다. 책들만이 오직 성장으로부터 도피하는 지적 수단이기는 하지만 책들은 치료적 과정을 고무하고 향상시킬 수 있는 전체적 치료과정의 맥락 속에서 사용될 수 있다 .사람들을 책읽기에 대한 반응으로 일지쓰기를 하고 이것을 회기 중에 나누도록 격려된다. 흔히 소설 속이나 자서전 속의 인물들이 내담자의 개인 신화 속으로 들어와서 심상작업을 풍요롭게 만든다. Tolkien의 〈“반지의 제왕”〉에 나온 간달프가 내게는 여러 차례 현자(a wise person)로 나타났다. 야퀴무당인 돈 주앙과의 체험에 대해 자세히 말하는 Carols Castaneda의 책시리즈는 전 세대에 걸쳐 영향을 주었으며 세상관점에다 풍부한 심상과 지혜를 가져다 주었다. 또 독서는 마음과 상상을 자극하고 성장의 귀중한 부분이 된다.

숙제는 회기의 연속작업과 다음 단계 탐색에 촛점을 맞추는 방법이다; 만약 숙제가 잘 이행되지 않더라도 이것은 다음 회기를 위한 자료로 제공된다. 내담자는 방해되는 것이 무엇이고 잊고 무시한 선택이 있는지에 대해 심사숙고 할 것이다. 숙제를 안하기는 거역하고 반항하는 표현일 뿐 아니라 이전에 복종적이고 타인주도적이었던 사람의 승리적인 선택이 될 수도 있다.

만약 안내자와 내담자에 의해 의식적으로 거의 모든 방법이 선택된다면 그리고 이미 일어나고 있는 일과 자연스럽게 조화된다면 정신통합과정에서 매우 유용하다. 정신통합은 ‘절충적’ 방법이라기보다는 내담자를 돕는 모든 방법의 통합을 시도하는 일로서 내게는 “복주머니” 접근이라 표현된다.

> 무엇보다도 우선 그리고 어떤 기법을 적용하든지간에, 정신통합접근은 개인을 하나의 전체성으로 본다. 특정개인이 신체, 감정, 또는 지적 차원에서 일어날지 모르나 궁극적 목적은 이 모든 차원을 통합해서 초개인적 관점으로 그것들을 포함시키는

것이다. 정신통합은 파편적 분리로부터 전체, 포괄 및 통일을 향해 옮아가는 진화과정을 지지하고 적극적으로 육성하기를 추구한다(Crampton, 1977, p.51).

16. 정신통합기법을 위한 도서목록

아래 도서목록들은 전체를 망라한 것이 아니라 여러 주제 영역에서 내가 개인적으로 안내자에게 도움이 된다고 생각하는 것을 단순히 기록했다. 이 도서들이 분명히 또 다른 자료들을 찾도록 안내할 것이다.

Active Methods of Dialogue

Gendlin, E.(1978). *Focusing*. New York: Everest House

Cambell, P. A.& McMahon, E. M.(1985). *Bio-spirituality: Focusing as away to grow*. Chicago: Loyola Press.

Rosenberg, A.(1999). *Non-violent communication*. Puddledancer Press.

Gestalt Therapy

Perls, F.(1971). *Gestalt therapy vervatim*. New York: Bentam.

Perls, F.(1972). *In and out the garbage paill*. New York: Benman.

Rainwater, J(1979). *You are in charge!* Los Angeles: Peace Press.

Dream Work

Taylor, J.(1983). *Dream work*. Ramsey NJ: Paulist Press.

Taylor, J.(1992). *Where people fly and water runs uphill*. New York: Warner Books.

Guided Imagery

Assagioli, R.(1974). *The act of willl*. New York: Penguin.

Assagioli, R.(2000), *Psychosynthesis*. New York: Penguin.

Crampton, M.(1969). The use of mental imagery in psychosynthesis. *Journal of Humanistic Psychology*, Fall.

Brown, M. Y. (1993). *Growing whole: Self-realization on an endangered planet*. Mt. Shasta, CA:Psychosynthesis Press.

Brown, M. Y.(1993). *Growing whole:Exploring the wildness witbin*. (audio cassette or CD & journal). Mt. Shasta, CA: Psychosynthesis Press.

de Mille, R.(1976). *Put your mother on the ceiling: Children's* imagination games. New York: Penguin.

Edwards, N.(1980). *Drawing on the right side of the brain*. Los Angeles: Tarcher.

Emmons, N. (1978). The inner source. San Luis Obispo: Impact.

Ferrucci, P. (1982). *What we may be*. Los angeles: Tarcher.

Jung, C. G.(Ed.)(1964). *Man and his symbols*. Garden City: Doubleday.

Osborn, A. F.(1953). *Applied imagination*. New York: Charles Scribner's Sons.

Samuels, M. & Bennett, H.(1973). *The well body book*. New York: Random House/Berkely: Bookworks.

Samuels, M. & Samuels, N.(1975). *Seeing with the mind's eye*. New York: Random House/berkeley: Bookworks

Sand Tray

Boik, B. L. & Goodwin, E. A.(2000). *Sandplay therapy: A step by step manual for psychotherapist.* New York: W.W. Norton & Company.

Brodway, K. et. al.,(1990). *Sandplay studies.* Boston: Sigo Press.

Meditation

Emmons, M.(1978). *The inner source.* San Luis Obispo: Impact.

Fontana, D.(1992). *The meditator's handbook.* Rockport, MA: Element Books.

Levine, S.(1979). *A gradual awakening.* Garden City: Anchor Press/ Doubleday.

Ram Dass.(1978). *Journey of awakeniing.* New York: Bantam.

Suzuki, S.(1970). *Zen mind, beginner's mind.* New York: Weatherhill.

The Meditation Group for the New Age publishs a series of booklets on meditation. (Write P. O. Box 655, Ojai, Calif. 93023)

Ecopsychology and Natural Therapy

Clinebell, H.(1996). *Ecotherapy: Healing ourselves, healing the earth.* Binghamton, NY: Haworth Press.

Macy, J. & Brown, M.(1998). *Coming back to life: Practices to reconnect our lives, our world.* Gabriola Island, BC: New Society

Plotkin, B.(2003). *Soulcarft: Crossing into the mysteries of nature and psyche.* Navato, CA: New World Library.

Roszak, T., Comes, M., & Kanner, A. D.(Eds.)(1995). *Ecopsychology.* San Francisco: Sierra Club.

Scott, S.(2003). *Healing with nature.* New York: Helios Press.

Shepard, P.(1982). *Nature and madness.* San Francisco: Sierra Club.

Journal-Keeping

Progoff, I.(1975). *At a journal workshop.* New York: Dialogue House

Freed, R.(2003). *Women's lives, women's legacies.* Minneapolis: Fairview Press.

제6장 개인회기를 위한 두 개의 지도

친구들과 함께 어느 사원의 그늘 속을 걷고 있는 스승은 그가 그의 지혜를 주는 것이 아니라 그의 신념과 사랑을 준다.

만약 그가 정말 현명하다면 당신을 그의 지혜의 집 속으로 들어가길 강요하지 않고 대신에 당신 자신의 마음의 문턱으로 당신을 인도한다.

-Khalil Gibran -

여행을 위한 지도(map)는 실제 영토가 아니다. 우리 모두는 아직도 흔히 이 사실을 잊고 있다. 지도는 단순히 개인의 경험, 측정, 관찰, 평가들에 의해 그려진 단지 표상일 뿐이다. 그래도 여전히 지도가 우리에게 무엇을 볼 것인가, 우리가 유의해야 할 이정표, 우리가 나아가야 할 척도를 재고, 좀더 정확히 가는 길을 계획할 생각을 얻게 해주므로 유용하다는 것을 알고 있다.

여기서 영토 여행이 아니라 나는 여러분과 개인회기의 여행을 위한 지도에 대해 이야기를 나누고 싶다. 왜냐하면, 우리가 현재 어디에 있고, 가야 할 필요가 있는 곳이 어디인지에 대해 잘 모르고 길 잃은 느낌을 가질 때 자문을 구하는데 유용하기 때문이다. 또한 나는 내가 실제 영토에 내

자신이 들어있고 그곳을 여행을 한다고 확신할 때는 지도를 전적으로 무시한다. 나는 당신을 나와 같이 하도록 권한다. 이런 지도들에 대해 이야기할 때 나는 지도들의 한계점에 대한 변명을 삼가할 것이다. 그러나 지도는 지도일 뿐이므로 어떤 때는 가치롭지만 어떤 때는 거의 쓸모가 없다는 점을 기억해야 한다. 지도들은 매우 좋은 때도 있고 나쁘고 끔찍할 때도 있다.

우리가 논할 첫째 지도는 한 회기의 주기로서 회기들이(앞서 그림에 나온) Assagioli의 타원형 도해에서 나타난 의식의 차원을 옮아가는 회기들의 길에 관한 것이다. 둘째 지도는 "P-I-P"라고 부르는 것으로 지도라기보다는 조리법 같은 것으로서 회기를 위한 목적(purpose), 의도(intention), 계획(Plan) 3가지 "자료들"을 말한다.

1. 한 회기 주기

정신 통합 회기과정을 지도로 만드는 한 가지 방법은 낮은 영역의 무의식과 높은 영역의 무의식을 탐색하는 방식과 심상, 사고, 감정들이 어떻게 낮은 무의식으로 내려갔다가 높은 무의식으로 되돌아오는지를 유의하고 묘사하는 일이다. 보통 개인의 정신통합 작업은 높은 무의식과 낮은 무의식의 두 방향을 포함하므로 개인의 의식 역시 두 방향으로 모두 움직인다고 말할 수 있다: 장애와 콤플렉스, 그리고 억압의 패턴들을 탐색하기 위해서 낮은 무의식으로 "내려가기" 그리고 직관, 창조적 이해, 그리고 용기와 사랑, 기쁨 같은 초개인적 자질을 발견하고 통합하기 위해서 높은 무의식으로 "올라가기"의 두 방향이다(이 방향성은 공통적이지만 보편적이지 않다: 어떤 사람의 "높은" 무의식은 그것의 "뿌리"인 낮은 무의식에서부터 오는 것 같다).

이 두 방향의 이동과 변화는 개인회기의 주기를 만든다. 한 회기의 전형적 그래프를 그린다면 아래 〈그림 6〉과 같은 아래와 위로 오르내리는 사인(sine) 곡선이 이 주기의 패턴을 묘사한다. 점선들 사이의 부분은 개인의 중간 무의식 영역으로 개인의 자각의 영역이 회기에 따라 확대됨을 나타낸다. 자각의 촛점을 나타내는 검은 색의 곡선은 자각의 강도와 깊이의 폭이 증가하는 모습과 시간에 따라 지속되는 아래 위의 두 개의 주기를 나타낸다. 각 주기는 아래에서 보는 바와 같이 아래로 내려가는 단계 다음에는 위의 단계로 올라가면서 아래와 위의 그 나비가 비슷하다.

[그림 6] 한 회기의 주기

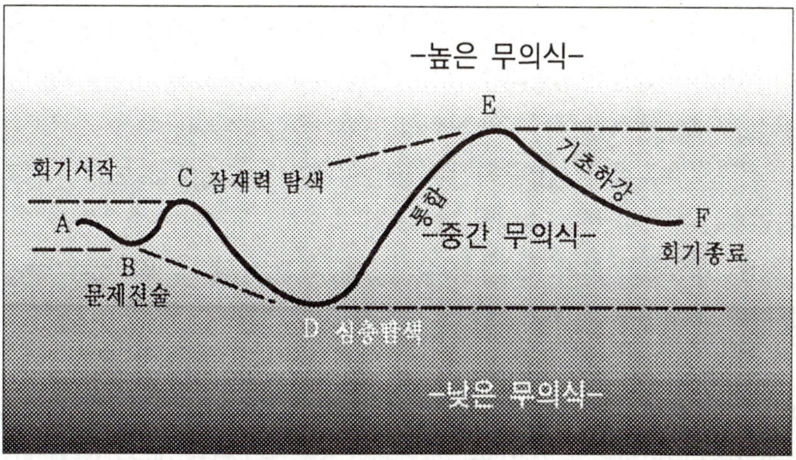

회기 시작(A)에 내담자는 제한된 자기자각을 가진 삶의 드라마 속에 갇혀 있다. 내담자는 보통 불쾌하고 바람직하지 못한 경험의 어떤 문제나 주제를 호소하면서 내담자의 자각은 낮은 무의식 쪽으로 약간 확대된다(B). 안내자와 내담자가 내담자의 문제로 인해 가로막혀 있는 잠재력이 어떤 것인지를 숙고하고 어떻게 일들이 되어가는지를 관찰할 때 곡선은 윗단계의 첫째주기인 잠재력 탐색 단계(C)로 옮겨간다. 이것은 높은 무의식 영역으로의 간략한 의식확대를 의미한다.

그리고 나서 내담자는 심상, 대화, 다른 실험기법을 통해서 주제와 잠재력의 장애물을 탐색할 때 그 곡선은 낮은 무의식의 영역으로 열리면서 더 큰 폭과 깊이가 있는 두 번째 주기(D)로 옮겨간다. 내담자가 장애를 탐색하고 갇힌 에너지를 해소할 때 비탄, 공포, 분노와 동시에 의미 있는 통찰이 있는 해소감을 경험한다. 통찰과 해소가 일어날 때 그 회기는 두 번째 큰 주기국면(E)으로 다시 상승한다.

이제 내담자는 지혜, 기쁨, 열정 그리고 더 충만된 삶에 필요한 자질들을 경험하면서 초의식 속에 살고 있는 내적 잠재력에 대한 새로운 자각으로 열려진다. 내담자는 바로 직전의 낮은 무의식 단계(D)에서 작업했던 강도와 깊이 만큼에 해당되는 절정경험(peak experience)를 가질 것이다. 이 단계에서 해소된 에너지와 하위성격들의 통합이 일어난다.

끝으로 이 회기작업의 특징과 학습이 "기초하강(grounding)"이라고 불리우는 창조적 통합 속에서 일상생활 속으로 적용된다. 이 "기초하강" 곡선은 내담자가 회기 중에 성장을 실현한 결과로 인해 시작의 A 기초선보다는 더 높은 새로운 기초선으로 되돌아온다.

이 모델의 중요한 특징 한 가지는 C의 첫 번째 윗쪽 주기이다. 내담자의 호소문제에 촛점을 맞추기보다 정신통합 안내자는 낮은 무의식 속에서 내담자의 작업의도를 활성화하고 작업 목표를 제공하는 내담자의 잠재력을 탐색한다. 이 가정 역시 내담자가 진정한 문제를 정의하도록 돕는다: 이 시기에 개인의 잠재력의 성장을 막고 있는 것이 정말 무엇인가를 정의한다. 우리 모두는 여러 가지 신경증들을 지니고 있다. 그러나 우리는 구체적 성장 단계를 향해서 발전하는 것을 막고 있는 것들을 다루기를 도울 필요가 있다. 물공포증이 도시생활을 하는 사람에게는 별로 방해되지 않겠지만 만약 해저생물연구자에게는 이 문제를 다룰 필요가 있을 것이다.

그리고 이 경우 치료 목표의 관점은 물공포를 극복하려는 작업을 동기화시킬 것이다.

이 모델의 또 다른 특징은 더 큰 주기의 둘째 높은 단계(E)로서 이 단계에서는 내담자는 높은 무의식 속에 이미 살고 있는 자질과 패턴을 계속 접촉하는 단계이다. 구체적 기술훈련이나 정보 이외에 외부에서 첨가될 것은 아무것도 없다. 자질은 환기되고 개발될 필요가 있다. 그러나 그것들이 내부에서 발견되어질 것들이다. "아무도 당신에게 무언가를 줄 수 있는 사람은 없다. 그러나 당신의 지식의 계명 속에서 이미 있는 것이지만 그러나 반쯤 졸고 있는 것이 바로 그것이다(Gibran, 1960, p.56)."

이 주기들을 보는 또 다른 방법은 정신통합의 기본과정을 보여주는 4가지 질문을 통한 방법이다. 나는 그 질문들을 회기 동안에 참조 기준으로 사용한다. 내 자신을 위한 안내를 위해서 내적으로 그리고 내담자에게는 외적으로 사용한다. 다음 실습은 이 4가지 질문에 의한 것이다.

====

❖ 실습 : 정신통합과정 ❖

당신이 좋아하는 크기의 종이 4~5장과 오일파스텔, 색연필 또는 크레용 등 그림그리기 재료들을 준비하시오. 편안한 자세에 바르게 앉아서 눈을 감으시오. 잠시 단순하게 숨쉬면서 당신의 몸이 쉬도록 하세요.

이제 당신의 감정들과 생각들을 빠르게 관찰하세요. 감정과 생각들이 거기 머물게 하고 또한 쉴 수 있도록 하세요.

이제는 당신 내부의 어떤 장소, 당신을 열 수 있고 받아들일 수 있고 담을 수 있는 장소를 찾으세요; 당신 내부에서부터 나오는 반응들을 수용할 수 있는 그런 장소들을 찾으세요. 다음이 첫 질문을 심사숙고할 때 당신이 그 장소 속에 머물도록 허락하세요.

1. 이제 당신 자신에게 물으세요 : "나는 내 삶의 어디쯤에 있습니까?" 이것에 반응해서 이미지, 감각, 감정, 사고들을 떠오르도록 허락하세요... 단순히 그것들을 관찰하세요... 당신이 느낄 준비가 되면 그 반응들을 종이 화면에 붙잡아내는 방법, 색깔들, 형태들, 상징들 또는 그림들의 방법을 발견하세요. 당신의 눈을 뜨고 그림을 그리기 시작하세요.

   그림이 끝나면 그 그림을 놔두고 다시 한번 눈을 감고 신체, 감정 및 사고들을 평정하세요. 그리고 다시 조용한 수용의 시간을 가질 장소를 찾으세요.

2. 이제 당신 자신에게 물으세요 : "지금 내 삶에 떠오르고 있는 것은 무엇인가? 나의 다음 단계 삶은 무엇인가?" 그 무엇이든지 이미지, 감각, 감정, 그리고 생각들이 떠오르든지 그것들을 믿고 지켜보세요. 당신의 그 반응들을 종이 위에 나타내는 방법을 발견하고 그림을 그리세요.

   그림그리기가 끝나면 그림을 놔두고 다시 당신 내부의 조용한 장소로 되돌아가시오.

3. 이제 당신 자신에게 물으세요 : "내 삶에 장애되는 것이 무엇인가? 무엇이 나를 움츠리게 하는가?" 이 반응들을 관찰하고 그림을 그리세요.

4. 이제 당신 자신에게 물으세요 : 나는 다음 삶의 단계를 위해서 그리고 나의 장애를 극복하기 위해서 무엇을 발달시킬 필요가 있는가? 나의 삶에서 필요한 자질은 무엇인가? 시간을 가지고 이에 반응하는 이미지, 감각, 감정들이 나오도록 허락하세요.

무엇이 나오든지 간에 믿고 관찰하고 그림으로 그리세요.

이것이 끝나면 당신이 그린 그림 4가지를 살펴보고 거기에 무엇이 나왔는가 주목하세요. 당신은 아마도 각각의 그림에 반응하고 느낀 점과 생각한 점에 대해 기록하기 원할 것이다. 그리고 친구나 안내자에게 그 그림에 대하여 나누기를 한다. 만약 그중 어떤 것이 당신에게 특별히 의미 있는 것이 있다면 당신의 집 어디에 벽에 그 그림을 붙여놓고 그 그림이 당신에게 계속해서 영감을 주도록 하는데 이용할 수 있다."

====

이제 당신은 자신에 대해 이런 질문들을 탐색할 기회를 가졌으므로 정신통합의 주기와 개인회기의 차원에서 다음 4단계들을 살펴보자.

1. *나는 내 삶에서 지금 어디 있는가?(또는 나는 현재 누구인가?)* 이 질문이 기초선에 해당하는 것이고 낮은 무의식으로 확대되는 첫째 단계이다. 왜냐하면 만약 장애스런 문제가 있다면 그것들이 이 질문에 대한 반응에 나타날 것이기 때문이다. 이 질문은 개인으로 하여금 개인 삶의 전체를 살펴보고 파악하며 자기자각과 수용을 통해서 변형작업을 시작하도록 허락한다.
2. *지금 나에게 무엇이 떠오르고 있나?(또는 나의 다음 단계는 무엇인가? 또는 지금 이 시점에서 나의 잠재력은 무엇인가?)* 이 질문들은 그 개인이게 무엇이 가능한가에 대하여 나의 무의식에서부터 무엇이 떠오르나에 대하여 일견이나 더 큰 견해를 갖도록 하면서 앞서 주기그림의 첫 단계인 위쪽 곡선 C주기 속으로 옮아간다. 이런 질문이 한, 두 가지 이용되는 이유는 한 질문에 대해 구체적 대답이 중요한 것이 아니라 여기서 추구되는 것은 바로 방향성이기 때문이다.
3. *가로놓인 장애는 무엇인가?(또는 나를 움츠리게 하는 것이 무엇인*

가? 나는 나 자신을 어떻게 가로막고 있는가?) 또 다시 이런 질문이 사용되는 이유는 우리는 이 질문에서 지금 낮은 무의식 안에 묻혀있는 장애, 그리고 나의 잠재력을 가로막고 있는 패턴들, 공포, 억압들을 추구하고 있기 때문이다. 이것은 변형을 위한 막바지 단계로서 신념과 하위성격에 촛점을 맞추어 낮은 무의식 단계로 옮겨가는 주요한 아래 쪽 곡선의 주기이다.

4. *나의 다음단계로 나아가기 위해서 발달시켜야 할 필요가 있는 것이 무엇인가?(또는 나의 잠재력을 실현하기 위해서 필요한 것이 무엇인가?)* 여기에 필요한 자질들이 추구되어야 하고 이것들은 용기, 강한 의지 또는 선한 의지, 수용성, 자유, 또는 신뢰 같은 것으로서 높은 무의식에 있는 것들이다. 이 질문에 대한 반응으로 그려진 그림들은 흔히 아름답고, 황홀하고 그리고 환기적인 것이다. 어쩌면 이 질문들은 우리를 특히 이전 단계의 장애탐색을 따라가면서 거의 자동적으로 우리를 높은 차원의 무의식 속으로 데려간다. 흔히 여기에 필요한 자질들은 우리의 장애 속에 잠자고 있다. 그 자질에 발견되고 경험될 때, 그 자질들을 일상적 삶 속으로 가져가는 실천방법들을 고려하면서 개인 속에서 "기초하강(grounding)"이 일어난다.

나는 종종 워크샵이나 개인회기에서 참가자들이 4가지 질문들에 반응해서 그림을 그리도록 하기 위해서 이 질문 방법들을 사용한다. 워크샵에서 항상 나도 한 세트의 그림을 그리고 반드시 그 경험으로부터 오는 새로운 통찰과 가치를 발견한다. 지금 이글을 쓰는 순간에 나의 다음 단계는 이 책을 완성하기를 상기시키는 지난 나의 워크샵 그림시리즈 중의 두 번째 그림이 내 책상 위에 걸려있다.

이 질문방법들은 어떤 회기 내에서 그 진행과정을 검토하고 다음 단계에 필요한 것을 결정하기 위해 내적으로 안내하는데 사용될 수 있다. 이것들은 그 주기에 맞게 좀 추상적 지도를 사용하여 구체적으로 회상하는 방법을 제공한다. 이 사용방법들은 부록의 회기 기록에 나타난다.

적용의 고려사항

어떤 사람이 자기-불신과 낮은 포부 때문에 우울할 때 이미지, 힘의 경험, 지혜 또는 다른 고차원의 자질을 불러 일으키는 방법을 통해 우선적으로 초의식 속으로 들어가는 것이 유용하다. 이 자질들은 장애스런 어려운 문제를 다루는데 있어서 지지와 희망을 준다. 흔히 정신(영)적 각성의 결과로 문제들이 나타나고 그리고 이 문제들은 이런 절차로 완화된다. 초의식의 경험들과 높은자기의 가능성은 정신통합 전체과정을 위한 긍정적 패턴을 수립해 준다. 어떤 한 여성이 그녀의 첫 번째 회기에서 산 정상에서 현자의 이미지를 발견하여 그 깊은 타당성과 그 촉진적 의미를 알아냈다. 이 이미지는 그녀로 하여금 자기 가치감과 자신감을 느끼도록 만들었다.

무엇이 먼저 나오든지 간에 모든 요소들이 장애를 통해 낮은 무의식차원으로 내려가 작업하고 통합과 잠재력을 발달시키기 위해 높은 무의식차원의 작업 두 가지 요소가 포함되는 것이 중요하다. 물론 한 차원의 작업이 한 회기 이상 확대된다 하더라도 아무 상관없다. 전체(Whole) 인간으로서 이후에 더 이상 문제를 일으키지 않고 잠재력을 활용하지 못하는 상태로 남아있지 않고 더 큰 통합으로 나아가기 위해서 이 두 가지 방향의 각각 균형을 갖는다. 그 밖에 더 높은 무의식이 낮은 무의식 작업을 감행하는 용기를 주는 원천이 된다. 적어도 낮은 무의식 영역으로 간단한 답사하기 정도라도 낮은 무의식 작업을 진행시켜야 한다.

앞서 언급했듯이 "높은" 그리고 "낮은" 무의식 영역의 사용은 심상의 방향감각에서 모든 사람이 가지고 있는 것이다. 내가 작업한 내담자 두 사람이 낮은 차원의 심상을 통해서 초개인적 에너지와의 접촉을 하고 있는 것 같았다. 한 사람은 바다 밑을 탐색하고서 바다 밑바닥에서 존재(Being)의 맥박, 그녀가 경험한 우주공간의 맥박을 발견했다. 다른 한 사람은 지구 중심에서 힘과 지혜의 강력한 모습에 도달했다. 비록 그 심상은 바다, 땅 같은 낮은 곳의 이미지 일지라도 그 작업은 초의식 영역의 윗부분의 주기로 반전되고 대치될 것이다.

내가 다음 단계에 어디로 옮아갈지 확신이 없을 때 또는 전체회기의 어떤 부분이 빠진 것 같을 때 나는 한 회기에서도 이 주기지도를 사용한다. 나는 우리가 낮은 무의식과 높은 무의식을 모두 탐색했는지 아닌지 또는 이 두 곳의 에너지를 충분히 개인 삶 속으로 가져왔는지 아닌지를 검토한다. 또한 나는 먼저 나타나는 것에 주목하고 그것이 제일 중요한 순서인지를 반문한다. 나는 특정 개인이 낮은 무의식이나 높은 무의식 속으로 들어가기를 저항하는 지를 관찰하고 내가 어떻게 하면 내담자가 좀더 열려지도록 촉진할 것인가에 대한 방법을 숙고한다. 이 지도는 또한 한 회기에서 다음 회기로 가는 계획을 짜는데 도움을 주고 다음에 어떤 일이 일어나야 할 필요가 있는지를 예측하는데 도움이 된다. 한 회기가 주로 위나 아래 어느 반쪽의 주기에 머물러 있을 때 그 다음단계는 다른 반쪽 단계로 옮아갈 필요가 있다. 나는 개인적으로 그리고 안내자로서 내 자신의 과정을 자각하는데 이 회기 주기지도를 사용한다. 나는 높은차원의 작업을 회피하고 낮은 차원의 작업을 즐기는 경향이 있는가? 또는 초의식 속에서 나를 잃고 일상적 삶에 그 통찰의 토대 마련하기를 잊고 있는가?

때때로 회기 주기지도를 사용하는 것이 어떤 회기에서 일어나고 있는 것과 필요한 것이 무엇인지 이해하는 데 그렇게 충분히 도움을 주지 못한다. 그래서 나는 만약 내가 중요한 요소를 잊었다면 P-I-P 조리법에 의존한다.

2. P-I-P 조리법

대부분의 개인회기는 다음 3가지 요소들을 가지고 있다: 회기 전체차원의 목표와 회기차원의 목표; 이 목표를 위한 내담자의 작업의도와 안내자의 작업의도; 그리고 기법과 개입선택을 위한 계획. 이 세 가지는 상호관련적이고 상호반영적이다; 만약 내가 한 가지라도 소홀히 한다면 한 회기전체가 유지되지 못할 뿐 아니라 나머지 요소들이 스스로 잘 기능하지 못할 것이다. 만약 목표가 없다면 의도가 어떻게 작용하겠는가? 목표의 방향 없이, 목표를 수행하는 의도없이 어떤 계획이 무슨 소용이겠는가? 회기 초기에 의식의 수준에서 이 3가지 요소를 의식할 필요가 있다; 회기가 진행됨에 따라 그것들이 강화될 필요가 있는지 또는 변화하는지를 알아보기 위한 검토가 필요하다.

목표(P)

목표는 삶에 있어서 중요하듯이 한 회기에서도 P-I-P의 첫째요소로 중요하다; 이것은 의미와 방향성, 즉 경험과 선택이 이루어지는 맥락을 제공한다. Assagioli(1974)는 그의 책 '의지의 행위' 에서 목표단계가 가장 우선적이고 본질적 단계라고 생각했다. 그는 우리가 성장과 웰빙을 발견하고 잘 지도하기 위하여 무의식적 충동과 의식적 이성을 지지하도록 우리의 동기, 가장 높은 동기를 검토할 것을 제안하였다. 목표란 "[그] 위대한 진화적 충동을 앞으로 가져다가 육성시키는"(p.146) 이런 동기들을 포함한다.

목표란 한 지점의 결승골보다는 더 먼 것으로 생각된다. 왜냐하면 그것은 한 지점으로보다는 어떤 방향성을 의미하기 때문이다. 결승골은 목표의 행로를 따라 표시된 길 안내판 또는 마일리지일 수 있다. 나의 목표는 정신통합의 원리를 이 세상으로 가져오는 것이다; 나의 결승골은 아마도 이 책을 쓰는 것일 수 있다. 내가 나의 결승골에 도달했을 때 나는 내가 나의 목표에 따라 행동을 실천하고 있다는 것을 알고 만족한다. 그리고 또 다른 결승골을 만들고 이번에는 어떤 워크샵을 지도하고 또는 다음에는 또 다른 책을 쓰는 것이 된다. 목표를 이해하는 일은 삶과 정신통합회기에서 특정 결승점을 선택하도록 안내하는데 도움을 준다.

"동기(motivations)라는 측면에서 고려할 때 우리는 욕구 및 충동, 그리고 이성이라는 두가지를 구별하는 것이 도움이 된다. 욕구 및 충동은 무의식적일수도 있고 의식적일 수도 있다. 또 이것들은 대체로 우리를 자발적으로 행동하도록 "움직이는" 경향이 있다고 생각된다. 반면에 이성은 정말로 그렇듯이 반드시 의식적이어야 하고 인지적 측면을 지녀야 한다. 이성은 결승에 대한 분명한 견해, 결승의 가치인식, 그리고 결승점에 도달하려는 의도를 가정한다. 개인은 욕구 및 충동에 대한 합리성을 검토하고 그리고 그것들을 이성으로 변형시킬 수 있다."

– *Assagioli* –

우리의 목표의식은 이성적이고 단선적이고 인과관계적 사고를 너머설 필요가 있다. 목표의식은 상상적이고, 직관적이고, 환상적 측면을 가질 필요가 있다. Gregory Bateson(1967)은 다음과 같이 경고했다: "예술, 종교, 꿈 등과 같은 현상들에 도움이 되지 않는 단순한 목적의 합리성은 삶에 있어서 반드시 병리적이고 파괴적이다." 그 이유는 "삶이란 우연성의 상호 연결 회로에 의존되어 있고 반면에 인간이 목적을 정향할 때 인간의 합리적 의식은 그 우연성의 짧은 회로 밖에 볼 수 없기 때문이다(p.146)." 다른 말로 표현하면 우리는 "우연성 회로"의 전체, 전체 그림을 볼 수 없고 대신에 즉각적 목표에 도움이 되는 우연성의 "그런 짧은 회로"에만 매달려 자각의 촛점을 맞추는 경향이 있다. 우리의 목표가 포괄적이고 광범위 할수록 더 좋은 것 같다. 예술, 종교 및 꿈 들은 자기(Self)의 목적에 맞추어 우리의 목적의식을 초의식 속으로 확대하도록 돕는다.

결승점, 목표, 및 더 큰 목표

한 회기 내에서 우리는 보통 특정 결승점을 가진다; 그것은 전체적 회기목표를 위한 길 안내판이다. 그 후에 회기목표가 점진적으로 나타내는 개인의 삶의 목표에는 더 큰 목적이 적절히 표현되면서 개인의 초의식 속에 반영된다. 삶의 기본적 목적 개념을 갖는 것은 우리로 하여금 우리 자신의 잠재력을 향해 문을 열게 할 수 있고 우리의 능력들을 매우 창조적이고 사회적으로 건설적 방법으로 사용하는 도전을 할 수 있게 한다. 개인회기목표가 이러한 더 큰 목적에 기여하는 것으로 나타날 때 안내자와 내담자는 회기작업의 의미를 알고 고무되며 그들의 충분한 자원들이 생기게 하는 경향이 있다. 목적에 대한 더 큰 전망은 어떤 욕구가 일어나든지 간에 장애들을 제거하고 하위성격들을 통합하는 구체적이고 직접적인 과제를 활성화시킨다.

비록 안내자와 내담자가 회기 일정표를 가지고 있거나 회기의 잠정적 목표는 가지고 있다 할지라도 안내자와 내담자 둘은 회기목표를 의식하지 않는다. 회기목표는 회기 속으로 잘 통합될 때까지는 개인의 높은 무의식 속에 머물러 있는 것 같다. 안내자와 내담자의 임무는 그 회기목표를 발견하고, 그것을 의식으로 가져오는 일이다. 그들이 적절한 목표를 발견할 때까지 여러 가지 가설적 목표를 시도한다 해도 외부로부터 어떤 목표를 가져오지 않는다.

그러면 목표는 어떻게 발견되는가? 흔히 목표는 개인의 관심과 주제로부터 자연스럽게 떠오른다. 안내자는 회기에서 나타나는 목표의 가닥을

잡기를 기대하면서 표현되는 내용들을 철저히 경청한다. 목표는 개인의 선택능력을 개방하고, 특정장점을 개인 삶 속으로 좀더 가져오고, 사랑하는 능력을 개발하고, 직업을 발견하고, 또는 창조와 기쁨에 방해되는 장애를 제거한다. 목표가 파악될 때 그 목표는 개인에게 편안한 차원으로 구체화 시킬 수 있다. 안내자는 "당신이 좀더 창조적이 될 수 있도록 (당신의 배우자와 더 나은 관계를 갖기 위해서, 또는 당신의 일이 무엇이든 간에 좀더 효율적으로 일하기 위해서) 이 문제를 작업하길 원하는 것 같이 보인다"라고 말할지도 모른다. 이 말이 맞습니까?"

어떤 경우에는 "오늘 회기의 목표를 무엇으로 삼겠습니까?" 여기서 무슨 일이 일어나길 원합니까? 라고 직접적으로 묻는 것이 적절할지도 모른다. 바로 앞 절에서 논의한 4가지 질문 중에서 두 번째 질문이 도움이 된다: 당신이 할 다음 단계는 무엇인가? 지금 당신 삶에서 당신을 위해 가능한 것이 무엇인가요? 그 개인의 대답은 아마도 회기목표를 명백히 기술하는 대답일 것이거나 또는 좀더 명료화시킬 필요가 있는 대답을 할지도 모른다.

목표가 분명치 않을 때는 내담자와 안내자가 절충적인 목표를 발견하여 작업한다. 안내자는 그 내담자가 다른 방향의 목표로 옮아가는 동안 그 목표가 분명하다고 믿고 한 방향으로 작업할 것이다. 예를 들면, 어떤 안내자가 내담자가 자기 아내와 화해하는 방법을 찾는 동안에 자기 아내를 떠나서 내담자 자신을 위한 회기목표를 숙고할 것이다. 때때로 그 목표가 암시적이어서 그렇게 언어화 할 필요가 없을지 몰라도 목표가 합의되었다고 잘못 생각하고 있는 것보다는 언어로 분명하게 기술하는 편이 더 좋을 것이다. 안내자들과 내담자들은 대부분의 사람들보다 타인의 마음읽기를 편파적으로 하지 않는다.

좀더 큰 비전의 맥락 내에서 좀더 영감을 제공하도록 개인은 편안하게 이해할 수 있는 깊은 차원의 목표를 추구하는 것이 도움이 된다.(당신은 제1장에 제시된 안내하기의 목표를 연습한 것을 상기할 것이다.) 어떤 사람이 체중을 줄이는 결정에 몰두하면서 도움을 구하려 할 때 체중감량의 목표를 탐색했고 그것이 더 큰 에너지와 가벼움으로, 건강하게 되도록 하는 목표도 발견했다. 그 개인의 성장의 측면에서 에너지와 건강을 회복하는 목표를 탐색하고 삶의 목표를 지지하고 생활을 위한 기초하강(grounding)에 대한 자각을 촉진시키는 것이 도움이 된다.

한 회기 내에서 자기의 구체적 문제를 탐색하거나 또 이를 위해 특별한 방법을 사용하기 위해서 목표설정을 하는 것이 도움이 된다. 예를 들면 어떤 안내자는 "지금 당신의 분노를 진정으로 표현하는 것의 목표는 무엇이지요?"라고 물을 수 있다. 목표를 설정하고 명료화 하는 것은 의미 있는 작업을 창조하는 일과 같이 심리를 개선하고 비동일시를 촉진시키는데 도움이 된다.

의도(I)

"어떤 동기(motive)가 만약 '움직이지' 않거나 어떤 목표를 추진시키지 않는다면 진정한 동기가 아니다. 그리고 동기의 방향은 의도(intention)에 의해서 방향이 지워진다(Assagioli, 1974, p.140)." 의도는 동기의 힘(power), 목표, 비전 또는 지적 이상을 향해 작업하려는 에너지의 의지성(willingness)이다. 의도는 그것을 향해 무엇인가를 하려는 결정이고, 개인 삶의 관심을 가동시키는 것이다(Bugental, 1978, p.83)." 의도는 성격부분들과 그로 인해 오는 불편함과 고통으로 인한 저항이 있음에도 불구하고 특정영역에서 배우고 성장하려는 동기화를 제공하는 회기에서 매우 중요하다. 이것은 회기작업에 통합되어지는 의지(will)의 원리이다.

"의도성(intentionality)이란 경험에 의미를 부여하는 구조를 말한다. 이것은 다가오는 미래의 가능성을 향해 우리가 할 수 있는 상상적 참여이다. 이것은 상호각자의 관계 속에서 우리 자신과 미래를 형성하고, 주형하고, 바꾸는 능력의 자각을 하게하는 그런 상상적 참여로부터 생긴다."

-Rollo May -

우리는 의도가 단순히 한 회기 목표를 합의할 때만 나타난다고 가정하지 않는다. 흔히 의도는 자각과 의식적 선택을 통해 환기되고 강화되어져야 한다. 의도는 지적이고 정서적으로 모두 함께 나타날 때 가장 강력하다. 어떤 개인에게 정서적으로 개입할 때 안내자는 아마도 이 문제가 해결되거나 잠재력이 실현되면 어떤 지적 의도를 가지고 그 사람의 삶이 변화될 것인가를 물을 것이다.

만약 어떤 사람에게 어떤 방향이 적절하다고 생각할 때 안내자는 아마 지금 삶에 대한 감정이 어떠하고 그 감정이 방해하고 있는 어떤 특정문제가 있는지, 그리고 삶의 부분이 어떻게 변화하길 바라는지를 질문함으로써 그의 정서적(emotional) 의도를 환기시킬 것이다. 안내자는 어떤 상황에 대한 억압된 또는 무시된 정서의 영향에 대해 더 깊이 체험하도록 도울 것이다. 정신(영)적 또는 초개인적 특성의 경험을 추구하는 갈망들은 만약 그것들이 의식화되고 타당화 된다면 정서적 의도성(intentionality)에 기여할 것이다. 에이브라함 매슬로가 우리에게 효과적으로 보여주었듯이 의도는 인간존재의 모든 차원에 존재하고 그리고 한 회기 내에서 치료목표를 작업하기 위해 이 모든 차원의 의도들을 어떤 것이든지 불러 일으킬 수 있다.

의도를 유발하는 것은 회기목표에 걸맞게 내담자가 자기 의지(will)에게 어떤 기회를 제공하는 일이며 높은 무의식으로부터 생기는 변화 및 성장과 함께 협동하기로 선택하는 일이다. 만약 내담자가 자기의 어떤 하위성격을 강하게 동일시한다면, 특히 가능성보다는 "해야 된다(should)"같은 부모적인 태도를 동일시하거나 또는 단지 반항적인 어린애 같은 태도를 동일시한다면 높은 무의식의 변화와 성장 같은 일을 하기 어렵다. 내담자는 의도를 요구하는 "나(I)"의 존재를 나타내야 하고, 마치 부당한 요구만 많은 시끄러운 어린애에 대해서 어떤 성인 어른같이 말하는 "나"의 존재를 표현할 필요가 있다("나는 네가 놀란 부분에 대해 알고 있다. 그러나 "너"는 앞으로 나아갈 의지를 가지고 있지?"). 이전 두 장에서 논의했던 비동일시하기의 예비안내는 내담자로 하여금 "나"와 의지(will)를 체험시키도록 도울 필요가 있을 것이다. 더 깊은 작업 목표가 표현될 때까지 이런 장애를 넘는데 여러 회기들이 필요할 것이다.

흔히 내담자가 어떤 회기에 찾아올 때는 이미 활성화된 작업의도를 가지고 온다; 무엇이 그 사람으로 하여금 여기 와서 작업을 시작하도록 만들었는가가 바로 그것이다. 한동안 개인적 각성과 성장에 대한 작업을 해 왔던 사람이 특정회기나 주제에 대해 가져올 일반적인 의도성을 개발해 왔을지도 모른다. 그것에 대해 이야기하고 더 깊은 체험을 함으로써 이 의도성을 지지하고 에너지화하는 일은 어쨌건 해로운 일은 아니다.

의도는 회기 내에서 어떤 문제를 푸는 방법에 대한 구체적 선택을 하기 위해 필요한 것이다. 선택의 시간에 내담자의 선호를 물으면 내담자는 회기과정을 책임지는 자기 존재를 경험하면서 선택의 의도가 활성화 된다. 다음과 같은 선택이 제공된다: 당신의 분노 속으로 들어가거나 또는 당신 속에서 무엇이 그 분노를 일으키는지에 대한 상황관찰을 하는 것 중 어떤 것이 당신에게 더 도움이 됩니까? 내담자가 어떤 선택을 하던지 그 사람은 선택이 이루어지지 않을 때보다 더 에너지를 가지고 회기에 참가할 것이다. 비록 안내자가 취할 다음단계에 대한 강한 감정을 가졌다 하더라도 선택은 일반적인 방법으로 주어져야 한다: 무엇을 하기 원합니까? 이 문제에 더 깊이 들어갈 의지를 가지고 있습니까? 이 문제를 가지고 다음 단계로 더 깊이 들어갈 의지를 가지고 있습니까? 이것은 구체적 형태를 사용해서 촛점을 맞추지 않고도 일반적 의도성을 유발시킨다.

선택의 방향에 대한 결정에서 안내자는 그 선택을 위한 동기에 대한 질문을 함으로써 의도를 강화하고 명료화 한다. 안내자가 그 선택에 동의하느냐, 않느냐와 관계없이 왜 그 선택이 최선의 것이고, 그것에서 내담자가 무엇을 배우기를 바라는지, 누가(어떤 하위성격) 그 선택을 하고 있는지를 묻는 것이 도움이 된다. 그 선택은 역시 목표로 되돌아가서 목표는 선택의 참조 기준이 된다: 그 선택이 그 방향으로 이해하면서 선택을 할 때 그 의도는 그 뒤따르는 작업을 위해 강력한 지지력을 제공해준다.

계획(P)

정신통합과정에 중요한 P-I-P의 세 번째 처방은 계획(plan), 즉 그 회기목표를 달성하려고 사용하는 책략과 방법이다. 계획이란 개인이 표현한 선호와 선택에 관계된 가장 효과적이고 중요한 직관적 육감과 이성적 평가에 기초한다. 즉 계획이란 내담자가 과거 경험한 것에 기초한 책략과 방법이다. 계획은 회기가 진행됨에 따라 재수정되기 쉽다: 만약 어떤 접근방법이 효과적으로 보이지 않는다면, 회기목표가 명료하고 그 의도가 존재한다고 확신한 그 후에 안내자가 다른 방법을 시도한다.

작업의 형태는 만약 목표가 분명하다면 그 실천보다 훨씬 덜 중요하다. 만약 인내와 촛점을 가진 실천이라면 어떤 정리된 의도, 어떤 합리적 계획이 평상적으로 잘 작업된다. 그 이유는 여러 가지 방법들은 유사한 문제들에 대해서 똑같이 좋은 결과를 가져오기 때문이다. 하나의 계획은 작업응집력을 주고 안내자와 내담자 모두가 옆길로 빠지거나 내용 속에서 방황하지 않도록 지키는데 도움을 준다. 반면에 우리는 어떤 계획에 엄격하게 집착함으로써 모호성과 방황에 대한 반동형성을 피하길 원한다. 엄격한 계획과 방황 이 두 가지의 극단성 사이에 균형이 취해질 필요가 있다. 안내자와 내담자가 이런 상호작용이 전개되는 과정에 충분히 주의집중 하도록 선택된 작업의 형태들이 그 방법이며 단계들이다.

어떤 특정 회기목표를 달성하기 위해 사용되는 계획의 예를 들어본다. 한 여성이 여러 가지 삶의 선택의 기초가 되는 내적가치들을 조사하기 위해서 그녀와 교회와의 관계 그리고 신(god)과 그녀의 관계를 분명하게 하기를 추구한다. 그녀는 교회의 명령과 신의 촉구감에 대해 혼동스러워 해왔고 그래서 이 둘 사이를 분별할 필요가 있다. 그녀는 분명히 이 어려운 문제를 다루려는 강한 의지를 가지고 있다. 한 가지 계획은 한 의자에는 그녀의 상상의 신(god)을 앉혀놓고 다른 의자에는 교회를 앉혀서 이 둘을 대화하도록 하는 것이다. 또 다른 계획은 의자 없이 이미지로 이런 대화를 이끌어가는 것이다; 충분히 안내된 환상은 높은 차원의 지혜의 상징에게 자문받기 위해서 산에 올라가서 이런 이미지 작업을 하는 것이다. 퇴행기법은 이런 갈등의 밑바닥에 있는 내담자의 부모문제를 작업하도록 돕는 일이다. 또 다른 방법은 객관적 방법의 심리를 사용하여 교회와 신과의 관계, 그 관계를 그 사람이 어떻게 체험하고 있는지 그리고 각각의 가치에 대해 토론하는 것이다. 계획의 선택은 이 사람의 장점에 기초를 두고서 어떤 특징 또는 어떤 측면을 개발해야 될 필요가 있는지를 그 사람의 적절감, 그리고 적어도 안내자의 선호도와 기술의 영역에 기초하여 이루어진다.

계획은 모든 차원의 의식과 개인의 모든 자원들이 회기작업과정에 참여하도록 보장하는 방법과 [그림 6]의 회기주기에 대한 자각이 포함될 것이다. 그렇게 하는 방법은 목표를 명료화하고 의도를 유발시키는 일이다.

그것은 하위성격들의 통합 그리고 신체, 감정 및 지성의 통합에 관련될 것이다. 최선의 상태로 그것은 정신통합작업의 일반적 목표인 즉 개인이 "나(I)"자기로 깨어날 수 있는 능력을 주고, 의지를 활성화하고, 나름대로의 방법으로 높은 무의식과 자기(Self)의 에너지를 접촉하게 하는 그런 목표에 헌신하는 일일 것이다.

추상화와 개입

계획은 안내자의 추상적 개념 또는 작업가설에 기초하여 개입되는 순간순간의 선택을 포함한다. 이런 추상적 개념은 회기의 목표, 다음 단계에 필요한 것, 떠오르는 것, 과정이 진행 어디쯤 와 있는지, 등을 포함한다. 추상적 개념은 새로운 정보의 추가, 목표의 명료화를 위한 안내자의 질문, 제언 그리고 요구를 함으로써 그 타당성들을 검토해갈 때 그 회기과정에서 변화할 것이다. 따라서 개입계획은 변화해야만 한다.

추상적 개념은 다소 의식적이다. 그러나 나는 흔히 내 이성 속에서 만큼이나 내 신체 속에서 내 자신의 추상개념을 체험한다. 내가 신체적 그리고 정서적 데이터 속에서 얻은 자료들을 가지고 내 이성 속에서 그에 해당하는 추상적 개념을 공식화하고 의식화 한다. 비록 그것이 때때로 말로 표현할 수 없는 개념일지라도. 내 안내 및 개입의 선례이기도 하며, 나의 성격의 부분이기도 한 것으로 내가 나의 추상적 개념을 의식화를 할 때 나는 내 직관과 "뱃장 수준의 감정"을 배제하고 논리적인 자동조작화가 되곤 했다. 그리고 나서 내가 깨달은 것은 나는 항상 내가 한 일에 대해서, 진정으로 보고 체험하고 획득한 것이 별로 없는 그런 추상적 개념만을 가졌다는 것이었다. 내가 나의 추상적 개념을 명료화하기 원했을 때 나는 내 정신통합 작업이 좀더 풍요롭고 응집력 있다는 것을 발견했다. 왜냐하면 그것이 나의 의식적 추상개념에게 나의 직관과 인상을 위한 하나의 도식적 틀을 제공했기 때문이었다. 나는 좀더 이완됨을 느꼈고, 내가 내담자에게 그들의 작업을 위해 명료성과 안정성을 제공해준 내 자신에 대해 확신감을 느꼈다.

한편 추상개념을 확고히 가지는 것과 그것과 병행하는 정신통합 개입들을 기술적으로 선택하기 그리고 반면에 만약 목표에서 벗어나거나 미숙하다면 쉽게 포기될 수 있도록 추상개념과 비동일시의 상태로 남는 것 사이의 미묘한 균형이 있어야 한다. 때때로 내 추상개념이 회기목표를 빗나갈 때 그리고 그 추상개념이 내담자 마음의 직관과 경험에 대해 저항을 일으킬 때 나는 해석하는 경향을 가지고 있다. 이 경우 내담자의 인내와 안정성이 내 내담자에게 중요한 작업주제로 직면케 하는 기회를 제공할지도 모른다. 그러나 어떤 사람을 밀어 부쳐서 나의 관점에 도달하게 만들고, 그러기 위해 내 지혜를 "탐사하기"를 시키는 것은 분명히 회기목표에 공헌하는 일은 아니다.

모순되게도 만약 안내자로서 내가 추상개념에 집착하지 않거나 그 타당성을 고집하지지 않는다면 내담자가 저항하는 상황에서도 훨씬 안정되어 있을 수 있다. 내가 추상개념을 확고히 유지하길 원하던 또는 필요에 따라 비우기를 원할 때건 나는 내 추상개념을 조사하는 기회를 갖는 셈이다. 이 기회는 내 추상개념이 빗나가는 때를 알고 또 무엇이 진행되고 있나를 새롭게 이해하도록 개방되게 한다.

안내자의 추상개념을 내담자와 함께 논의하는 것은 어떤가? 이것은 목표에 맞는 개입이 선택될 필요성과 같이 매우 도움이 되는 일이다. 나는 어떤 내담자가 자신의 지적발달의 필요성을 위해서 어떤 하나의 추상개념을 토론하기로 결정한다. 나는 개인이 비동일시 할 필요가 있다고 가정된 하나의 추상개념을 논의하는 일이 도움이 된다고 생각한다. 나는 어떤 회기과정이 끝난 후에 그 개인이 정신통합 원리들과 실제를 전체적으로 이해하도록 촉진시켜서 그것들을 따로 또는 다른 것과 함께 사용할 수 있도록 하기 위해서 나의 추상개념에 대해 의견을 나눈다.

반면에 내가 알기로 내담자가 지적으로 어떤 추상개념을 너무 동일시하기 때문에 직접적인 체험이 필요하다고 생각하면 나의 추상개념에 대해 토론하지 않기로 작정한다. 그 이유는 그 사람이 나의 "권위"에 너무 취약하다고 생각하기 때문이다. 그리고 내 추상개념이 내담자의 저항에 관련되어 있을 경우에도 나의 추상개념을 논하지 않는다. 왜냐하면 그런 논의는 좀더 많은 저항을 일으키고 아마도 나와 내담자 사이에 힘겨루기의 결과를 가져올 것이기 때문이다. 어떤 개입으로 인해서 안내하기 원리는 그 순간에 개인의 성장과정에 최고로 기여하는 어떤 것이다.

나는 타인을 슈퍼비존하거나 내 자신의 안내하기를 평가할 때 도움이 되는 추상개념과 개입을 발견한다. 그것은 회기의 어떤 순간에서든지 안내하기에서 개인내적과정을 명료화시키는 하나의 손쉬운 방법으로서 회기과정에서 진행되는 모든 것들을 논의하는데 개념의 틀을 제공한다.

기초하강

[그림 6]의 회기의 주기에서 보았듯이 기초하강하기(grounding) 즉 한 회기에서 얻은 학습 성장을 현실의 일상생활로 가져가는 일은 회기계획의 지극히 중요한 부분이다. 이것은 회기시작과 문제진술이 현실 생활자료와 관련되어 기초선으로 결정되는 것과 관련되어 다시 기초선으로 돌아가는 것이다. 기초하강(grounding)은 자기발견에서 방출된 에너지와 명료성을 개인 삶과 지역사회의 삶에 구체적 방식으로 적용하길 추구한다. 개인은 구체적 삶의 상황을 위한, 특히 회기초기에 진술되는 문제들을 위해서 선택을 심사숙고하도록 격려된다.

기초하강하기란 말에 Assagioli(1974)가 구체적으로 적용한 심리적 원리인 "기술적 의지(skillful will)"라는 심리적 용어를 사용한다. 이 법칙들은 제 2장에서 요약되었다. 아래 표에는 이 법칙들이 기초로의 하강에 어떻게 적용될 수 있는지의 구체적 예를 제시된다. 심상, 자세(posture) 그리고 동작, 언어적 긍정, 그리고 새로운 행동의 실천들이 기초로의 하강하기에 기여한다.

3. 기초하강에 적용되는 아사지올리의 심리법칙

특히 강력한 회기를 마친 후에는 기초선으로 하강하기의 구체적 방법을 숙고하고 회기에서 배운 학습이 동화되는 시간을 허락하기 위해 다음회기까지 기다려야 할 필요가 있다. 내담자는 학습한 것을 적용하는 방법을 숙고하도록 자신의 시간을 갖도록 촉구된다. 각각의 회기는 이전 회기의 기초하강, 즉 회기과정의 전반적 이해를 증가시키고 그 작업을 통일하는 어떤 실천과 함께 시작된다. 이전 회기에서 나온 일상생활의 효과와 함께 개인의 전반적 성장의 단계가 다음단계의 지혜 속에서 때늦게 일어난다.

정신통합 회기작업 특히 심상안내 속에서의 작업은 회기종결의 단계를 너머서 지속된다. 개인의 의식적 참여 없이도 변화가 일어나고 이런 일은 보통 건강하고 만족스런 일이다. 우리의 성장과정에서 일어나는 모든 것을 의식할 필요는 없다; 더욱이 불가능한 일은 모든 것을 의식하는 것이 아마도 바람직하지 않을 것이다. 그럼에도 불구하고 기초하강(grounding)은 협동적, 촉진적 인자로서 이 자연스런 과정 속으로 의식적 심리와 의지를 가져온다. 그리고 그 개인은 자신의 삶과 성장의 중심부에 존재하는 경험을 성취한다.

	심리적 법칙	기초하강에 적용
I	이미지나 마음의 그림 및 관념은 이에 해당하는 신체적 조건과 외적 행동을 만들어내는 경향이 있다.	내담자는 삶의 상황 속에서 회기의 선택들을 실천하기를 상상한다.
II	태도, 동작, 및 행동들은 이에 해당하는 이미지와 관념들을 유발하는 경향이 있다; 그 다음에 이것들은 이에 해당하는 정서 및 감정을 유발하거나 강화하는 경향이 있다.	내담자는 삶의 새로운 특성이나 태도를 표현하는 가운데 입장을 취하거나 행동하고 있으며, 그리고 이것이 주는 느낌을 체험한다.
III	관념과 이미지는 이에 해당하는 정서와 감정들을 각성시키는 경향이 있다.	내담자는 긍정적인 정서상태를 유발시키는 지적 이미지, 즉 평온함을 나타내기 위한 평화로운 장면을 사용한다.
VI	주의집중, 흥미, 긍정 및 반복은 관념, 이미지 및 지적 공식화를 집중적으로 강화한다.	내담자는 하루일과 중 간간히 핵심 문귀 또는 선택의 긍정을 반복한다; 의도를 생기 있게 하기 위해서 그림들과 예술작업을 선택한다.
V	행동의 반복은 그것들이 무의식적으로 수행될 수 있을 때까지 더 많은 반복을 향해 충동을 강화하고 그 실행을 더 쉽게 더 잘하도록 만든다.	내담자는 학습한 것을 표현하거나 오래 묵은 습관을 변화시키기 위해서 선택된 행동들을 실습한다.

4. 지도, 조리법 그리고 현실

지독하게 꾸짖음을 받을 위험을 무릅쓰고 내가 우리 모두에게 상기시키고 싶은 것은 지도(map)는 실제 영토가 아니고 조리법(recipe)은 요리 자체가 아니라는 점이다.

지도는 실제영토 속에서 우리의 길을 발견하는데 도움을 주고 조리법(recipe)은 우리가 필요한 요리재료를 구해서 각각의 비율의 균형을 맞추도록 돕는다. 여전히 지도와 조리법의 영역을 너머서는 인자들이 있다. 관련된 사람들과 기후조건들 이 두 가지의 영역과 모두 관련시키는 인자들이다(별들의 위치, 한 해의 계절들, 달의 측면들을 언급하는 것이 아니며, 그 밖의 것들을 누가 알겠는가?). 지난 회기들, 개입과 상호작용들을 조사하는 가운데 처음으로 이런 공식(형식)들을 시도해 보라고 제안한다. 그리고 나서 만약 그것들이 명료하지 않고 혼돈된 것 같으면 항상 그것들을 집어치울 준비가 된 상태로 '현실적 시간'에 당신의 작업 속으로 가져가는 것이다. 그러나 그것들에게 작업의 좋은 기회를 주라. 왜냐하면 그것들은 많은 분야의 많은 안내자들에게 매우 유용하다고 증명되었으므로. 그것들은 또한 우리 자신의 작업과정을 이해하고 협동하는데 나에게 그리고 다른 사람들에게 도움이 된다.

제7장
의지 : 선택과 저항

내적 힘의 발달만이 자연의 위대한 힘을 놓쳐버린 인간이 자기 성취라는 것의 희생물이 되는 인간본질적 위험을 막아낼 수 있게 해 준다. 이런 내적 힘에게 가장 기본적인 것 그리고 우선권이 주어져야 할 것이 있다면 그것은 인간자신의 의지(will)라는 것으로 아직 실현되지 않은 어마어마한 잠재력이다. 의지의 훈련과 이용은 인간모두의 열망의 근본을 이룬다. 여기에는 두 가지 이유가 있다: 첫 번째는 인간성격 속에 있는 의지의 핵심적 위치 때문이고 인간존재인 바로 자기(Self)와의 밀접한 연결 때문이다. 두 번째는 모든 장애와 어려움에 직면해서 과업을 지속하고 의지실현을 위한 필요한 수단을 적용하는데 있어서 무엇이 행해져야 할지를 결정하는 것을 그것이 바로 의지(will)의 기능이다.

–Roberto Assagioli –

의지의 체험과 의지의 발달이 정신통합에 가장 기초적이다. 우리의 의지는 Huxley의 Brave New World에 나타난다. 즉 의지는 조건화된 자동적 존재로부터 우리를 떼어내준다. 진정으로 우리 인간은 조건화되기 쉽다. 그러나 우리는 의지의 기술적이고 조화로운 이용을 통해서 그 조건화를 초월할 수 있다. 그 이유는 의지란 정신통합 모델에서 의미하는 "나(I)"와 밀접히 동일시되어 있기 때문이다; 조건화란 우리의 환경의 영향이 우리에게 부과된 것이다. 그러나 "나"라는 존재는 여전히 그 자체를 표현할 수 있고 의지의 행위를 통해서 그 내적 방향을 표현할 수 있다.

William James는 19C 전환기에 바로 Assagioli가 정신통합을 개발하기 직전에 서구심리학에서 의지(will)의 존재를 "발견하였다." 비록 James가 의지의 존재를 과학적으로 증명할 수 없었더라도 그는 의지가 인간이 자유의지의 존재와 우리의 선택과 책임을 믿는 것이 인간의 삶에 유용하고 이롭다는 것을 발견하였다. "자유의 첫 번째 행위는 자유자체를 긍정하는 일이어야 한다(1890, 11, p.573)." 그래서 의지는 우리현실의 기초이다; 어떤 것이 이보다 더 중요한가? 몇몇 소수의 심리학자들이 그들의 사상에 의지(will)를 포함시켰다. 특히 그 유명한 Rollo May, Abraham Maslow, Carl Jung, 그리고 Victor Frakle, Roberto Assagioli 등이다.

다시 한번 의지에 대한 개념적 자료를 제시하기 이전에 그 주제를 경험하는 연습을 제공하고 싶다. 이것은 인간심리학이 어떤 측면에서 Assagioli가 취한 접근방법에 보조를 맞추는 일이다; 우선 직접적인 실존적 경험을 통해 그 현실성과 자연성을 발견하는 것이다.

"[삶은 이렇게 될 수 있다] 즉 삶은 하나의 반복적인 회전, 의무의 수레바퀴, 또는 의미 없는 활동의 회전목마가 될 수 있다. 신이 부여한 선택이라는 힘이 인간에게 동터오지 않는 한 인간은 운명의 수레바퀴 속에 묶여 있을 수 밖에 없다."

- Frances Wickes -

❖ 실습 : 의지의 경험 ❖

편안하고 이완되면서도 주의집중할 수 있는 자세를 찾아서 두 눈을 감으시오. 당신의 호흡이 조용해지는 것을 자각하도록 그리고 당신의 몸, 감정, 생각들을 이완시키도록 허락하시오. 당신 자신의 내부에 촛점을 두고 수용할 수 있는 장소를 찾으시오...

이제 당신이 그렇게 자각이나 선택이 없이 행동했던 최근 경험을 회상하시오. 즉 어떤 상황에 자동적으로 반응했던 때를 회상하시오. 당신이 당신행동에 편안하지 않았던 때, 그 후에 그 일어났던 일을 후회한 때를 선택하시오. 잠시 몇 분동안 그 경험을 풀어 놓으시오... 그 당시 당신의 지각의 범위와 특성에 주목하시오... 당신의 느낌은 어떠했나?... 당신 몸의 느낌은 어떠했나?... 당신의 사고과정은 어떠했나?... 당신의 자기 이미지는 어떠했나?... 준비가 되면 눈을 뜨고 이 경험에 대해서 노트에 쓰시오...

당신 내부의 수용적 자각의 장소로 돌아가시오. 지금 직전 경험이 사라지도록 허용하시오... 이번에는 당신이 많은 의식을 가지지 않고 행동했던 그러나 그 경험이 긍정적이었던 때를 회상하시오; 당신에게 일어났던 일과 당신이 행했던 일에 대해 좋은 기분을 느꼈다면 잠시동안 이 경험을 재경험하시오. 다시 당신이 세상과 당신 자신을 어떻게 지각했는지를 주목하시오... 당신의 느낌과 신체감각에 주목하시오... 당신의 사고과정에 주목하시오... 이 경험에서 나타난 당신의 자기-이미지는 무엇입니까?... 준비가 되면 눈을 뜨고 이 경험에 대해 노트를 하고 지난 번과 어떻게 다른지에 대해서 적으시오...

다시 시간을 가지고 당신의 주의를 모아서 먼저 기억들이 전경으로 부터 사라지도록 허락하시오. 이완하시고 다음 경험으로 준비하시오... 이번에는 상당한 자각과 의식적 선택을 가지고 행동했던 최근 기억을 회상하시오... 당신이 진정으로 충분히 의식적으로 어떤 상황이나 과정에 참가했던 기억을 회상하시오... 잠시 이 기억을 풀어 놓으시오... 당신의 세상지각과 자기 자신에 대한 지각이 어떠한지 주목하시오... 당신은 당신의 몸에 대해서 어떻게 경험하나?... 당신의 정서적 영역은 어떠한가?... 당신의 사고과정의 특성에 주목하시오... 당신의 선택에 대해서 어떤 저항이 일어나고 있는가?... 당신의 자기감(sense of yourself)은 어떠한가?... 이 경험에 대해서도 노트하고 다른 두 가지 경험과 유사한 점 및 다른 점이 무엇인지?...

바로 위의 경험에 대한 당신의 수용(감수성)상태로 돌아가기 위해서 몇 분 동안 몸과 감정을 이완시키고 안으로부터 나오는 기억으로 향해서 마음을 열어 놓으시오... 당신이 처음으로 신체적 활동이나 신체적 과제를 할 수 있었던 때의 신체적 숙달감의 경험을 회상하시오... 이 경험은 최근 일일 수도 있고 당신의 어린시절이 경험이어도 된다... 1, 2분동안 그런 때를 회상하고 그 경험을 나오게 한다... 무엇이 그 숙달감의 순간으로 이끌었는지, 이떻게 그 과제에 접근했는지 회상하시오... 당신이 노력하고 나서 얻은 숙달감을 얻었을 때 당신의 감정과 신체경험에 주목하시오... 어떤 생각이 당신 마음을 통해 움직였습니까?... 그 경험동안 그리고 경험 후에 당신의 자기감과 자기 이미지는 무엇이었나? 당신에게 비친 세상을 어떻게 보였나?... 시간을 가지고 이 경험을 구체적으로 내놓으시오. 그리고 난 후 그것을 글로 적으시오.

당신은 이 경험을 가지고 다음 단계로 나아가기 위해서 당신의 의지를 행동화했던 중요한 당신경험을 표현하는 한 가지 제스쳐 또는 일련의 동작을 발달시키길 원할 것이다. 당신이 경험한 의지의 특성을 표현하는 방식으로 당신의 신체를 움직이는 실험을 하고 이 연습에 주목하시오. 만약 다른 형태의 표현이 당신에게 더 호소력이 있다면 그리기 혹은 노래 속에서 경험이미지를 포착하시오. 이와 같이 예술적으로 어떤 중요한 경험을 표현하는 것(당신이 '예술가' 이건, 아니건 상관이 없다)은 그 의지의 특성을 좀더 구체적으로 당신의 생활 속으로 가져가는데 도움을 줄 수 있다.

이제 당신의 체험과 그것을 글쓰기와 또 다른 표현 형태로 나타낸 방법들을 뒤돌아본다. 당신이 목격한 특성, 당신이 의지의 특성이 무엇인가? 의지(will)라는 것이 단순히 결심, 고정관념적으로 '굳게 닫힌 윗 입술' 인가? 또는 당신 경험에서는 의지의 다른 측면이 있는가? 제3, 제4의 기억을 통해서 의지적 행위들이나 그 과정들 속에서 당신이 취하는 단계들에 주목하시오. 만약 Assagioli와 다른 정신통합심리학자들이 발견한 것들을 읽기 전에 시간을 가지고 위와 같은 질문들을 숙고한다면 이 일은 당신이 의지를 이해하고 의지의 이용하는 일을 발달시킬 것이다.

====

1. 의지란 무엇인가?

Assagioli(1974)의 The act of will이란 책에서 그동안 안타깝게도 무시되어 왔던 주제인 의지(will)에 대해 그가 발견해 낸 사실은 인간의지에 대한 연구는 이제 겨우 시작에 불과하다고 강조했다. 수많은 현상학적 연구들이 사람들은 의지를 어떻게 경험하는지, 그것이 어떻게 작용하는지, 그것이 언제 의식되고 언제 의식되지 않는지, 그것이 충동이나 본능과 어떻게 다른지 그리고 의지가 이 의지 에너지들을 우리 속에서 어떻게 조화롭게 하는지에 대해 연구 될 수 있다. 나는 여기서 내가 요약한 글들이 적어도 여러분의 흥미를 자극하여 여러분이 의지(will)에 대한 Assagioli의 첫 번째 책과 다른 도서목록에 있는 몇몇 책을 읽어보도록 희망한다.

Assagioli는 너무 많은 사람들이 의지에 관해 연상하는 왜곡된 개념의

"의지 힘(will power)"에 대해 관심을 가졌다; 그것은 꽉 다문 턱과 굳게 다문 윗 입술 등의 왜곡된 이미지를 가진다는 것이었다. 그는 의지의 행위를 수행하기 위한 "불(fire)" 또는 강도를 제공하는 의지의 한 측면으로서의 강한 의지의 가치를 강조했다. 그러가 그 강함은 "매우 직접적이고 분명한 책략보다는 매우 효과적인 노력의 최대 경제성을 가진 능력"(1974, p.47)으로써의 기술(skill)에 의해 균형 잡혀야 한다고 했다.

> 의지의 가장 효과적이고 만족한 역할은 직접적인 힘이나 세력의 원천으로서가 아니라 사령관의 존재로서 우리 존재 그리고 그 모든 기능들을 자극하고, 규제하고, 지도할 수 있고 우리를 우리의 이미 결정된 목표를 향해 인도할 수 있는 원천으로서의 역할이다(1974, p.47)."

그래서 기술적인 의지(skillfull will)란 다이어트 하는 사람이 음식욕구를 다른 어떤 감각적 만족 또는 정서적 만족을 주는 활동인 목욕, 댄스, 또는 애완용 곰 껴안기 등의 조작적 행동으로 대체시켜 주는 것을 돕는 것과 같다.

그러나 만약 의지의 제3의 측면인 선의 의지(goodwill)가 발달되지 않는다면 기술적인 의지 하나만으로는 의지의 조작 및 왜곡과 갈등을 나타낼 수 있다. 선의 의지는 우리에게 "타인의 복지와 인간의 공동선(common good)에 걸맞는 그런 목표"(p.86)를 선택하도록 촉구한다. 선의 의지(goodwill)는 우리 각자가 위대한 전체가족, 공동체, 인류, 그리고 지구 생태 체계의 일부분이라는 인식으로부터 일어난다. 때때로 우리는 마치 우리가 타인을 희생시켜 가면서 우리 자신의 복지를 신장할 수 있는 것처럼 행동한다. 하지만 긴 안목으로 보면 그것은 진실이 아니다. 선의 의지는 우리에게 더 큰 관점의 전체 복지차원에서 행동하도록 촉구한다.

예를 들면 어떤 내담자는 자기에게 매우 필요한 휴가를 가기로 결정할런지도 모른다. 그러나 다른 가족구성원의 스케쥴에 따라 그 계획을 수정할지도 모른다. 이런 방법으로 갈등이 최소화되고 그 휴가는 더 깊은 이완과 동반자 관계를 제공할 것이다.

계몽은 지성... 뿐 아니라 의지를 포함해야 한다. 의지는 인간 그 자신이다. 그리고 선(zen)은 인간의지에 호소한다.

–Daisetz Teitaro Suzuki –

의지의 세 가지 측면인 강도, 기술(skill) 그리고 선(goodness)의 융합은 사랑의 의지(loving will), 즉 의지행위를 통한 사랑의 표현이다. 사랑의 의지는 초개인적 의지라고 부르는 자기(Self)의 의지와 조화된 개인적 의지를 말한다. 아마도 앞서 의지실습을 통해서 체험한 의지는 사랑의 의지의 특성을 가졌다. 이 모든 차원과 모든 측면의 의지는 개인적 정신통합 회기 속에 관련되어 있다. 의도(intention)은 P–I–P 조리법에서 논의된 대로 선한 의지의 건강한 돌진을 가진 강한 의지와 기술적 의지, 두 가지로 구성되어 있다. 만약 우리가 인간이 만들어낸 의지 개념을 주입하는 것이 아니라 우리가 회기 내에서 발견한 존재로서의 목표를 생각한다면 초개인적 의지는 하나의 원천이 된다. 사랑의 의지는 안내자로서의 우리가 가족과 공동체와 조화로운 초개인적 목표를 향해서 내담자를 안내하는 충분한 힘과 기술을 가지고 회기작업을 하도록 하는 그 어떤 것이다. 가장 중요하게 의지를 경험하는 것은 정신통합 작업의 중심목표인 하나의 "나(I)"가 되는 경험을 하는 일이다.

2. 의지를 개발하기

개인의 정신통합회기 동안에 기본적 목표중의 하나는 의지의 모든 측면을 발견하고 발달시키고, 사용하기를 촉진시키는 일이다. 의식적 선택이 없는 자기자각(self-awareness)은 개인의 다음 단계로의 진행을 지체시키고 의미 있는 삶의 변화가 없는 지루한 치료의 결과가 된다. 물론 통찰을 강조하는 치료 프로그램에서 내담자는 의지가 인간이 자연적 기능이기 때문에 선택을 하고 변화한다. 이런 선택과정이 특별히 유발되고 의식화될 때 내담자는 곧 그리고 좀더 충분히 창조적 삶의 고삐를 잘 잡는다. 그들은 그들의 치료자와는 별도로 치료프로그램의 초기에 자신의 힘을 발견하고 소유한다.

선택을 유발시키는 기회들이 회기 행동 바로 그 속에 풍부히 많다. 목표감이 수립되자마자 그 목표를 향해서 움직이는 의도적 에너지가 동원될 필요가 있다. 내담자의 자각과 책임수준에 따라 회기 중에 어떤 순간에서든지 여러 종류의 선택들이 행해질 수 있다. "이것을 더 깊이 탐색하기 위해서 선택 속으로 들어갈 의지가 있습니까?" 같이 예-아니오를 요하는 단순한 질문이 모든 단계에서 개인책임의 중요성을 시사해준다. 때때로 내담자에게 의지성을 체험할 순간을 요구하는 것 또는 내담자 자신이 의지가 어떻게 있는가에 대해서 물어보는 것이 도움이 된다. 또 어떤 때에는 "여기서 일어나는 일에 대해서 너는 책임이 있다. 너는 선택할 수 있다." 라는 메시지를 강화하는 질문이 매번 이루어진다.

여러 측면의 선택이 제공된다. 안내자에게 특정방법이 사용되어야 한다고 또는 특정주제가 탐색되어져야 한다는 강한 감정이 일어 날 때 안내자는 다양한 범위의 선택을 제공하길 원치 않고 "다음 단계로 넘어갈 의지가 있습니까?" 또는 "어떤 것을 시도해 보겠습니까?"라고 단순히 묻길 원할 것이다. 이것은 개인회기작업에 경험이나 기술이 거의 없는 사람, 다양한 범위의 선택을 혼돈스러워 하는 사람에게 가장 적절한 수준의 선택이다. 때때로 안내자가 두 가지의 가능한 방향을 보게 하여 내담자에게 그 둘 사이에서 하나를 선택하도록 요청한다. 무엇이 진행되어야 할 필요가 있는지에 대해서 뚜렷한 감이 잡히지 않을 때 또는 내담자가 회기책임을 포기하는 것 같을 때는 안내자가 다음과 같이 광범위한 열린 질문을 해도 된다; "지금 무엇을 하기 원합니까?" "다음에 여기서 일어날 일에 대해서 당신은 어떤 선택을 하겠습니까?"

비동일시는 하위성격으로부터 나오는 것이 아니라 "나(I)"에 의한 선택이 이루어진다는 점을 보장하는 의식적 선택의 중요한 단계이다. 안내자는 내담자의 의자에 앉고 내담자는 안내자의 의자에 바꿔 앉으라고 요청한다. 내담자는 지금까지 일어나고 있는 일을 냉정하게 관찰할 수 있는 기회를 가지고 그리고 나서 그 회기 내에서 의식적으로 행해지는 선택을 알 수 있게 된다. 다른 대안적 존재 방법이 분명해지고 그 내담자는 결과적으로 적절한 선택을 하는 의지가 생길 것이다. "아, 나는 그런 식으로 존재할 필요가 없어! 나는 그런 식으로 감정을 느낄 필요가 없어!"라는 말은 이런 의식을 나타낸다.

내가 내담자에게 흔히 사용하는 비동일시 방법과 선택의 방식은 내담자에게 나와 함께 일어서서 그 내담자가 앉아 있었던 의자를 함께 바라보게 하는 일이다. 나는 내담자가 "나의 내담자로서의 욕구"에 대해 나와 자문하라고 요청한다. 이런 일은 내담자가 상담자이거나 치료자일 경우에 특히 도움이 된다. 그리고 이 일은 즐겁게 되고 유머를 활성화시키게 된다.

더 큰 관점으로 옮아가는 것은 선택의 과정이라기보다 더 많은 자각의 과정이 되는 것 같다. 큰 관점을 가지도록 하는 바로 그 행위는 물론 선택의 행위를 포함한다. 비동일시 역시 선택의 행위이다. 우리는 상당히 강한 정서반응이 일어남에도 불구하고 직접적으로 제한된 동일시를 벗어나는 행위를 선택해야만 한다. 이 일은 자발적으로 잘 일어나지 않는다. 더욱이 대부분의 우리는 대안을 발견을 하려고 해도 만약 그 대안들을 모르고 있다면 선택을 할 수가 없다. 그러기 위해 우리는 자각(awareness)이 필요하다. 그런 자각을 추구하는 일은 선택의 전체적 과정, 기술적인 의지를 이용하는 하나의 단계이다.

대안들을 자각하는 한 방법은 앞서 바로 전장에서 언급한 내적대화 또는 우리 안에 있는 현자(wise person)와의 내적자문을 통해서이다. 이 과정을 소개하는 연습이 다음 장에 나온다. 내적 현자와의 자문 연습은 기술적이고 선한 의지를 격려해 준다. 이런 관점의 선택을 할 때 우리는 우리의 개인의지를 초월적 의지, 자기(Self)의 의지와 조율된다.

침묵은 선택하기와 책임지기를 위한 가장 강력한 기회의 하나이다. 만약 내가 선택하려고 고심하고 있다면 내 안내자의 침묵이 인내와 자신감을 제공해 주고 그 선택을 나에게 맡기고 있음을 의미한다. 침묵은 일들을 정리하고 나의 저항에 대한 표현을 하도록 하고 그리고 내 의사결정을 통해서 실천할 수 있는 가장 깊은 의지성을 발견하도록 하는 시간과 여지를 준다. 안내자로써 나는 때때로 내담자에게 너무 직접적인 개입을 하고, 너무 재빠른 도움을 줌으로써 내담자의 선택경험을 차단하는 실수를 범한다. 침묵으로 동참하기는 개인작업과 관련된 책임을 수반한다.

한 회기 내의 선택차원을 넘는 내담자의 삶의 관심사를 치료회기로 가져와서 생활주제와 관련하여 의지를 유발시키고 개발시킨다. 행동의 역동에 관한 통찰과 자각이 생김에 따라 선택의 기회도 다가온다. 개인이 새로운 관점을 발견할 때마다 안내자는 결과적으로 이루어질 선택이 무엇인가에 대해서 질문한다. 이것은 그림으로 나타낸 기초하강(grounding)의 과정에서 논의된 것과 같다. Assagioli(1974, p.135-196)가 요약한 의지행위의 단계가 의지의 모든 측면에 포함되도록 이 단계에서 사용될 수 있다. 안내자와 내담자는 선택의 이면에 존재하는 회기의 목표를 탐구하고 설명할 수 있다. 목표를 인식하는 여러 가지 방법은(제2장에서) 기술적 의지가 심리적 법칙을 포함하듯이 숙고 단계에서 논의될 수 있다. 내담자는 어떤 행위코스 또는 어떤 방향이 가장 좋은지를 선택할 수 있다. 선택을 긍정하기의 방법들은 환기적인 단어카드를, 그림, 그리고 다른 방법들(제5장을 보시오)등을 이용하여 개발될 수 있다. 다음에는 안내자와 내담자가 다시 기술적 의지(skillful will)를 사용하여 모든 심리적 욕구와 자료들의 균형을 잡고 그리고 선의 의지(goodwill)를 사용하여 가족, 친구, 공동체에 미치는 영향을 고려하면서 선택을 실천하는 계획을 개발할 수 있다. 끝으로 내담자는 자신의 삶 속에서 그 새로운 선택의 계획을 실행할 수 있고 그 변화의 요구를 평가할 수 있다. 이 모든 전체과정은 한 회기, 또는 일련의 여러 회기과정에 걸쳐서 나타나는 문제의 탐구와 통합을 이루도록 상당히 의식적으로 진행될 수 있다. 또는 이런 단계에 대한 감각이 필요에 따라 적용되도록 안내자의 마음 속에 간직해둘 수도 있다.

심상안내는 선택을 경험하고 실천하는 또 다른 가능성을 제공한다. 진정, 때때로 선택은 비교적 "안전한" 상징적 차원에서 이루어질 수 있고 그 후 일상생활 속에서(의식적으로 또는 무의식적으로) 실천된다. 심상안내 과정에서 이루어진 선택의 결과로 나의 삶에서 일어났던 심각한 변화에 대해 내 스스로 놀란 적이 있다. 우리는 심상에 나타나는 여러 가지 인물들에 대해서 수용하던지 그리고 포함하든지 그들이 우리에게 주는 한계를 너머가는 방법 등 대처방법들을 선택할 수 있다. 우리는 하위 성격들의 요구를 상징적으로 충족시키고 그것들이 나타내는 상상적 상상의 맥락에서 좀더 건설적으로 그 재능들을 활용하기를 선택할 수 있다. 우리는 상징적 방법을 사용해서 새로운 선택의 방향과 우리 삶의 목표를 결정할 수 있다.

내담자는 심상을 사용해서 회기 코스에 대한 선택이나 삶의 주제를 선택하고 의지와 각성되는 "나"를 깊이 경험하는 기회를 가진다. 때때로 회기코스 가운데 선택이 매우 어렵게 얻어질 때 특히 이런 경험을 한다.

- 그 선택을 진정으로 경험하기 위하여 잠시 시간을 가지시오.
- 누가 그 선택을 하나요?
- 당신이 그 선택을 할 때 당신은 당신 자신을 어떻게 경험합니까?
- 당신의 선택에 대하여 "나는... 하기를 선택한다."라고 기꺼이 말할 의지가 있습니까?
- 그렇게 말할 때 당신은 어떤 경험을 합니까?

선택경험에서 의지의 모든 측면을 의식적으로 포함하는 것이 중요하다. 개인은 여러 가지 심리적 욕구, 신체적 욕구, 그리고 사회적 욕구 및 잠재력이 포함되도록 고려해서 선택에 대한 강한 느낌과 다짐이 필요하고 그 선택의 실행을 향해 여러 대안적 경로를 사용하는 융통성이 필요하다. 안내자가 의지를 이해하고 생활에서 의지의 힘을 체험하는 일은 이 영역에서 안내자 자신의 성장능력을 촉진시키는데 기여한다.

3. 저항과 의지

모든 치료적 접근은 저항을 다루고 있다. 저항은 성장에 불가피한 측면이다. 우리가 의지를 유발하여 발달시키려 할 때 우리의 습관과 안정적인 묵은 패턴으로부터, 그리고 책임과 자유로부터 우리를 방어해왔던 모든 방식으로부터 생기는 저항에 직면한다. 여전히 이 묵은 패턴들은 정당성을 가지고 있고 존중을 받을만한 가치가 있다. 우리는 마치 우리가 말썽스런 하위성격과 함께 작업하기를 배웠던 것처럼 존중심을 가지고 저항을 작업할 수 있다.

저항은 어떤 무슨 일이 일어나려고 할 때에만 분출한다. 우리가 조건화된 습관에만 따라서 꾸준히 나아가는 방식으로 고정되어 있을 때 저항할 아무 것도 없다; 모든 것이 안정되게 느껴진다. 그러나 새로운 통찰과 새로운 선택을 향해서 갈 때 변화를 두려워하는 성격부분들이 깨어나 싸우기 시작한다. 저항은 변화의 신호이다. 저항은 우상이 깨어지고, 기존의 세계관과 동일시가 위협받는다는 신호이다. 우리는 안내자의 과정에서와 마찬가지로 우리 자신의 작업과정에서도 이런 일을 이해할 필요가 있다. 저항이 나타날 때 저항이 환영될 수 있다; 저항은 내담자와 안내자 모두에게 흥미를 동기화시키는 원천이 될 수 있다.

우리가 우리 자신과 세상에 대한 새로운 이해의 패러다임을 가지려 할 때 우리의 오래된 신념체계가 도전을 받는다. 그 신념들은 새로운 진리에 저항하면서 생각, 정서 및 신체반응들이 갈등을 일으키는 가운데 우리의 자각의 일선으로 나온다. 우리는 정말 변화해서는 안 되고, 우리의 옛 진실들이 "올바르다"는 것을 의미하는 증상들이라고 잘못 해석할 수 있다. 만약 우리가 이렇게 잘못 해석한다면, 우리는 보통 우리 자신을 어떤 식으로 제한하고, 우리의 성장과정을 중지시키고 어떤 것들을 배제하게 된다. 또 저항을 무시한다면 저항은 우리의 선택을 기만하거나 후에 그 앙갚음으로 분출할 장소로 파고 들어가는 일을 만든다. 어쩐지 우리의 저항은 가치로운 것으로 인정되어야하고 우리의 변화 속에 포함되어져야 한다. 옛 신념은 새로운 패러다임 속에 포용될 필요가 있다. 왜냐하면 그것들은 우리를 위해서 여전히 진실되게 하고 있기 때문이다. 패러다임의 전환이란 한 신념을 다른 신념으로 대체하는 것이 아니라 확장된 신념체계를 향한 움직임을 의미한다.

저항의 형태들

한 회기 내에서 저항은 여러 가지 형태로 나타난다. 내담자가 작업의 주제를 바꾸기, 주의 산만한 많은 내용들을 내놓기, 서로 관련 없는 긴 일화들을 이야기하기, 또는 갑자기 빗나가는 주제의 '예시' 들을 듣기 등이다. 내담자는 안내자에게 화가 나거나 부정적 감정을 투사하기도 한다. 때때로 완고하게 감정이나 어떤 심리적 틀을 동일시한다: "이것이 내가 존재하는 방식이야!" "나는 모른다"라고 말하면서 멍청해지는 것은 지극히 보편적인 저항의 형태이고, 흔히 안내자를 함정에 빠뜨리는 형태이다. 어떤 주제가 해결된 것처럼 과장하기도 한다. 반면에 울고, 또는 정서적으로 마비되기도 한다. 그리고 개인적 경험에 직면하기를 피하기 위해서 철학적 쟁점을 논쟁하는 지적인 방법을 쓰기도 한다. 저항하기 위해 땅 속으로, 언덕 아래로 파내려가는 감각운동이미지를 가지기 때문에 저항에 대해 우리는 마치 "브레이크를 걸어놓은" 느낌을 갖기도 한다. 우리의 전체 유기체는 "정지"라고 외치는 것 같고 그리고 저항을 느끼기도 전에 그 과정을 정지시키는 데 성공할 수 있다. 그래서 저항은 무엇이 일어났는지에 대해 알아보는 시간이다.

안내자가 저항에 반응하기

저항에 반응하는 방법은? 어떤 경우에는 안내자가 아마도 단순히 내담자에게 어떤 소요가 일어나려 하는지를 계속 상기시키면서 저항을 유발하는 통찰이나 선택에 초점을 맞출지도 모른다. 나타날 가능성이나 장점에 초점을 맞추기는 만약 특히 저항이 주로 습관이나 피상적 신념에 기초해 있다면 저항을 통해 움직일 수 있는 충분한 에너지를 활성화시킬지도 모른다. 만약 저항이 한 회기 내에 여러 차례 나타난다면 안내자는 아마도 그 저항의 패턴에 주의를 집중하고 내담자가 옛 습관과 새로운 가능성 사이에서 간단한 선택을 하도록 안내할 것이다.

예를 들면, 여성을 천시하는 문화권에서 길러진 남성은 여성과 진정으로 깊은 문제를 나누지 않고, 대신에 그 주위에서 보고 듣고 모방했던 사고패턴이나 행동패턴을 습득했을 것이다. 그래서 아내와의 문제를 작업하는 데에서는 그가 아내를 존중하고 협동하는 태도를 가지려는 시도를 할 때이고 자기 주장적인 옛 습관들을 발견하게 될 기회이다. 만약 그의 안내자가 이런 그의 옛 패턴들을 지적하면 그 내담자는 좀 비참한 느낌이 들지도 모르지만 자신의 옛 습관들에 주목하고, 그리고 나서 그가 원하는 아내와의 관계와 이를 위해 도움이 되는 구체적 선택들을 재긍정할 것이다.

만약 내담자의 잠재력이나 단순한 선택유발에 촛점 두기가 일어나지 않는다면, 저항에 대해 아마도 좀더 주의력을 기울여야 할 것이다. 그것은 아마도 깊은 상처, 분노, 그리고 미성취된 욕구들 때문인지도 모른다. 이런 경우 안내자는 아마도 저항자체에 작업촛점을 두고서 그 표현의 특성, 그것이 존재하는 이유들을 작업할 것이다. 저항은 생존지향적인 하위성격으로, 소위 말하는 하위성격 의지의 표현일 것이다. 우리가 저항을 직접적으로 주시하여 그 관련된 하위성격을 작업할 때 우리는 자기를 통합함으로서 그 부분에 묶인 에너지를 해소하는 기회를 갖는 셈이다. 그 해소된 에너지는 그 다음에는 그전에는 저항하던 에너지가 선택이나 자각 쪽으로 흘러갈 것이다.

때때로 안내자의 개입태도 때문에 무의도적으로 내담자의 저항을 일으키는 경우가 있다. 만약 안내자가 자기 내담자를 특정한 방법으로 변하시킬 욕망을 가지고 훌륭한 회기를 진행하거나 치료회기를 성공시키는데 집착을 갖고 있다면 그 내담자의 통합과정은 그렇게 느껴진 조작에 대해 저항을 할 것이다. 이 내담자의 저항은 만약 안내자의 의지가 자기(Self)와 조율되어 있지 않는 경우라면 건강한 저항이라 할 수 있다. 우리는 안내자로서 우리 자신의 안내 과정에 대한 피이드백으로서 저항을 이용할 수 있다: 어떤 회기에서 저항이 나타날 때 우리는 의식적으로 치료회기 결과에 대한 집착을 비워버릴 수 있다. 만약 그렇게 한다면 내담자의 저항을 적절히 다룰수 있고 만약 적절히 다루지는 못할지라도 당장 그런 저항유발을 정지할 수 있다.

때때로 우리는 한 회기에서 나온 저항을 그 다음 단계까지 가지고 갈 필요가 있다; 회기와 다음 회기 사이의 시간은 내담자가 일상생활에서 저항의 패턴을 경험하고, 어떤 견해를 얻고, 변화의 의도를 발달시키는 기회를 준다. 회기기록을 한 테잎을 듣는 일은 이 과정에서 대단히 가치 있는 숙제가 된다.

저항의 원천

저항의 원천은 무엇인가? 보통 저항은 변화를 초래하는데 기술적인 의지를 사용하고, 그리고 우리 성격의 모든 측면의 욕구와 잠재력을 존중하라고 우리에게 요구를 하는 건강한 본능이다. 이것은 우리가 삶의 패턴 속에 수립해야 하는 모든 의미와 새로운 균형을 구별하는 시간을 갖기 이전에 새로운 통찰에 대한 흥분 속에서 "반(反)안전장치"의 잘못된 빗나감을 미리 막아주고 우리를 지켜준다. 저항은 한 번에 한 걸음씩 가도록 강제하므로 우리 자신과 타인들 속에서 존중되어야 하는 어떤 반응이다.

또 다른 때에는 저항은 혼돈되고 움츠러드는 것으로부터 우리를 지키려는 경향으로부터 생겨난 것 같다; 이것은 소위 심리적 앤트로피(psychological entropy)라고 부를 수 있다. 이 경향은 우리 사회의 "승화의 억압"(Haronian, 1976)이며 사회적 훈련 속에 존재하는 것으로 우리 자신에게 "현실적"으로 존재하기 그리고 정숙이라는 이름 하에서 우리의 창조성, 지혜 및 사랑을 부인하는 특징이 있다. 이것은 우리가 우리 자신에 대한 가장 기본적 책임을 충족시키기 위해서 우리의 의지를 기술적이고 사랑스럽게 주장하는 것에 대한 반대경향이다. 저항의 특성을 검사하는 한 가지 방법은 우리 자신에게 저항이 인도하는 방향이 어디인지를 묻는 것

이다: "그것이 당신을 어디에 두고 떠납니까?" 우리가 우리 지성 속에 있는 언어와 우리 가슴 속에 있는 공포가 우리를 무기력과 절망의 소용돌이 속으로 이끌어 가는 것을 지각할 때 우리는 또 다른 길을 선택하기 위한 도전을 받는다. 우리가 부정적 사고와 감정에서 벗어나서 그것들을 극복하고 성장을 향해가기 위해서 또 다른 방법으로 생각하고 느낄 수 있도록 선택할 수 있다는 점을 발견해야 한다. 자각은 의지보다 부차적이다; 우리는 어둠, 무기력 그리고 절망 대신에 빛과 성장을 향해 우리를 열면서 말 그대로 우리의 자각을 선택한다.

"내담자 저항"은 안내자와 내담자 사이의 불일치, 안내자의 내담자에 대한 개인적 책임 회피의 경우에 나타나는 방법이라고 부를 수 있다. 안내자가 그의 내담자와의 관계에서 개인적 책임 회피에 대해서 나타나는 방법이 될 수 있다. 안내자와 내담자 사이의 갈등을 내담자의 저항의 표현이라고 돌리는 즉각적인 가정은 편견이고 무책임한 가정이다. 안내자로서 우리가 내담자가 저항하고 있다고 느낄 때 우리는 우리 자신의 반동을 검토할 필요가 있다: 아마도 우리 안내자의 반동들은 저항의 원천일 것이다. 우리는 안내자로서 궤도에서 빗나갈 때나 역전이에 붙잡혀 있을 때 안내자로서의 시각의 완고성과 주의력 사이의 균형이 필요하다. 안내자의 제안을 따르지 않는 내담자의 조용하고 심사숙고한 의사결정은 저항이라기보다는 책임감을 나타낼지도 모른다. 우리는 내담자들의 적절성을 함께 평가하고 대안탐색을 하는 동안 적어도 잠정적으로 우리의 내담자의 선택을 존중해야 한다.

새로운 방식으로 변화하기 위해 개인이 가지고 있는 오래된 옛 패턴이 파괴될 때 모든 사람에게 자연스런 저항과정이 일어나는 것 같다. 대부분의 현상 속에서 나타나는 것과 같이 적당한 양의 저항이 건강하고 도움이 된다. 저항은 변화가 일어나고 있다는 것을 피이드백 해주고, 협동의 기회를 제공하고 우리가 살아있고 책임 있다는 것을 알도록 해준다. 우리는 저항을 하나의 마찰로 생각할 수 있다; 우리는 변화하고 움직이기 위해서 저항이 필요하다! 저항은 반대로 끌어당기고, 우리 자신을 반대실험을 하게 하고, 우리 의지의 강도와 힘으로부터 배우게 하는 어떤 것이다. 이런 차원으로 저항을 지각하고 그 무거운 존재 앞에서 더 이상 무기력해진다고 믿지 않을 때 저항은 우리를 제한하기보다 방향을 제시하는 친구가 된다.

4. 사랑과 의지의 균형

여러 정신통합 연구소에서 훈련받는 사람들과의 대화 및 작업에서 나는 어떤 사람들은 사랑(love)을 강조하는 반면에 어떤 사람들은 정신통합에서 의지(will)을 강조하는 것을 알았다. 아무도 다른 한 쪽 요소의 중요성을 부인하지 않으나 여전히 우리는 한 가지 또는 다른 한 가지를 전문적으로 하는 것 같다. 아마도 이것은 이 측면의 개인적 발달의 자연스런 결과이고 여러 연구소들이 이 점에서 두드러진 자기 스타일을 갖는 경향이 있다.

샌프란시스코 정신통합 연구소 훈련에서는 의지에 관해 특히 의지의 강한 그리고 기술적 측면에 촛점을 두는 반면에 Assagioli의 훈련에서는 사랑을 강조했다. 사랑과 의지는 서로 상호보완적이고 협동하기 위해서 나의 개인치료 작업이나 전문적 작업의 정신통합에서는 자기의 두 가지 측면이 사랑과 의지의 균형을 맞추고 통합하는 것을 중요한 부분으로 여긴다.

> 조절되지 않은 의지는 가슴을 결핍시키는 위험이 있다. 우리는 특히 빅토리아 시대에서부터 알 수 있었듯이 의지는 차갑고

엄격하고 잔인하기까지 하다는 것을 안다. 반면에 의지가 없는 사랑은 개인을 약하고 감상적이고, 지나치게 정서적이고 그리고 비효율적으로 만들 수 있다.

오늘날의 무질서의 중요한 원인 한 가지는 의지를 가진 사람들은 사랑이 부족한 반면에 마음 좋고 사랑하는 사람들은 의지가 부족하다는 점이다. 이 점은 사랑과 의지의 통합과 통일의 시급한 필요성을 지적해준다(assagioli, 1974, p.91).

타인에게서 사랑과 의지의 통합을 촉진시키기는 안내하기의 중요한 측면이다. 우리는 우선 우리 자신의 편향성을 자각하고 우리 안에 균형을 추구할 필요가 있다. 타인을 안내할 때 우리는 내담자의 편향성을 적절히 하고 한 쪽의 약한 부분을 발달시키도록 내담자와 협력작업을 한다. 심상은 이 과정에서 상당히 효과적이다. 우리는 사랑과 의지 각각의 높은 측면을 촉진시킬 필요가 있다. 왜냐하면 이들 높은 측면은 자연적으로 서로 혼합되는 경향을 가지고 있기 때문이다. 타인의 성장과 복지에 관심이 있는 높은 차원의 사랑과 자기중심적 목표가 없는 방향의 높은 차원의 의지는 분명히 서로 질투와 결핍의 사랑과 그리고 힘에 굶주린 의지보다는 서로 가깝게 밀접해 있고 덜 갈등적이다. 이것을 일깨우고 '변형(transformation)' 을 촉진하는 데 사용하는 두 가지 보편적 방법이다.

의지와 사랑의 통합은 우리가 자기 성장과 자기내적인 조화 그리고 관계 속에서의 더 큰 조화를 향해가는 동안에 우리 자신과 타인이 우리 존재로서 수용하도록 허용한다. 이 일은 좀더 아름다움을 창조하고 고통을 줄이고, 개인과 집단의 내적 잠재력을 환기시키도록 세상 속에서 능동적으로 일하는데 인내와 평온을 갖도록 도와준다. 이것은 우리가 자기(Self)의 적절한 표현을 허락한다. 사랑과 의지의 통합은 모든 위대한 종교 속에 예수, 부처, 모세, 크리쉬나 및 모하멘과 같은 인물 속에서 모범적인 예가 되고 있다. 이런 통합의 추구는 영적 정신통합에 핵심으로 다음 장에서 논의된다.

제8장

정신(영)적 각성과 변형

정신(영)의 발달과 진화는 모험을 통해서 일어나는 놀라움이 가득한 새로운 영역, 즐거움과 아름다움, 어려움과 모험까지도 동반하는 길고 험한 여행이다. 그것은 지금까지 휴면상태로 있었던 인간 잠재력의 각성, 새로운 분야에 대한 의식의 향상, 개성의 '보편적' 요소들의 격렬한 변질 그리고 새로운 내면의 차원에 따른 기능을 수반한다.

– Roberto Assagioli –

몇 년전, 한 친구가 그녀의 인생을 변화시키는 과정을 시작하도록 깊은 영향을 준 경험을 나에게 이야기했다. 그녀의 남편이 긴급한 수술을 하는 위기 가운데에서 그녀는 갑자기 인생의 모든 것에 대한 전체적인 책임을 알게 되었다. 이 깨달음은 가르침이나 이성을 통해 온 것이 아니였다: 그것은 그녀가 자신의 깊은 내면 속에서 알게 된 단순히 '보인' 어떤 것이었다. 그녀는 그 순간의 캄캄함과 삶의 고통이라는 자신의 행동이 무죄였다고 말했다. 그것은 긍정적이었으며, 대부분 황홀한 고통이나, 아주 신나는 일과 그녀의 인생을 선택하기 위한 힘을 동시에 볼 수 있도록 허락하는 것이었다. 그녀는 또한 그녀의 친구들 중 대부분이 그녀가 잘못된 길을 가는 것에 대해 단순히 경고만 하거나 그녀의 가족 중 누군가가 병들어 가는 것에 대해서 책임을 회피하는 것과 같은 경험을 했던 사람들을 만났던 어려움에 대해서 이야기했다. 그녀가 자신에 대한 최후의 책임감을 실현하는 것은 자기이해 안에서 가능했던 하나의 도약이었고, 그 도약은 이성이나 합리적인 결론과는 다른 것이었다. 이런 도약은 이와 비슷한 깨달음을 한 사람들에 의해서 가장 잘 이해될 수 있다. 다른 사람들은 그녀의 이 경험을 기껏해야 신경증 반응으로 '이해' 했을지도 모른다. 이 사람들에게는 그녀의 경험이 그들 또한 그들의 자신의 삶을 전부 책임질 수 있을지 모르지만 편하지 않은 제안이었다.

그녀의 이야기는 나를 정신(영)적 각성과 변형적 경험들에 대해 힘과 어려움에 봉착하게 만들었다. 진정한 인간 본성에 의해, 이런 경험들은 현실, 세계, 우리 자신들의 특성에 대한 우리의 익숙해져 있는 개념을 깨닫게 만들었다. 익숙했던 개념들은 적합하지 않았다. 왜냐하면 우리의 평소 패러다임이나 패턴들이 그들을 포용하기에 충분하지 않았기 때문이다. 그 개념들은 우리가 가장 기본적인 단계에서 변화가 필요했으나 그것은 우리 자신뿐만 아니라 우리의 친구들이나 가족들까지 가장 무기력하고 불편하게 만드는 것이었다. 우리는 변하지 않은 행동패턴이나 오래된 균형들을 유지하고 '조절상태에 머무르는 것' 을 위해 필사적으로 노력해 왔기 때문이다.

우리가 비록 잠자고 있는 것 같이 보일지라도

거기에는 내면의 깨어있음이 있네

꿈이 가르키는 것과

마침내 이루어지는 것과
우리를 뒤돌아보게 시작하는 것은
진실 안에 있는 우리라네

-Rumi -

각성과 변형은 우리를 우리 삶의 다음 단계를 향해서 성장과 학습할 수 있는 더 넓은 배경으로 우리를 움직이게 할 수 있다. 우리는 이따금 성장하기 위해서 뱀처럼 믿음과 습관의 오래된 허물을 벗는다. 그러나 우리가 여전히 오래된 껍질 속에 있다면 각성의 새로운 경험을 하기 위해서 훨씬 더 많은 고통과 혼돈을 동반할 수도 있다. 우리는 우리가 그것이 너무 멋진 것이어서 보고 싶지 않은 자신이나 과거와 비교했을 때 부족한 우리의 잠재력을 보는 것이 두려운 자신에 대해서 직면하는 것이 필요할지도 모른다. 우리의 실패에 대해서 직면하는 것-우리 자신들 안에나 다른 사람들 속에서 우리가 창조주를 부인하는-우리가 자아를 찾아가는 여정에서 중요한 단계로 보여진다.

개인이 자기의 긍정적 충동, 승화의 욕구가 더 의식화되면 될수록 그 사람은 이 충동들을 표현을 할 수 없음에 대해 더 많이 수치감을 느낀다. 여기에는 행동하고 싶었으나 행동하지 못한 것, 했어야 하는데 못했던 것에 대한 죄책감, 양심의 타는 듯한 고통을 인내하는 것이다.

이것은 초자아의 죄책감이 아니라 원천적인 자기(Self)를 실현을 위한 외침이다.

- Frank Haronian -

안내자가 만약에 무엇이 일어났는지를 전혀 인식하지 못하는 사람이라면, 정신(영)적 각성과 변형을 적절히 촉진시키는데 실패할 수 있다. 많은 심리학자들은 이런 종류의 경험들을 하지 못하고 이런 것들을 병리적으로 다루어 왔다. 만약 개인 상담자들이나 치료사들이 이런 경험들이 없거나 그들의 삶에서 이런 경험들에서 실패했다면, 이런 경험들을 다른 사람의 병리적 보고들로 표현하고 있어서 정말로, 또는 최소한 혼돈스럽고 이상하게 느낄 것이다.

종교적 조직들은 이런 경험들을 수용하려고 노력하고 있으나 여전히 아직도 웅장함과 풍요로움을 파악하지 못하는 수사학이나, 형식적이고 단조로움에 빠져 제물이 되는 일이 흔하다. 비록 대부분의 종교들이 역사적인 종교 지도자들의 경험과 비젼에 기초하여 왔을지라도, 자신의 변형을 경험하지 못한 성직자가 있을지도 모른다. 그들은 창조주의 가르침 뒤에 있는 정신(영)적 과정에 대해서 토론하는 것보다 창조주의 가르침에 대한 형식에 집착한다. 우리는 이러한 반응들에 대해서 비난하기 쉽다: 단순함과 형식성 불편함에 도전하는 것을 회피하는 것에 대하여.

최근 종교적 학회나 심리학에서 정신(영)적 본질에 대한 통합된 경험들을 더 쉽게 이해하려고 노력하는 움직임이 있다. 초개인(transpersonal) 심리학의 움직임은 과거의 서양 심리학의 한계들을 다루고 심리적 건강과 매일의 삶에서 통합된 정신(영)적 경험을 연구하기 위한 방법을 발전시키기 위한 것이다. 정신통합심리학은 Assagioli의 최초의 작업으로부터 출발하여 이런 노력을 포함하여 사고하고 실천해 왔다.

이런 종류의 경험에 대한 설명문을 찾기 위해, 우리는 정신물리학과 종교적인 서적으로 관심을 돌렸고, Aldous Huxley, William James, Carl Jung, Robert Assaagioli 같은 심리학자들이 인간의 정신과학의 한계를 확장하고 인간 진리를 위한 연구에 대한 '반대론' 과 오류의 위험을 짊어지게 되었다.

1. 각성의 경험을 인식하기

정신통합 심리학에서, 우리는 적어도 잠재적으로 인생을 자기(Self)실현의 과정이라고 가정한다–그것은 세상 속에서 원천적인 자기(Self)의 표현 속으로 들어가는 과정이다. 모든 문제와 위기는 영적정신의 성장을 위해서 제공되는 것이다. 아직 우리의 성장이 많은 부분은 의식적인 정신(영)적 세계가 아니라 우리가 이 세상에서 더욱 효과적으로 기능하기 위해서 우리 성격의 '조율'이 우리 자신들과 함께 편안하다고 느낄 수 있는데 있다. 완전하고 유능한 성격은 낮은 자존감과 부정적 상태, 두려움과 억제된 믿음에서 요구될 수 있는 최선의 자기–표현(Self–expression)을 필요로 하였다. 그러나 세상에 대한 기능적인 '조율' 과정은 필수적인 것이기는 하지만, 그것은 안내하는 기능과 특별한 이해를 필요로 하는 정신(영)적 각성의 획기적인 도약과는 질적으로 다르다.

왜냐하면 각성의 경험은 여러 가지 다른 위장된 모습으로 다가오기 때문에, 개인적이나 안내자도 처음에는 무엇이 일어났는지를 인식하지 못할지도 모른다. 각성하기는 에너지 수준에서는 설명할 수 없는 변화와 심리적인 기능불량의 증상으로서 오해되어질 수 있는 이유로 인해 와해되는 것처럼 보일 수 있다. 만약 우리가 잠재적인 각성의 한부분을 한 사람의 삶에서 어떤 사건이나 이벤트로 대한다면, 우리는 그것이 발생할 때 경험으로 인해 보다 잘 인식할 것이다.

나는 나의 스승과 함께 걸으며 이렇게 이야기했다. "저는 이 방법에 대해 스승님께 맡기겠어요." 그 스승이 대답했다. "우리는 인생자체가 우리

의 스승이라는 인식을 가질 때, 그 순간의 영원한 진리가 훌륭한 책 속에서 그리고 비밀스런 곳에 보존된 지식으로부터 우리 앞으로 나올 수 있다. 신성한 성서, 여행문이나 연구에 대한 책이 가진 문제점은 당신 자신의 내면의 경험을 배제한다면 그것들이 무용지물이 된다는 점이다."

– Reshad Feild –

정신(영)적 각성과 변형은 우선적으로 주요한 경험들이다. 그것들은 우리가 외부적인 측정에 의한 목표로 확인될 수 있는 것이 아니다. 비록 개인이 안내의 도움을 필요로 한다 할지라도 개인은 자신의 경험을 "정신(영)"이나 그 "변형"으로 "진단"할 수 있을 뿐이다. 개인은 그 경험에 대해 명칭까지 다른 단어들을 사용하는 것을 더 좋아할지도 모른다. 그럼에도 불구하고, 안내자는 그 증상을 인식할 것이고, 세상과 함께 정상적인 상호작용을 너머서 일어나는 것에 대한 제안을 할 수도 있다.

저능, 미치거나 병든 것은 정상수준을 벗어난 것이 아니라 비범한 것을 의미한다. 내담자들은 종종 "이렇게 느껴지는 것이 정상인가요?"라고 묻는다. 그에 대한 대답은 아마도, "아니요. 그것은 정상이 아닙니다; 그러나 그것은 비범하고 특별한 것입니다."라고 해야 할 것이다. 아인슈타인은 평범하지 않았다; 바흐 또한 그랬다. 정신(영)적 각성은 '정상적' 각성을 할 수 없는 개인 수준 및 집단 무의식 차원들이 더 깊고 높은 단계들의 각성으로 펼쳐짐을 의미한다.

경험들은 육체적, 감정적, 지성적 그리고 지각적 요소를 가진다. 그러나 정신(영)적 경험들은 우리가 흔히 신체적으로 소속되어 있는, 집의 경계선 인종 및 이성적인 경계의 세상을 너머서 진실의 일견을 위해 우리에게 허락된 우주질서를 위한 우리의 관계에 대해 새로운 확대된 지각을 준다. 이런 새로운 지각들은 당연히 두려움, 즐거움, 희망 심지어 절망의 강한 감정들을 동반한다. 우리의 생각은 혼돈되고, 해체되고 동시에 팽창될 수도 있다. 우리는 이러한 혼돈으로부터 전혀 새로운 형태의 이해를 생각해낼 수도 있다. 우리는 우리의 육체가 아주 딱딱하거나 붕 떠있는 것 같은 이러한 새로운 방법이나, 새로운 자유나 유연성을 찾는 경험을 할 수도 있다.

우리가 이러한 경험을 할 때는 우리의 가치가 바뀌게 된다. 우리는 보다 개방적이고 개인의 한계를 초월하게 된다: 윤리적, 심미적, 영웅적, 인도주의적, 이타적 그리고 창조적이다.

Assagoioli(1977)는 "이러한 감각은 정신(영)적일 뿐만 아니라, 자각의 모든 상황이나 일반적인 공통요소인 소유의 가치가 평균보다 높은 모든 인간의 기능과 행동이 전통적인 종교적인 사고와도 관련이 있다."고 기술하였다.

자각의 형태들

정신(영)적 각성은 개인의 성격들과 특성들이 서로 모순되는 형태들을 많이 취한다. 그것은 예술적인 주장, 색상, 형태, 질감 혹은 음악으로 자신을 표현하고자 하는 강한 충동이 될 수 있다. 그것은 조직, 악기 혹은 도구, 우리가 사는 세상의 한 면을 이해하고자 하는 새로운 모델 같은 세상에 대한 어떤 서비스를 창조하기 위한 비젼이 될 수도 있다. 모든 종류의 종교적인 표현들은 정신(영)적 각성이 될 수도 있다. 그래서 몸으로 경험한 것이 아닌 경험, 투시력, 정신의 텔레파시, 또는 다른 사람들과 다르게 받은 메세지를 포함해서 과학으로 설명할 수 없는 현상들이 될 수도 있다. 정신(영)적 각성은 깨어있는 상태에서 경험하기 시작할 것이다 혹은 그것이 맨 처음에 꿈 속에서 나타날 수도 있다. 그것은 우리가 이성적 생각, 의식이 없는 흔치 않은 상황에서 나타날 때 예기치 못한 행동을 통해 표현되기도 한다. 우리는 행동의 모든 과정을 행할 수도 있고 나중까지 그것들의 중요한 인식 없이 삶의 주요한 결정을 하게 할 수도 있다. 그것이 정말 옳다고 느껴진다. 많은 사람들은 그들의 의식을 넘어서 지혜에 의한 '안내받기'를 말한다. 마찬가지로 우리가 우리의 정신(영)적 각성의 발달 경험을 믿고 이해해야 한다.

2. 정신(영)적 경험의 원천

"정신(영)적 경험들은 초의식(superconsciou)의 수준에 머물 수 있거나 또는 자기(Self)의 각성을 포함할 수 있다(Assagioli, 1977, p.149)." 높은 수준의 각성임을 암시할 방법이 없는 정신(영)적 각성의 '단계들'이 정말로 여러 가지가 있다. 그러나 개인의 각성 속의 초의식적 힘의 유입을 포함하는 각성과 직접적인 경험을 포함하는 각성인 자기(Self)의 각성은 본질적으로 다르다. 내가 이 단원에서 의미하는 것과 어떻게 상응하는 경험들을 계획했는지 더 자세히 설명하겠다.

초의식적 융합

Assagioli에 의해 설명된 초의식이나 높은 무의식은 의식이 나타나기 이전에 우리의 영감이나 직감을 믿는 무의식의 영역 속에 들어 있다. 그것은 우리를 조화, 협동, 아름다움과 봉사를 향하는 감정들, 동기들, 아이디어들의 근원이다. 우리가 과학, 예술 혹은 인간성 중 어떤 창조적인 문제를 가지고 자신에게 도전할 때, 우리의 의식에 새로운 패턴의 이해나 통찰력이 초의식으로부터 일어난다.

정신통합 회기에서 개인의 각성과 삶의 내부로 들어오는 초의식 힘의 유입에 의해 일어나는 특별한 이슈에 촛점을 맞추기도 한다. 어떤 사람은 "신의 불만"을 내적으로 경험하고 삶에서 정의하기 어려운 다른 것이 내면에서 요구하는 것을 느낄 수도 있다. 회기탐색에서 이 요구는 이전에 무시되고 등한시된 어떤 재능을 이용한 예술이나 음악적 표현을 통해서 알게 될 것이다. 노고나 봉사의 사랑이 개인에게 요구되어지는 것으로 보일 수도 있는 새로운 단계들이나, 실용적인 성격의 부분이 존재할 수도 있다. 새로운 개념과 통찰은 생각의 방법과 개인의 가치 과정에서 변화가 요구되어질 수 있다. 이런 모든 의식적의 예시들은 개인의 치료, 기도자, 혹은 다른 "정신(영)적" 실천을 이루기 위해 필수적으로 요구되는 것은 아니다. 그러나 이런 에너지들을 통합하기 위한 심리적의 작업이 특별히 더욱 도움이 될 것이다. 사람들은 '정신(영)적' 본성에 대한 아무런 지식도 없이 의식의 융합물을 통해 정신(영)적 경험을 통합하려고 하기도 한다.

그러나, 자기(Self)의 이런 직접적 경험이 과히 나쁘지는 않다...

자기(Self)에 다가가기

마치 개인적 삶의 중심 진리를 인식하기 위해서 요구되는 것처럼, 때때로 자기(Self)가 직접적으로 각성되는 것처럼 보인다. 개인은 이 경험을 미지의 내적원천으로부터 나오는 강제적인 압력이나 에너지로 경험하기도하고 그리고 이것을 다른 사람들-치료자, 배우자, 부모님에게 투사할지도 모른다. 개인은 중요한 변화가 일어나도록 요구받은 느낌을 가지며, 그 변화가 일어나기 전까지는 어떤 것도 충분하지 않다는 느낌을 갖는다.

이런 요구는 통합된 성격과 초의식적 패턴이 높은 이해를 향해 문을 열기로 선택한 사람으로서 준비가 되어 있기 때문에 발생할 수도 있다. 사람들은 병이나 외적인 대재앙, 혹은 가족구성원이나 가까운 친구의 죽음 같은 개인적인 위기의 시간에 근본적인 존재 원천으로서 자기를 알 수도 있다. 욥에 관한 성서의 이야기는 이런 종류의 각성을 자세히 말해준다. 종종 자기(Self)의 경험으로 인한 '이유'는 현재의 설명 능력너머에 있다. 그것은 단지 일어나고 있는 것처럼 보인다. 아마도 인간 삶의 순환주기를 깊게 하는 우리의 이해로서, 우리는 그런 종류의 경험들을 위해 뚜렷한 양상을 볼 수 있을 것이다–사춘기 후반과 중년기, 노년기 시기에.

다음의 회기기록은 더 자기(Self)와 다소간 직접적인 경험을 한 사람의 사례이다. 이 사례의 앞부분에서, 내담자는 친구의 경험을 이야기 한다:

내담자 : 나는 그녀가 겪고 있는 고통을 나도 겪고 싶지 않지만, 그녀가 지닌 견해의 명료함에 대해 말하겠다; 나는 그녀의 명료함을 원한다! 나는 그것을 가질 능력이 없는 것 같다; 나는 그녀가 겪고 있는 그 견해인 전체성과 나 사이를 가로 막으려는 것처럼 보인다. 그래서 나는 불투명한 방패를 통해 그것을 보고 있는 것 같은 경험을 한다. 그래도 나는 그것을 볼 수는 있지만 진정으로 그것을 얻을 수는 없다.

(잠시 후)

안내자 : 그것은 당신과 당신의 자기(Self)사이의 논쟁이라는 느낌이 듭니다. 나는 그것에 대해 어떤 집착이 없다. 이제 여기 내가 우리 모두와 함께 경험한 몇 가지 자료들이 있다.

내담자 : 나는 그것이 무엇인지 모른다. 그렇지만 무엇인지 알겠다.(신경질적인 웃음)

안내자 : 당신이 그것이 무엇인지 모른다 할지라도 그것에 대해 나한테 얘기하고 싶은가?

내담자 : (웃음) 그것은 일종의 초조함이다. 그것은 당신과 나 사이의 격차를 줄이는 것과 같은 것이다. 내가 당신을 놀릴 수 있는 한 오랫동안 놀리는 것으로, 나는 나 자신, 영악하고, 정의하기 어려운, 그리고 위축된 내 존재를 위해 당신을 도전하게 만들고 있다. "글쎄, 나는 오늘 이 많은 것들을 너에게 보도록

할 것이야." 그것은 통제의 문제인 것처럼 보인다. 자아(Ego)라는 말은 마치 자아(Ego)라고 불리우는 통제자같은 하위성격에서 나오는 것같이 나에게 다가온다.

안내자 : 그러면 무언가 진행되는 것을 통제하고자 노력하는 단계로부터 어떤 묘사를 해보자.

내담자 : 내가 무엇을 통제하고자 노력하는데?

안내자 : "그렇게 '무시하지 마'," 무엇이든지간에. "나는 너보다 더 똑똑해지고 노력하고 있어..."

내담자 : 그렇게 나의 결점을 보지 마시오. 한 번에 한 가지씩만 보자.

안내자 : 너 나를 두려워하니?

내담자 : 응...그리고 나는 그 감정을 인정하고 싶지 않아.

안내자 : 그 공포가 어떤 것인지 나에게 말해줄 수 있겠니?

내담자 : 많은 뉴에이지 상전(Top Dog)을 너에게 투사하기이지. 나는 네가 나에게 실망하는 것이 두렵고, 거절하는 것이 두려워.

안내자 : 그럼 너의 두려움은 내가 너를 좋아하기를 원하는 욕구에서 생겨났니?

내담자 : 흥, 나는 네가 나를 좋아하는 것을 원하지 않아, 나는 네가 나를 사랑하길 바래.(웃음) 단지 좋아하는 것이 아니라 사랑하는 것; 나는 네가 나와 즐겼으면 해. 왜냐하면 그러면 나는 내 자신에 대해 기분 좋아지기 때문이다. 왠지 내 자신에 대해 나는 새로운 단어를 찾아야 할 것 같다: 그것은 내 자신이 아니고 나의 성격에 대해서이다.

안내자 : 그럼 여러 가지 면에서 네 자신에 대한 네 저항은 그 곳으로부터 나오는 것이구나. 나와 함께 있는 모든 것은 네 자신과 함께 있구나.

내담자 : (긴 침묵) 나는 나와 자기(Self) 사이에 있는 많은 이미지들을 가로막고 있다. 나는 그곳에서 버티고 서서, Roberto (Assagioli)를 가로막고 있다. 그리고... Roberto의 매우 안전한 이미지를 가로막고 있고..... 때때로 나는 J도 여러 번은 아니지만. 나는 가끔 A도 가로막아. 불은 너무 밝아. 빛은 현혹시키기 때문이 아니라 밝혀내기 때문에 너무 밝다. 그래서 나는 어떤 빛은 들어오게 하지만 어떤 빛은 걸러내는 필터를 가지고 있다.

안내자 : 그 빛이 너에게 어떤 의미가 있니?

내담자 : (잠시 침묵) 나는 그런 것에 대해 아주 많은 문제를 가졌다.

안내자 : 그냥 지금 그 빛과의 관계에서 어떤 일이 있었는지 얘기해 보자. 정확히 무슨 일이 있었는지, 그 문제와의 관계의 과정.

내담자 : 나는 그런 부적절한 질문에 대해 건방진 대답을 하고 있다. 왜냐하면 그 빛은 그것이 의미 있던 없던 장소에 있었기 때문이야.

안내자 : 그 빛에 대해 얘기해. 그 빛에게 말해 보자; 단지 짧은 대답이 아닌 너의 반응에 대한 것, 그 빛에게 그것을 말해 보자.

내담자 : 나의 첫 번째 반응은 건방진 대답이었다. 그것이 의미 없는 질문이라는. 그때 나는 내 머릿 속에 들어가 어떤 대답이 적절할 것인가에 대해 생각하기 시작했지(그 빛에게). 그리고 내면의 어떤 것이 너를 필요로 한다. 그것은 강한 열망과 간청, 그리고 동시에 강한 회피이기도 하다.

안내자 : 그 빛에게 말해 보자.

내담자 : 나는 당신에게 그것에 대해 말하기 위해 아주 어렵게 그것을 찾았다. 당신이 직접 볼 수 없는 것, 내가 그 빛으로부터 내

눈을 보호하고자 하는 것처럼 느끼는. 나는 어디로든 도망가고 싶다. 그리고 나는 부끄럽다는 생각이 들어...나는 느껴... 나는 그것을 단순히 음미할 수 있고...부적절감, 내 입 속에 쓴맛이 난다. 그러나 당신은 주저하지 않고 그 곳에 머물고 있다.

안내자 : 이 느낌이 지금 네가 느끼는 것이 확실한가?

내담자 : 나는 그것을 완전히 허락하지 않았을지도 모른다.

안내자 : 그것을 그 빛에게 얘기해.

내담자 : 나는 허락하지 않고 있어...나는 허락하지 않아... 나는 허락하지 않아... 그것은 망가진 기록이다. 나는 최대한 이 경험을 허락하지 않는다. 나는 내 발가락을 빠뜨렸다가 다시 꺼내는 것 같은 거다.

안내자 : 그건 괜찮아? 네가 선택한 것인가?

내담자 : 나는 그것이 괜찮다고 받아들였다.(빛에게) 나는 네가 매우 참을성 있고, 정말 참을성 있는 사람이라는 것을 경험했어. 나는 너와의 관계에 있어서는 작은 아이야. 나는 그 방법을 나 자신에게 받아들였다. 나는 내 자신을 위한 동정을 경험하고 있다. 그리고 그 우주의 떨림이 다시 나에게 다가오고 있다.

이 회기에서 내담자는 안내자의 거절을 두려워 했고 안내자의 존재에 대해 당황과 긴장을 느끼면서 자기(Self)와 내담자와의 불편한 관계를 안내자에게 투사했다: 안내자는 즉시 그녀의 투사를 다시 지도한다. 왜냐하면 그녀는 자기(Self)의 개념과 함께했기 때문이다.(이것은 내담자가 정신(영)적 변형을 경험하는 안내하기 개념의 가치를 설명한다: 그것은 회기과정에 대해 안내자와 내담자가 의사소통하는 일상적 언어를 제공한다.) 안내자는 정확히 확인하고 작업하기 위해서 정신(영)적 차원의 가능성에 주의한다. 안내자가 그것을 직면하고 세부사항의 관계를 시험하는 시간을 가진다. 만약 그렇게 하지 않으면, 그 내담자는 그녀의 원천적인 자기(Self)와 함께 직접 소통하는 것이 지체된다. 그 의사소통은 그녀가 가지고 있는 정신(영)적 본질을 실현하고 현재의 자기를 인내하는 것으로 내담자를 위해서 매우 중요하다.

여기 내담자는 원래의 초의식적 유입보다는 명백히 정신(영)적 경험과 직접적으로 작업했다. 그래도 그녀는 자기에 대한 각성이 열리면서 초의식 또한 활력이 넘쳤다. 그래서 그 내담자 또한 새로운 형태들, 통찰력, 감정과 지각의 흐름을 경험할 수도 있다. 경험의 강렬함이 가라앉을 때, 일상생활 속에서 새로운 양식들과 힘을 통합하기 위한 작업과 형태(미술, 글쓰기, 봉사)안의 통찰력을 표현하는 방법을 찾는 작업을 할 것이다.

다음의 실습은 가능한한 원천적인 자기(Self)를 경험하는 기회를 제공할 것이다.

====

❖ 실습 : 자기(Self)로부터 온 편지 ❖

눈을 감고 숨을 고르세요. 숨이 들어왔다 나가는 것만 생각하고 그것을 바꾸려고 하지 말아요....

이제 부드럽게 숨소리를 따라 당신의 몸 속으로 들어가세요. 당신이 내면에 주의를 기울일 때 당신 몸 속 어딘가에서 편안함과 기쁨이 느껴지나요? 그 곳으로 가서 그곳을 열어보며 즐기세요....이제 그곳이 당신 몸의 어느 부분에 굳어 있고 억압되어 있다고 느껴보고 점점 편하고 기분 좋은 곳에서 긴장되고 불편한 곳으로 움직여 보세요... 만약 당신이 더 편안해지기 위해 몸을 움직여서 재조정하는 것을 필요로 한다면 그렇게 하시오. 방종과 개방, 기쁨의 감정을 세포들, 근육들 피부에 스며들도록 하시오...

당신은 당신 몸의 불편함과 굳어 있는 느낌에 집중하는 동안 당신에게 떠오르는 어떤 느낌을 알아차렸을 수도 있다. 그 느낌들이 무엇일까? 어떤 느낌들이 편안함과 기쁨과 연관되어 있는가? 그것들이 원하는 한 충분히 그 풍요로운 느낌을 느끼고 즐겨라.

당신의 느낌에 집중할 때 생각들이 떠오를 수도 있다. 단지 그것들을 알아차려라-그것들로 인해 불편해질 수 있고, 편안해질 수 있다. 부드럽게 당신의 주의를 기쁨과 열린 마음을 긍정하는 생각들을 하도록 지시하고 그것들에 감사해라...

이 모든 것들이 당신이다. 이 순간의 당신의 모든 부분들이다. 그것들을 모두 가볍게 유지한다; 누가 그것들을 유지하는지 그리고 누가 한 가지 측면에서 다른 측면으로 선택적으로 주의를 옮겨가는지를 알아차려라...

이제 당신이 유지시키고 있는 모든 것으로부터 한 걸음 물러나라. 당신이 지금 막 발견할 수 있는 최대한 뒤로 움직일 수 있기 위해 할 수 있는데 까지 물러나라-가능한 한 깊은 곳까지....

당신을 이 세상에 태어나도록 선택한 존재가 바로 당신이라고 상상해 보라. 누가 이런 마음, 이런 느낌들, 이 특별한 몸을 선택하는지-세상에 있는 지금의 이 사람이 되도록 선택하는지를 상상해 보라. 만약 그 선택을 하는 사람이 당신임을 기억할 수 있다면 어떨까? 그 선택의 순간으로 돌아가 세상 속에 당신이 당신을 데려다 놓고 당신이 선택한 특별한 모습의 존재로서 당신을 태어나게 한 그 목적과 다시 접촉하도록 당신 자신에게 시키라... 당신의 탄생의 권리인 사랑과 지혜, 목적의 분명함 향하여 당신이 지금 할 수 있는 데까지 그들에게 주장하라...

열정적이고 모든 수용적인 장소로부터, 오늘 여기 앉아있는 그 사람인 당신을 보고, 이 순간에 지금 이 사람에게 일어난 일생의 선택과 방향전환을 바라보라.

당신이 지금 그 사람에게 상기시키기 위해 필요한 것이 무엇인지 말할게 있는가? 세상에 있도록 선택한 그 사람에게 편지를 쓰라. 그리고 필요한 무엇이든지 편지를 쓰게 하라...

당신이 편지를 다 썼을 때, 그것을 봉투에 넣고 봉하라. 그리고 자신의 주소를 적어서 부쳐라. 그렇게 하는 것이 옳은 것처럼 보일 때, 친구에게도 편지를 부쳐라. 당신의 편지의 내용이 당신에게 가장 필요할 때, 정확한 그 순간에 편지를 받을 것이다. 그리고 가장 명확하게 그 편지의 내용을 들을 수 있을 것이다.

====

자기(Self)의 단서들

어떤 단서는 초개인적 본성을 가진 개인적 투쟁으로 나타낸다. 그런 회기에 안내자는 그 투쟁의 단서로서 내담자의 투사의 초개인적 특성을 인식한다. 사람들 또한 그들의 전체가 그들의 내면의 경험에 활기가 있도록 영향을 끼치는 경외와 감탄을 표현하기도 한다. 그들은 그들이 어렴풋이 감지한 아름다움과 힘에 압도당하는 느낌을 받을 수도 있다. 그리고 그들의 경험을 눈물이나 몸짓, 혹은 예술이나 시로 표현할 수 있다 할지라도 언어로 표현할 수 없는 느낌을 받을 수도 있다. 사람들은 때때로 사회적 열등감과 낮은 자존감으로부터 오는 특성과 다른 개인의 부적절감을 경험한다. 그것은 한 눈에 그들이 진실의 행로를 따라 얼마나 멀리 왔고, 그들이 아직도 얼마나 멀리 가야 하는지 아는 성자의 겸손이다. 많은 사람들은 이전의 그들의 '이기주의', 거만에 대해 부끄럽다고 표현한다; 이 '실존적 수치' (Firman, 1977)가 약화되기보다는 동기화되고, 자기-용서, 자기-수용, 그리고 새로운 자유와 선택의 감각을 향해 움직인다.

성격구조가 질서있게 정리된 세계로 가는 것, 구축된 방어기제 그리고 통제감, 이런 것들을 비워버리는 것에 저항할 때, 그 저항은 자기(Self)의 접근하는 하나의 단서가 될 수 있다. 개인(성격이 규정된)이 삶에서 이전부터 알고 있는 어떤 것을 능가하는 경험으로서 전멸과 죽음을 두려워할 수도 있다; 꿈 속에서 죽음의 주제나 깨어있는 환상들이 일어날 일들을 나타낼 수도 있다.

3. 정신(영)적 각성 및 변형의 심리적 문제

성격과 자기(Self)사이의 직면은 사람들에게 존재의 전체성을 통합할 수 있는 기회이다-사람들이 연민을 가지고 자기의 공포, 당황 사회적 압력에 대한 반응들을 받아드리는 동안에 초의식의 잠재적 패턴을 실현하는 깊은 헌신의 기회가 있다. 이런 선택은 가볍게 이루어질 수는 없다; 우리는 이 단계의 내포된 의미를 보아야만 하고 우리가 충분한 선택을 할 수 있는 능력을 갖기 위해 다양한 악마들과 싸워야 한다. 자기(Self)가 성격에게 주는 압박은 종종 우리에게 우리 삶의 심리적 문제와 그 문제들과 함께 어떻게 살아가야 하는가에 대해 선택하는 것을 보다 명확히 보고 이해하게 만들고 의식 내에서 우리의 악마들과 신경증에 압력을 가한다. 우리는 지난 과거의 운명이 어떻게 우리를 제한하고 우리가 그 제한들을 능가하기 위해 어떻게 변화할 수 있는지를 이해한다.

삶의 스타일과 인간관계

초의식 에너지는 우리에게 익숙하지 않는 특성을 가지기 때문에 우리에게 두려움과 반항심을 일깨운다.

특히 만약 우리가 성장의 수평적 차원에 우리 삶의 중심을 둔다면, 오로지 육체적, 정서적, 인지적인 현실에만 주의를 집중한다. 새로운 창조적인 표현이나 공동사회를 위한 봉사의 증진에 대한 요구는 시간과 의식작업을 요하는 과정으로 삶의 스타일이나 인간관계에 철저히 영향을 끼치는 우리의 묵은 역할과 하위성격으로부터 비동일시를 필요로 한다. 종종 개인에게 나타난 변화에 대해서 친구나 가족으로부터의 전혀 지지를 받을 수 없다; 사실을 말하면 사회 환경은 개인의 변화를 지지하기는 커녕 그 과정을 적극적으로 반대한다. 제8장의 도입부에 소개된 내 친구의 사례와 같이 이런 경험을 겪는 개인이나 주변의 사람은 일어난 어떤 일에 대한 이해를 위한 선례가 전혀 없을 수도 있다. 그들은 건강한 변화의 과정을 복잡하게 하거나 파괴하는 방법들 안에서 그들의 관심을 표현할 수 있다. 좋은 의도를 가진 상담자들조차도 만약 그들에게 발생한 어떤 변화에 대해 전혀 이해하지 못한다면 변형의 과정을 방해할 수 있다. 과거 사회에서 개인은 내적 변화에 조율하고 정렬하기 위해서 고독을 추구하면서 위축된 생활을 한다. 어떤 상담자나 치료자는 이런 위축된 상태를 병리적으로 해석할 것이다.

우리가 지지적인 역할이 없는 사회환경에서 변화에 닥칠 때, 우리는 새로운 견해와 통찰에 대한 심리적 이해를 유지하기 위해 투쟁해야 한다. 우리는 우리 주변에 그런 두려움이나 의심으로부터 우리 자신을 보호해야만 한다. 슬프게도, 우리는 때때로 새로운 진리를 쫓는 것이나 새로운 길의 통찰, 그리고 가장 익숙한 묵은 상태에 그대로 남아있는 것 사이에서 선택해야만 한다.

신비적인 경험, 이것은 아무리 간단한 것이라 할지라도 정신(영)적 추구에 매료된 사람에게는 타당성이 있다. 이제 마음은 가슴이 원하는 단

한 가지를 안다. 그러나 이와 같은 경험은 이것을 위해 준비되지 않고 부적합한 믿음체계에 맞추고자 노력하지 않는 사람을 깊이 고민하게 할 수 있다. *– Marilyn Ferguson –*

역설적으로, 우리의 정신(영)적 각성에 충실하게 남아 있기 위해서 우리의 환경과 투쟁하는 것은 종종 우리의 선택과 미래상을 명확하고 강력하게 만든다. 우리는 우리 주변의 이런 것들과 함께 우리의 미래상을 공유하는 방법들을 찾고 연구하는 동안에 예기치 않는 동료들을 발견하기 시작한다. 때때로 우리는 인간관계에 대한 오래된 기대들을 허용할 수 있고 그런 방법으로 새로운 풍요로움으로 들어가는 인간관계를 허용하거나 혹은 그녀의 동반자를 받아들일 수 있다. 이것은 그 동반자의 의식적 참여 없이도 일어날 수 있다. 비록 그것이(쉽지 않다 하더라도) 나는 내 자신의 통찰력과 행동에 의해 인간관계를 변형시키는 것이 가능하다고 확신한다.

미치기

두렵고 혼란스러운 친구들이나 친척들에 의해 어떤 관념을 받으면 그 경험을 스스로 이해하는 어떤 지침을 가지지 않은 사람은 그들을 미쳤다라고 생각한다. 좀더 확실히 말하자면, 만약 우리가 정신(영)적 경험을 통합하기 위한 자기 확대의 의지나 능력이 없다면, 정신착란이 될 가능성이 있다. 이런 순간은 정말 중대한 위기이다; 위기를 가리키는 중국의 표의문자인 위기(危機)의미와 같이, 그것은 '위험한 기회' 이다. 위험의 가능성은 만약 전문가가 해로운 치료법과 부적절한 약의 처방, 병리적 진단을 했다면, 그 위험의 가능성은 실제가 될 수 있다. 얼마나 많은 몽상가들이 그들의 이야기를 들어주고 도움을 주는 이가 아무도 없다는 이유로 내면의 세계에서 길을 잃고 미쳐가는가?

성적매력

다른 면에서, 정신(영)적 각성을 경험하는 것이나 모방은 몇몇 그룹 내에서와 환경들에서 성적매력을 나타낸다. 성장을 중요시하고 영혼이나 종교적 수행을 하는 사람들 사이에서, 변형의 경험들은 열심히 탐구되거나 장려될 수도 있다.

풍자적으로 말하면 이 변형분위기가 허위-자각의 경험을 격려할 수도 있고, 불균형적인 진짜 경험의 극적인 양상을 강조할 수도 있다. 이런 경험을 갑자기 겪은 사람은 자신을 일종의 정신지도자라는 환상을 갖게 만든다: 이들은 아마도 계속적으로 부드럽고 자연스럽게 확대되는 경험과정을 갖기보다 그 경험 자체에 집착하는 사람의 하나의 하위성격 아마도 뉴에이지라는 상전(New Age Top Dog)에 동일시하게 된다. 또는 그런 경험들은 혼란과 고통을 각성하기 위한 누군가의 의도일 수도 있다; 정신이상은 결국 주의를 끄는 좋은 방법이다!

도움이 없거나, 혹은 때때로 도움이 있다 해도, 사람들은 다양한 방법으로 각성의 과정으로부터 회피하고 도망치려고 노력하기도 한다. 우리는 아마 때때로 천국의 문지기로부터 달아나려고 할 것이다. 우리는 합리적인 행동 뒤에 자신의 바리케이트를 친다. 우리는 자신을 일 속에 파묻고, 생존이 진정한 문제가 아닐 때에도, '살아야' 만 한다고 주장한다. 우리는 술을 마신다. 우리는 수면제나 니코틴, 긴장을 완화시키는 약을 이용한다. 우리는 "놀이" 속에서 야생의 방종에 대한 극도의 무질서로, 다양한 종류의 강제적인 행동들로 자신을 잃는다. 우리는 과식하거나 강제적인 식사조절을 한다. 우리는 우리가 잘 알고 있는 많은 창조적인 천재들에게서 이런 종류의 행동을 볼 수 있다; 사실, 기괴한 삶의 스타일은 종종 창조성을 위해 필요하다고 생각되기도 한다. 아마도 이런 행동들은 정말 단지 창조적인 추진력을 나타내는 강도와 삶 속에 가득히 인정하고 통합하기 위한 사람의 무능이다. 창조적인 사람이 초의식의 에너지와 함께 협력할 수 있을 때, 그들의 삶은 덜 혼돈되고 그들의 특수한 재능은 더 가득한 표현을 발견한다.

안내자와 함께하는 개인의 회기 작업은 개인이 경험의 정당성을 입증하고 그 어려움이 정신(영)적 근원을 가졌다는 인식을 가능하게 하는 정신(영)적 자각의 문제를 도울 수 있다.

두려움, 저항 뒤의 유효한 동기화와 도피주의자의 행동들에게 빛을 가져다 줄 때, 그 개인은 이런 반응 뒤에서 움직일 수 있고 내면의 자각에 일치시키기 위한 변형으로 가기 위한 필요한 선택들을 한다. 개인이 진실한 깊이와 자각의 현실이 받아들여지고 포착될 때, 매력과 모방은 자기의 인도를 위한 겸손하고 인도적인 길을 제시한다.

4. 안내자의 역할

정신(영)적 자각의 시기동안 내담자의 성장을 돕고 그 결과로 일어나는 변형은 궁극적으로는 자기(Self)의 안내를 통해 일어나지만 그 과정 중에는 혼자가 아니라는 것과 신뢰를 가지고 의사소통 할 수 있다는 것을 알게 하는 것이다. 사람들은 종종 이런 인식을 위한 큰 감사와 믿음을 표현한다. 때때로 안내자를 통해서 얻는 이해의 간단한 진술은 내담자 개인의 펼쳐지는 운명을 쉽게 맞이하기 위해 필요하다. 많은 사람들은 단지 누군가가 그들이 하고 있는 것의 중요성을 인정하기만 한다면 대부분의 고통과 컴플렉스와 싸워 이길 수 있을 것이다.

안내자로서 변형과정에 누군가와 함께 작업한다는 것은 안내자가 자기(Self)에게 자신을 맡기는 것이 요구된다. 그것은 동참, 믿음과 신뢰를 요구한다. 이런 과정들은 마음만으로는 이해될 수 없다; 마음은 다른 사람이 같은 것을 하기 위해 초대되었을 때 사랑과 신뢰를 위해 가슴 열려있어야만 한다. 즐거움과 궁금한 감정의 공유는 열림, 받아들임, 믿음의 환경을 창조하는 것을 돕는다. 자신의 정신(영)과 충분히 정렬하기 위해서 자기(Self) 및 선택에 직면한 내담자들은 그들이 휘말리지 않는 견고함과 집착 없는 균형을 유지하기 위해 그들의 안내자를 필요로 한다. 안내자는 중심주제에 대한 시각을 상실한 채, 매력이나 저항, 내용 안에 빠지고 이끌리는 유혹에 대항하여 보호하는 것이 필요하다. 반면에, 안내자 자신의 정신적 의제(agenda)를 강제로 부가하기를 시도하는 안내자는 효율적인 안내과정이나 강한 힘을 희석시킬 수도 있다.

안내자의 역할은 중심문제에 대해서 자기(Self)와 내담자 사이에 억지로 개입하기 보다는, 내담자를 돌보는 목격자(witness)로서 서있어야 한다. 앞서 발췌된 회기기록에서 안내자는 이 역할을 실행한다.

치료자가 초개인적 성향을 동일시할 때, 우리는 그 치료자가 정신(영)적 추구의 중요성과 타당성을 확인한다고 가정할 것이다. 그리고 육체, 감정, 인지, 영적정신의 통합을 지지한다. 우리는 또한 그 치료자가 경험을 통해 입증한 초개인적 관점에 의미를 둔다고 가정한다. 그 치료자는 또한 조직화된 종교적 집단을 동일시하든 아니던 간에 자신만의 인생행로를 간다고 가정하기도 한다. *- Frances Vaughan-Clark -*

정신(영)적 변형을 촉진하는 안내자의 책임감과 역할은 형식의 문제보다는 의도가 더 중요하다. 나는 우리 자신의 길을 가는 연습을 하기 위해서, 우리 자신의 정신(영)적 발달을 위해 안내된 이 과정에서 다른 이들을 안내하기가 중요하다고 생각한다. 우리는 이런 경험들을 포함하는 세상의 시각과 시종일관한 철학을 가지고 의식적으로 작업하기 위해서 개인의 한계를 초월한 우리 자신의 경험들을 여는 것을 필요로 한다. 이런 방법들로 우리는 정신(영)적의 성장을 향해 안내자의 의도를 갖추고 내담자의 의도를 이해하고 이를 촉진한다.

이런 방법으로 정신(영)적 성장을 향해 우리의 의도를 정렬하고 내담자의 정렬을 촉진하고 이해할 수 있다. 그러나 우리는 내담자에게 우리의 상징을 사용하라고 주장하거나 다른 이들에게 우리의 방법을 강요하지 않는다. 죽음을 준비하는 호스피스에서 함께 일했던 Chaplains는 죽음을 준비하는 사람들의 의견을 받아드려 정신(영)적 방법이라면 무엇이든지 사용하였다. 만약 어떤 사람이 기독교적 이미지로 편안해 한다면, Chaplains은 "상대의 입장에서" 예수나 마리아 이미지를 보는 것에 대해 얘기할지도 모른다. 만약 개인이 어떤 종교를 가지지 않았다면, 어떤 형식 없이 광채나 따스함, 빛 같은 경험으로 묘사할 수도 있다.

5. 영적 정신통합의 방법

정신통합 안내하기에는 여러 차원이 있지만 안내자의 태도와 집중적 존재하기는 다른 특별한 방법보다 더 중요하다. 안내자의 수용적 태도와 내담자 개인의 과정을 위한 조율은 개인의 필요와 가장 최선의 만남의 방법들의 선택을 용이하게 할 것이다. 그 방법들 중 대부분은 제5장에서 제안되었다. 대화기법, 게슈탈트기법, 꿈작업, 심상안내, 긍정화, 그리고 치료는 정신(영)적 경험들을 통합하고 더욱 열도록 하기 위한 모든 강력한 도구이다. 내 경험에서, 긴 시간을 필요로 하는 정신통합 작업들의 대부분은 마침내 정신(영)적 정신통합의 경향으로 작업하고, 때때로 처음부터 그렇게 한다. 그래서 그것은 전형적인 정신통합의 기술이 안내과정을 위해 많은 적절한 방법들을 가지고 있는 이유를 지지한다. 나는 개인적으로 자연과 더불어 여행을 하거나 엄숙한 의식을 포함한 치료방법까지 확장해 나가고 있다.

심상은 무의식적 자료가 우리의 이성적 세계관이라는 장애물을 지나서 의식 속으로 들어가도록 허용한다. 확실한 상징은 종종 개인의 한계를 초월한 에너지를 일깨울 내면의 대화나 백일몽 안내를 제안한다; 현자, 빛, 태양 혹은 별, 등산, 그리고 물, 특히 분수나 시내. 사람들은 일시적으로 정신(영)적 이미지들을 의인화해서 보기도 한다. 아마도 산 정상을 향한 등반 후에 나타나는 천사들과 예수 혹은 부처의 이미지들은 일반적인 형태이다. 그들은 그런 인물들의 특성을 표출하는 것이 조심스럽다 할지라도, 그들이 알고 있는 훌륭한 현자와 그들을 사랑하는 누군가의 이미지를 볼 수도 있다. 때때로 그 인물들은 종종 개인의 한계를 초월한 에너지의 진정한 이미지인 사랑과 수용이 아닌 권위적인 인물이나 상전(top dog)이 되기도 한다.

기하학적인 형태들이 심상안내와 그림그리기, 또는 묵상을 위한 안내의 범위 내에서 자발적으로 발생한다. 원은 전체와 개인의 상징으로서, 특히 동양의 종교 예술의 만다라에서 사용되어 왔다. 같은 길이의 두개의 직선이 만나는 십자가는 이차원을 상징하는데 이용되기도 한다; 정신(영)과 함께 수직적인 관계. 삼각형은 세 가지 성격의 양상-몸, 정서, 그리고 마음-그리고 그 통합의 상징으로서 작용한다. 우리가 이 세 가지 상징들을 명상할 때, 우리는 그들과 관련된 원형적인 특성을 향해 무의식 수준단계에서 우리 자신을 여는 동안 집중을 한다. Assagioli(1976)는 태양이나 또는 별 아래 이등변 삼각형에 대한 명상을 제안한다; 삼각형 위의 빛은 그것의 순수한 에너지와 함께 세 부분의 성격을 주입하는 자기(Self)를 나타낸다.

아래의 실습은 많은 사람들이 그들의 초의식적 지혜 및 힘과 접촉하기 위해 설정된 장면에서 초개인적 이미지들을 이용한 것이다. 현자의 이미지는 삶의 중심문제나 회기에 관해 선택하기를 위한 힘과 안내를 제공할 수 있다.

====

❖ 실습 : 현자와의 대화 ❖

눈은 감고, 몸을 이완시키시오. 그리고 몇 분 내에 조용한 장소를 찾아서, 당신의 호흡에 집중하라...

이제 당신이 촛대 위에 꽂혀진 초를 들고 있다고 상상하시오. 초에 불을 밝히면서, 불빛이 깜빡거리다 커져서 초에 불이 밝아지는 장면을 상상하시오. 몇 분 동안 불빛을 바라보고, 당신이 보고 있는 것이 얼마나 강하고 밝게 타고 있는지 보시오...

커다란 노란 불빛의 중심에 작은 파란 불빛을 보시오. 그것에 집중하고, 네가 볼 수 있는 한 중심 더 깊은 곳을 보시오...

중심의 작은 파란 불꽃에 사랑하고 지혜로운 사람의 얼굴이 나타날 것이다. 이 사람의 눈과 얼굴에 사랑과 지혜를 보시오. 그 곳에 지금 당신을 위해 있는 지혜와 사랑...

당신은 이 사람에게 지금 일어나고 있는 일에 대한 조언을 구할 수도 있다, 당신이 어디로 가야 하는지에 대해, 당신의 다음 발걸음이 어디로 갈지. 당신이 궁금한 것이나 어떤 형태로, 어떤 것을 잘 받아들이는지 무엇이든 물으시오...

현자는 당신이 무엇을 묻는지, 당신을 위한 특별한 메시지가 무엇인지 대해 당신에게 말할 것이 있을 수도 있다. 만약 당신이 그것을 알고 받아들이고 싶다면, 현자에게 그렇다고 말하고 대답을 기다리시오…

현자와 함께 현실로 돌아와 당신의 삶의 성과를 보시오. 현자가 보는 것에 따라 당신 자신이 그 상황을 보도록 허락하시오… 아마도 당신은 이 상황에서 당신의 역할에 대한 선택을 하는 것을 원할 것이다. 당신이 어떻게 되기를 원하는 지에 대해서…

당신의 선택에 대해 현자에게 말하시오…

이제 당신이 선택한 자신의 이미지를 상상하시오. 당신이 어떻게 행동하고, 느끼고 당신에 대한 다른 이들의 반응이 어떤지 보시오…. 당신 자신이 당신의 선택을 유지하기 위해 돕기 위한 현자의 사랑과 지혜를 불러낸다고 상상하시오…

이제 현자가 떠나고, 당신이 언제든 안내와 힘을 찾을 수 있는 상태로 돌아가야 하는 것을 아시오. 당신이 준비가 되었을 때, 눈을 뜨고 당신이 경험한 것을 기록하는 시간을 가지시오.

====

안내자는 이번 단기 실습 회기 내에 이 실습을 사용하기를 원할 것이다. 왜냐하면 청각적이나 운동감각적인 사람들에게는 적절치 않을지 모르지만 처음부터 시각적으로 보이는 방식이다. 현자와의 대화는 그 순간 개인이 필요로 하는 부분에 맞게 적용될 수 있다. 현자는 우리가 편안하게 느낄 수 있는 곳과 이해할 수 있는 단계에서 이 근원적 대표인 "나(I)"와 자기(Self) 사이의 중재의 방법을 제공한다. 현자는 선한 의지와 기술적 의지를 북돋아준다.

이 실습은 우리의 초의식을 두드려 개인의 진실과 지혜를 추구하는 영적정신 통합에서 근본적 과정인 내면의 대화를 창조하기 위해 사용될 수 있는 여러 가지 방법들 가운데 하나이다. 그것은 곧 잠깐 쉬기 위해 자연스러운 움직임이 되고, 질문을 하게 되고, 이미지, 단어, 표현들로 내면의 응답을 기다리게 된다. 어떤 내담자는 갈피를 못잡거나 고민을 할 때 개인적으로 그것을 찾았다 할지라도, 항상 현자의 이미지를 사용하는 것이 필요하지 않을지도 모른다.

글쓰기는 새로운 관점을 위해 우리 자신을 열고 초의식으로부터 대답을 찾는 데에 효과적이다. 이전에 제공된 자기(Self)로부터의 편지도 이와 같은 접근방법의 하나이다. 우리는 일반적인 안내에 대한 요구나 자기에 관한 중심문제에 대해 편지로 기록할 수 있다(제5장의 일지부분에 기록됨).

이 책이 발간된지 20년이 지났으며, 서구에서는 정신(영)적 자각이라는 새로운 분야에 대한 지지자들이 있다. 황무지 여행하기나 비전 물어보기의 실제는 새로운 방법이 아니다. 왜냐하면 이런 것들은 지구상에 모든 문화권에서 발견된 고대의 전통에 근거를 두고 있다. 많은 사람들이 정신(영)적 자각을 촉진하기 위하여 통나무를 들고 땀을 흘리는 의식의 커다란 가치를 찾게 된다. 자아심리학의 참고 자료나 제5장의 자연치료법은 이러한 종류의 치료를 위해서 많은 자료를 제공한다.

Assagioli(1976)는 평온함 같은 초개인적 특성을 발전시키고 환기하기 위한 기법시리즈를 발전시켰다. 그 연습은 Assagioli의 접근의 적용으로 아래 소개된다.

❖ 실습 : 바람직한 특성개발 ❖

이 연습의 목적은 누군가 자신의 내면에 요구되는 자질을 강화하고 촉진하는 것을 통해 내적 및 외적 조건을 창출하기 위한 것이다. 다음 연습에서, 평안의 특성이 이용되지만 용기, 참을성, 즐거움이나 동정 같은 다른 특성들을 위해 받아들여지는 연습일 수 있다. 이런 특성들을 발전시키기 위한 결정과 자질 선택은 '해야만 하는 것' 보다는 성장을 위해 더 멀리 내딛기 위해 자유롭고 의도적 선택으로부터 온다는 것은 중요하다.

1. 편안하고 이완된 자세를 하고, 깊게 몇 번 숨을 쉬시오... 이제 고요함에 대해 생각하시오-당신의 마음속에 '평안' 을 주제로 잡고 그것을 비춰보시오. 무엇이 그것의 본성, 특질, 의미인가?... 평안과 관련된 시각과 생각, 혹은 이미지들을 발전시킴으로서, 당신이 일지에 그것들을 기록하시오...
2. 당신 자신을 당신의 무의식으로부터 나오는 평안과 관련된 이미지나 생각들을 향해 열고 그것들을 받아 적으시오...
3. 평안의 가치를 이해하고, 그것의 목적과 이용, 특히 우리의 소란스러운 현대 사회에서. 당신의 마음 속에 평안을 찬미하고 열망하시오...
4. 평안의 신체적 태도를 취하시오... 모든 근육과 긴장된 불안을 편안하게 하시오. 천천히 리듬미컬하게 숨을 쉬시오... 당신의 얼굴에 그것(평안)이 표현되도록 하시오. 평안은 표현과 함께 당신 자신을 시각화하는 것을 도울 수도 있다...
5. 평안을 직접 환기시키시오. 당신이 편안하다고 느끼는 곳에 있다고 상상하시오-조용한 해변, 절, 시원한 초록빛 숲 속, 아마도 과거에 당신이 편안하게 느꼈던 곳일 것이다... 평안이라는 단어를 여러 번 반복하시오... 당신이 편안해 보일 때까지 당신에게 평안이 스며들도록 하시오...
6. 과거에 당신을 화나고 짜증나게 했던 일들을 생각하며 그런 환경에 있다고 상상하시오: 아마도 악의 있는 사람과 함께 있을 것이다...

어려운 문제에 직면하시오... 순식간에 많은 것들을 하도록 강요당하는 것... 혹은 위험 속에 처하는 것... 그리고 고요하고 편안한 당신을 느끼고 보는 것....

7. 당신의 일상 속에 평안을 높이는 것을 결의하시오.... 편안한 삶의 표본이 되시오... 평안을 발하기 위해...
8. 평안이라는 단어를 가장 잘 전달할 수 있도록 색채와 문자들을 이용해 간판을 만드시오. 당신이 매일 볼 수 있는 곳에 놓고 가능하다면 당신이 가장 편안해야 하는 시간에. 그곳이 어디든 당신이 그것을 복, 평안의 감정으로 자신을 상기시키시오.

이 연습은 더 큰 프로그램의 집중할 수 있는데 필요한 특성을 발전시키기 위한 것이다. 당신은 시, 기호들, 음악, 드라마, 예술작업, 사진, 춤, 성서의 발췌문을 가지고 모든 경험을 통해 그것들을 이용하고 모을 수 있다. 이런 재료들과 함께 당신 자신을 둘러싸고 있는 것들에 의해, 당신을 다른 특성이나 평안의 깊은 감정을 발전시키고 일깨울 수 있다. 당신은 경험의 형식이 통합된 당신 자신의 창조를 통해 편안의 감정을 육성하기 위한 환경을 찾는데 그런 모든 것을 이용할 수 있다.

(금기사항 : 몇몇 사례에서, 연습을 위해 부정적 반응의 경험을 가능하게 했다; 평안을 일깨우기 위한 시도로서 긴장, 쉬지 못함, 혹은 긴장을 야기할 수 있다. 이것은 흔히 요구된 자질발달의 장애물인 부정적인 핵심감정이 있다는 신호이다. 이런 상황은 위의 6단계 동안에 겪게 된다. 만약 부정적 반응이 강하다면, 그것은 부정적 감정을 표출하고 카타르시스를 통해 그들을 풀어놓을 수 있을 때까지 작업을 보류시키기는 것이 최선이다. 이런 상황이 지난 후, 그 작업은 다시 이어질 수 있고 그때 긍정적인 것을 채우는 방법으로서 특별한 가치를 가지고 부정적인 감정들의 방출에 의한 심리학적 빈 '공간' 의 요구된 특성을 가질 것이다.)(Assagioli, 1976, pp.223-4)

=====

아래에 창조적인 명상을 위한 생각의 발상을 이용하기 위하여 초개인적인 가치를 지닌 부분적인 목록이다(제5장에 기록된 것과 Assagioli의 1976년 판에 더욱 자세하게 기록됨).

명상의 한 가지 특성은 우리들의 이해와 우리의 삶 속에서 의식과 잠재의식에 재편성을 가져오는 동안에 명상의 가치를 높인다.

초개인적 특성들

미	열정	이해(파악)	용기
창조성	에너지	힘	열광
영원	무한	보편성	자유
해방	비애착	협력	우정
형제애	자매애	관대	호의
선한 의지	감사	감사	감탄
경이	조화	유머	포괄성
수용성	기쁨	축복	빛
사랑	질서	인내	현실
존재	진실	갱신	신뢰
신념	고요	평화	냉정
조용	봉사	조용함	평온
단순성	통합	전체성	이해
생기	의지	지혜	책임

정신(영)적 경험의 기초하강

아마도 가장 가치 있는 기여는 우리가 '기초하강(grounding)' 이라고 부르는 과정으로 일상생활 속으로 새로운 통찰력과 자질을 가져다주도록 돕기 위해 각자의 정신(영)적 자각을 하게 할 수 있는 것이다. 당신은 제6장에서 회기 주기의 지도에서 기초로 하강하기의 중요성을 상기했을 것이다. 회기의 목적은 단지 '높은' 것이 아니라 우리의 일상생활에 현실적인 어떤 가치를 두는 것이다.

우리는 에너지와 명백성이 사라지기 이전의 며칠동안에 행해질 수 있는 특별한 선택을 통해서 우리가 초개인적 특성들을 표현하는 실천을 할 수 있는 방법을 발견하여 안내하도록 용기를 북돋아 줄 수 있다. 아마도 그 선택은 즉각적인 실행을 위해 선택된 특별한 단계와 함께 오래 걸릴 것이다. 행동의지가 있는 단계의 Assagioli의 논문(1974)은 이 과정을 위해 유용한 구조를 제공한다(이전 제7장에서 간결한 윤곽이 제시되었다).

긍정화(142페이지 참조)는 정신(영)적 경험을 기초로 하강하기에 도움이 된다. 왜냐하면 정신(영)적 경험들은 확장력 있고 모든 것을 포함한 형태에서 우리의 생각을 다시 만들기 때문이다.

적극적인 긍정은 현재 시제로 하는 것이 효과적이다. '나는 걱정하지 않을 것이다' 라고 미래 시제로 말하는 것은 단지 어떤 것에 대해 걱정할 가능성을 상기시킬 뿐이다. 반면에, '나는 평온하다' 혹은 '나는 편안해지고 있다' 라고 현재시제로 것은 지금-여기(here-and-now)에서 요구된 특성의 이미지로 들어온다.

부가적으로 우리가 사는 세상에는 모든 것이 상호의존적이기 때문에 삶 속에 통합된 정신(영)적 경험을 이해하기를 위해 노력함으로서 우리에게 영감을 주고 지속시켜 주는 환경과 사람들을 찾아낼 필요가 있다. 여기 안내자가 지지그룹에 관해서 정보나 또 다른 자료를 제공하는 조언자로서 행동해야 할지도 모른다. 사람들은 이전에 오해하고 과소평가된 친구들, 친척들, 혹은 그들의 집단 안에서 동맹자들을 발견하기도 한다. 그들은 규칙적으로 공원근처나 광야로 나가는 것을 선택해야 할지도 모른다-혹은 교회나 박물관과 같은 공공장소-영감과 재활에 도움이 됨. 나는 개인적으로 일주일에 서너 번씩을 집 근처의 나무숲에서 앉아 있거나 산책을 한다.

우리는 종종 익숙한 상황과 가까운 관계의 가치를 인식하고 그것을 이용하는 데에 우리를 허락할 필요가 있다. 어쨌든 우리는 또한 우리의 개인의 삶과 직업적 발전을 위해 가능한 한 많이 우리의 정신(영)적 성장이 지지되고 유지되어야 할 가치가 있다.

6. 자기-표현과 봉사

아주 흔히, 우리는 자기(Self)와 함께 접촉하고 의식의 에너지를 향해 마음을 열 때, 두 가지 충동을 경험하게 된다. 한 가지는 자기(Self)-표현이다; 그것은 우리의 특별한 재능이나 자질의 직접적이고 활동적인 표현으로 대부분 우리의 자질들과 양립할 수 있다. 다른 하나는 봉사로, 지구의 생물권 밖과 인간애, 모임, 가족들, 친구들의 건강, 발달, 웰빙에 대해 의미 있는 방법으로 기여하기 위한 것이다. 이 두 가지 충동은 우리가 우리 개인의 자질과 재능을 가장 감사히 여기는 방법을 만족시키는 것을 찾기 위해 서로를 보완한다.

우리의 성격과 유기체에 작용하는 가장 중요한 것이 정신(영)적 존재임을 우리 스스로 알 때, 우리는 오랫동안 우리의 문화의 착한 아이들이 이기심으로 가득 채웠다는 두려움으로부터 해방된다. 우리는 진실로 우리 자신을 믿을 수 있다! 우리가 우리자신이 누구인지를 깊게 들어갈 때, 우리는 지구의 살아있는 삶인 "가이아(Gaia)"와 인간성에 이바지하기 위한 우리의 잠재성의 이용을 감사히 여기는 창조물임을 발견한다. 단지 우리가 주변의 물질적 형태의 것들이나 혼란스러운 하위성격들과 동일시 할 때, 우리가 조화되지 못하는 것이다. 우리가 "필요"해서 경험한 것은 우리가 진정 필요로 하는 것을 왜곡시킬 수도 있고, 이 왜곡의 추구는 우리자신과 다른 이들에게 해로울 수 있다. 이것이 우리가 "이기심"에 대해 두려워하는 것이다. 진정한 자기(Self)의 중심이 되는 것은 세상에 선물을 주는 사람이 되는 것이다.

자기(Self)-발견, 자기(Self)-표현과 봉사의 이런 훌륭한 과정들을 경험하기 위해, 다른 실습을 제안해본다.

=====

❖ 실습 : 자질, 재능 및 봉사 ❖

당신의 삶을 뒤돌아 보아라. 몇 년 단위로, 당신이 잘했거나 즐겼다고 믿는 것들을 상기시키시오. 당신은 그것들을 성취, 성공 혹은 단순한 높은 점수로 생각할지도 모른다. 이런 것들의 목록을 만드시오. 각각의 것 아래 적당한 공간을 남겨놓으시오... 당신의 유년기와 사춘기의 기억도 반드시 적으시오...

이제 당신의 목록을 보고, 당신 자신이 했던 것들이 어떻게 모험에 기여했는지 각각의 밑에 적으시오...

이제 각각의 제목 앞에 다른 이와 당신의 관계를 적으시오(예를 들면, 팀의 리더, 팀의 구성원, 혼자, 혹은 감독자와의 관계)...

다음에는 그 활동이나 모험이 준 만족감에 대해 적어라. 무엇이 내면의 만족감에 결정적 요소였는가? 가능한 명확하게 표현하시오....

당신의 노트를 다시 읽어보고, 어떤 패턴이 보이는지, 기술이나 능력, 다른 이들과의 관계, 혹은 만족감에서 패턴이 발견할 수 있는지 보아라. 가능하다면, 각각 한 가지의 관계와 만족감을, 여섯 가지 정도의 기술에 촛점을 맞추시오...

당신의 육체, 인지, 감정을 편안하게 한 상태로 평상에 잠겨 각각의 영역을(기술, 인간관계, 만족감) 교대로 움직이시오. 당신의 의식적인 마음속에서 서서히 발견한 것을 유지하고 어떤 통합이 발생한다면 보면서 기다리시오. 만약 어떤 새로운 통찰이 당신 자신에게 일어난다면... 새로 일어나는 것들에 대해 기록하시오...

조용히 묵상하고, 이런 기술들, 관계, 만족감을 통한 모든 활동들을 표현하는 자신에게 물으시오. 당신의 노력을 통해 표현하기 위해 당신 자신이 추구하는 특성은 무엇인가?... 다시, 생각을 적는 시간을 가지시오.

이제 이런 특성들을 지금 현재의 삶에서 더 풍부히 표현하기 위해 가져온다고 상상하시오. 어떤 방법으로 당신이 이것을 이미 이것을 행했는가?... 어떤 새로운 방법들로 이런 특성들을 더 명백하게 하였는가?... 어떻게 그 특성들이 당신의 세상에 대한 봉사를 도울 것인가?... 이런 특성 가운데 한 가지를 활동적으로 표현하는 자신을 내적으로 시각화하시오. 다른 이들이 응답이 어떤지 알아차리면서, 그 과정에서 무엇을 얻는지, 그리고 어떻게 장애물을 기술적으로 통과하여 움직이는지.

여기서 당신은 이전에 하위성격과의 대화를 통한 현자의 이미지를 이용한 경험에 설명되었던 방법이나 그에 필요한 방법을 사용하고자 할지도 모른다. 당신은 당신이 동일시한 자질과 그것의 명백화에 대한 확인하고자 할지도 모른다. 당신은 단순히 앉아서 이런 자질들을 경험하고자 할지도 모른다. 당신이 경험한 말들이나 그림을 기록하기 위한 시간을 자신에게 주어야 한다는 것을 기억하시오.

====

우리의 초개인적인 자질이 커다란 행복과 만족을 우리에게 주는 것을 표현할 때, 그것은 세상에 대한 가치와 마찬가지이다! 우리는 더 이상 적어도 우리의 진정한 존재를 부정하기 않고 우리에게 가장 깊은 즐거움을 주는 세상에 봉사하기 위한 자신을 부정할 필요가 없다. 우리가 원한다고 생각했던 것들(평안, 돈, 물질적인 것들, 힘)이 우리가 찾는 행복을 가져다주지 않는다는 것을 발견할 필요가 있다. 때때로 그들은 우리의 진정한 성취를 촉진한다; 다른 때에는 그들이 우리의 연구로부터 우리를 괴롭히고 좌절시킨다.

나는 이런 정신(영)적 성취, 필요, 바램, 욕망의 전체적 중심문제를 내 자신을 위한 문제해결을 오래전까지 하지 못했다. 우리는 여전히 물질풍부를 원하고-그런 풍부함은 내가 봉사하는 것을 더 쉽게 한다는 나의 추정이-그것은 합리화이거나 또는 진실, 또는 그 사이의 어딘가인지 나는 모른다. 나는 정신(영)적 정렬을 추구하는 우리문화 속의 우리 모두를 위한 기본적인 중심문제로서 그것을 본다; 적어도 이 노력에서 나는 혼자가 아니다. 우리는 보다 협조적인 형태으로부터 변형을 위한 프로그램들을 많이 가지고 있다.

일반적으로 우리 자신의 두려움은 인간 본성의 다소 부정적인 면을 야기하기도 한다. 어떤 이들은 우리가 경건하기 위함이 아니라 저주로부터 겨우 구원되기 위하여 외부의 명료한 규칙들에 따라 우리 자신이 경계하듯 구속되어야만 한다고 믿는 것처럼 보인다. 이런 사람들은 단지 우리가 각자 우리 안에 가지고 있는 두려움을 표현한다-우리의 막대한 잠재적 두려움과 잠재력을 동반한 굉장한 책임감의 두려움. 나는 여기서 이 두려움의 현상을 언급한다. 왜냐하면 그것은 진정한 자기(Self)-표현과 봉사를 추구하는 많은 이들을 위한 중심문제이기 때문이다. 우리는 두려움에 대해 경멸보다는 동정, 우리의 공감과 이해를 제안할 필요가 있다. 동시에, 우리는 세상에서 추구하는 표현으로서 우리의 기본적인 친절에서 믿음의 중요성을 주장할 수 있다. 우리는 자기-의심으로부터 자신을 해방시키는 방법을 찾을 수 있고, 세상과 함께 우리의 재능들을 공유할 수 있다.

나는 이 책의 초판을 집필하면서 내가 가지고 있는 자기표현(Self-expression)에 대해서 너무나 많이 배웠다. 때때로 나는 내가 건방지다고 느낀다; 어떻게 나 자신을 정신통합치료의 권위자라고 내세울 수 있으며 정신통합이라는 주제로 전체 책 한 권을 내세울 수 있는가? 나는 내가 이 책에 적은 것보다 더 많이 아는 누군가가 있다는 것을 믿는다.

반면에 나는 이것을 쓰라는 부름을 받는 느낌을 받았다. 나는 그 위대한 힘을 수용했다. 나는 글 쓰는 재능이 있고 그것을 즐긴다. 그래서 나는 시작했고, 나를 위해 쓰는 것이 얼마나 만족스러운지, 내가 집필하는 과정 중에 전공에 대해 계속적으로 얼마나 배워나가고 있는지를 알게 되었다. 글을 쓰는 동안, 나는 내 책이 세상에 도움이 될 수 있을지, 얼마나 될 수 있을지 알 수 없다. 나는 이 책이 세상에서 그것의 길을 찾아낼 것이고 많은 사람들과 함께하도록 내 자신 안에서 깊은 확신을 느끼며 계속하는 것이다.

정신(영)적 자각은 세상에 우리의 특별한 자질들을 어떻게 발현하는지에 대한 변형과 우리가 진정 누구인지에 대한 자각이다. 우리는 가장 깊은 단계를 발견했다; 우리는 우리 자신을 믿을 수 있다. 우리가 누구인지의 문제는 세상에 대한 가치이다. 우리가 자신을 억압에서 자유롭게 할 때, 자기-이해를 방해하는 왜곡과 두려움이 우리의 재능이 얼마나 아름답고 값진지, 그들의 표현이 얼마나 즐거운지, 그 영향력이 얼마나 멋진지, 그들이 세상 위에 설 수 있다!

심리학과 상담은 인간의 삶에서 정신(영)적 자각과 변형의 현상에 대해서 오랫동안 등한시해 왔다. 이런 현상은 종종 부적절하거나 심지어 파괴적인 치료로 진행될 수 있게 만드는 내담자의 개인 경험을 병리적 단계로 분류한다. 실제로 몇몇 정신(영)적 자각과 관련된 심각한 문제들이 있다. 그러나 그 과정의 타당성을 인식하고 증상의 핵심으로의 움직임을 용이하게 하는 안내의 도움을 통해 개인을 가장 잘 변화하게 만든다. 정신(영)적 자각과 변형이 과학적 발견에서 예술적 충동, 신비한 경험까지 많은 형태로 이루어진다 할지라도, 일상으로 그 과정을 통합하고, 협력하고 받아들이기 위해 필요한 것은 같은 것으로 남는 것이다. 상담가들, 치료자들, 코치들 혹은 안내자로 일하는 이들은 다른 이들 안에서 변형을 용이하게 하기위한 방법이나 기술을 개발하는 것뿐만 아니라 그들의 자신의 정신(영)적 차원을 열기 위한 도전도 필요하다. 우리가 자신들을 자리 매김하는 틀에 박힌 제한을 확장하는 인간의 잠재성의 시야는 값을 헤아릴 수 없이 매우 귀중하다. 우리가 우리의 정신(영)적 차원을 더 불러 일으키고 자신의 유일한 재능을 표현할 때, 나는 우리가 세상과의 조화, 아름다움 그리고 사랑으로 공동의 창조를 이룰 것이라고 믿는다.

제9장 정신통합적 생애 발달 과정

사람들을 위해 본질적으로 바른 일이 일어나게 만드는 방법이 있다; 그 방법은 그들이 의도한 것이 된다... 인간의 행동도 내면의 설계 같은 것에 따라 전개되는 경향이 있는가? 혹은 우리의 삶은 전체적으로 무작위적인가? 그것은 우리가 창조적 휴식처 같은 것이라 믿게 하는 유용하고 적당한 가설처럼 보이는 것이다. "달마"의 동양 교리에 따르면, 우리는 특별한 삶의 패턴을 이루기 위한 소명을 띄고 있다. 그리고 모든 패턴들이 똑같이 권위가 있을 때, 우리 각자는 다른 이의 것이 아닌 유일한 그 자신의 가능성을 위해 자신이 쓸모 있어야만 한다. 우리 각자는 그 패턴을 발견하고 그것의 현실화에 협력하고자 노력해야만 한다... 우리 전체 삶의 목적은 이미 우리 안에서 나타났고, 더욱이 우리 삶의 각 단계에는 전체 목적에 종속된 목적이 있다-우리의 이상적 패턴의 성취라는 그 길을 따라가는 단계들이 있다.

- Piero Ferrucci -

세상 속에 펼쳐지는 자기(Self)는 태어날 때부터 시작된다. 유아기와 유년기, 성인기의 도전이라는 위대한 성장을 향해 움직이고, 노년기와 죽음으로 이어진다. 각 사람의 유일한 삶의 목적은 그것의 기대와 요구, 문화와의 교류를 통한 표현을 발견한다. 그것은 우리의 육체와 정신의 필요와 조건변화에 응답하기 위한 것이다. 우리는 어떤 단계에서 우리 삶의 목적과 패턴을 의식화 할 수 있거나 또는 모든 우리 의식의 참여 없이 우리를 이끄는 무의식과 함께 전체적으로 남아 있을 수도 있다.

우리가 우리의 펼침과 함께 의식적인 협력의 가능성과 우리의 잠재성을 위한 몇 가지 방법들을 일깨울 때, 우리는 자기(Self) 발견의 모험에 착수하고, 투쟁하고 수행한다. 이 과정에서 우리가 추구하는 어떤 상담, 치료나 코치는 인생의 긴 여행의 부분으로 보여지기 위해 필요하다. 우리는 우리가 필요로 하는 특정한 단계에서 도움을 찾을 수도 있지만, 더 큰 맥락에서 명예로워야 하며, 우리 삶의 목표와 패턴을 위해 그것을 위해 받아들여진 즉각적인 계획을 필요로 할지도 모른다.

우리 삶의 각각은 오직 우리 자신만이 해결할 수 있는 미스테리이다. 우리 중 누구도, 전문적인 조언가들 조차도, 인간사의 절대오류가 없는 판단은 불가능하다. 우리는 다양한 상황에 대해 적응하고 인간 기능의 모델들을 이해할 수 있다. 우리는 우리 대부분이 겪은 성장과 삶의 단계의 개요를 가지고 있을 것이다. 우리는 그 문제에 대한 통찰력을 가질 수 있고, 때때로 꽤 정확한 통찰력을 가질 것이다. 그러나 우리는 타인의 삶의 가장 깊은 목적에 대해 이해할 능력이 없다; 종종 자신에 대해서도 이해하지 못한다. 우리 각자는 그들의 해결을 위한 최종적 책임을 떠맞는 우리 자신의 삶의 미스테리를 해결하기 위한 책임을 져야만 한다. 이 일에는 우리의 배우자, 아이들, 내담자들을 포함한다. 우리는 각자 다른 이와 함께 우리 탐구를 공유할 수 있고, 타인을 도울 수 있지만, 타인의 삶의 옳은 방향과 각자의 삶의 목적의 궁극적 지식을 가정할 수 없다.

안내자로서 우리는 우리의 내담자의 펼쳐지는 자기(Self) 여행을 쉽게 하기 위해 다만 안내를 시작한다. 만약 우리가 더 큰 미스테리의 미미한

부분이나마 우리의 역할을 볼 수 있다면, 우리는 열린 마음과 겸손을 가지고 우리의 작업에 접근할 것이다. 우리는 전체에서 그것의 위치한 기간과 과정에서 각 단계로 여길 것이다. 외적 "증상"과 비슷하게 개인들은 아주 다른 도전들과 직면할 수도 있고, 그들의 삶의 단계(청소년기, 중년기, 노화)에 의존하거나 정신통합의 전체과정을 통해 그들의 발달에 의존할 수도 있다. 그들은 자기(Self)와 함께 종사하기에 촛점을 두고서 성격 통합작업을 하여 왔는가? 정신통합의 장기과정과 단계가 다음에 제시되고, 인간 생애의 단계들에서 우리의 내담자이 있는 곳과 그들의 다음 단계를 이해하기 위한 안내자로서 우리의 능력을 기여할 수도 있다.

1. 정신통합의 단계들

정신통합은 대부분 비슷한 단계를 통해 나아간다. 그 단계의 내용이 사람마다 다르다고 할지라도, 그 동력은 자주 어떤 패턴을 따른다. 안내자는 여러 단계들에서 내담자와는 다른 방법들을 사용하고 다른 역할을 행하기도 한다. 다음의 이런 단계들의 기술적 묘사는 다양한 내담자들에게서 일어날 수 있는 일반적 징후로서 받아들여야 한다. 다시 한번, 지도(map)는 실제의 영토가 아니라고 강조한다. 우리 각각은 우리의 펼침에서 유일하게 예견된 패턴이나 규범에 꼭 맞추어지지는 않는다.

깊숙이 박힌 의식

우리가 최소한의 자기-자각과 선택에 대해 작업할 때, 우리는 Duane Elkins(1979)가 "깊숙이 박힌 의식"이라 칭했던 것에 사로 잡혀있다. 이 말에서, 우리는 운명의 힘과 싸우는, 우리의 운명을 통제하는 힘이 거의 없는 환경에 둘러싸인 희생자인 자신을 경험한다.

Firman과 Gila(2000)는 이 단계를 제로(0)단계, "생존과 상처(survival

and wounding)"라고 불렀다.

우리가 아플 때, 우리는 우리 몸이 의학적 치료에 의해 반드시 죽여 없애야만 하는 "병원균"에 의해 공격당했다고 생각한다. 우리가 상처가 났을 때, 우리는 재수가 없었다고 생각한다. 우리가 우리의 감정을 가지고 표면적 가치에서 생각하고 우리 안의 그런 근원에 대해 거의 질문하지 않는다. 만약 그런 도전받았다면 "어느 누구도 이 상황에서 이런 식으로 느낀다!"는 것은 우리의 주장이다. 우리는 우리의 생각, 우리의 감정, 우리의 감각과 욕구와 동일시 하기 때문이다. 우리는 선택이나 가능성에서 벗어나 외부의 변화와 관계없이 우리가 누구인지 생각한다. 만약 우리가 어떤 것에서 패배한다면 우리는 자신에게도 패배할 것이라는 두려움에서 우리는 우리의 소유물, 우리의 의견들, 우리의 역할에 집착한다.

우리는 깊이 묻힌 의식의 상태에서 특정한 시간을 모두 사용한다. 어떤 이는 그들의 모든 삶을 여기에 사용하는 사람도 있다-단지 우리가 추측할 수 있는 어떤 목적을 위해. 이 상태에서 우리가 내담자를 안내할 때, 우리는 첫째로 가장 기본적인 자기-자각을 위해 작업하고 선택을 돕는 방법들을 찾는다. 우리는 자기발견을 시작하기 위한 명확한 방법의 순서로 갈등을 해결하는 방법을 직접적으로 제안하는 것이 필요할지도 모른다.

개인의 정신통합

우리가 깊이 박힌 의식 속에 갇혀있을 때, 종종 일어나는 일이 있다-중대한 위기, 인생의 변화, 절정의 경험 등이 일어난다-그리고 우리에게 성장, 자각, 선택의 과정을 세게 두드리거나 쉽게 한다. 우리는 Elkins가 말하는 "자기-반영적 의식"이라는 것을 향해 움직이기 시작한다. 이제 우리는 친구들과의 대화, 독서, 수업이나 워크샵을 통한, 안내자의 도움을 받아 자기-발견의 과정을 신중히 시작한다. 우리는 우리의 운명을 더욱더 통제하고 책임지게 된다. 이 때 우리는 우리의 의식의 내용과 동일시되지 않으며, 소유물, 의견, 더 커진 힘과 자유를 주는 과정과 역할들에서 분리된다. "나(I)"를 깨닫게 한다(Firman & Gila의 구조적 단계 중 1단계와 2단계, "exploration of the personality" and "the emergence of 'I'").

첫 번째 단계는 우리가 냉정하게 관찰할 수 있는 우리의 감정, 생각들, 이미지, 감각, 욕구, 행동으로부터 견해에 대한 것으로 흔히 관찰자로서의 발달이다. 이 견해로부터 우리는 "더 잘할 수 있는 것"이나 자신을 향상시키는 시도 없이, 우리의 패턴과 반응과 행동에 대한 판단 없이 자각을 시작하게 된다. 우리는 단순히 안과 밖에서 무슨 일이 일어나는지 알아차린다. 다음 실습은 이 견해를 세우는데 유용하다.

❖ 실습 : 하루 돌아보기 ❖

이 실습은 하루 중 마지막에 하는 것이 가장 좋다. 잠자리에 들기 전, 당신의 하루를 마음 속에 다시 떠올려 보자. 당신이 지금 어디 있는지, 당신이 늦은 밤 어디 있었는지, 당신은 저녁시간에 어디 있었는지, 당신은 이른 저녁에 어디에 있었는지, 당신은 저녁식사 때, 오후에, 점심 때, 그리고 당신이 깨어난 아침시간까지.

당신은 이 회상을 아무 판단 없이, 당신의 전체 삶을 평가하는데 이용할 수 있을 것이다. 그리고 당신은 당신 자신의 외관에 촛점을 맞출 수도 있고, 당신이 표현하고자 하는 특정한 내면의 과정을 알고자 할 수도 있다. 당신이 행한 자기 태도는 이 회고에서 가장 중요하다. 당신이 당신의 하루를 평가할 때, 일어난 일의 각 단계에 조용하고 명확한 저항과 일정거리를 두고 떨어져 판단 없는 관찰자로서 가능한 자세히 행하시오. 그때 흥분 없이, 명백한 성공에 대한 우쭐댐 없이, 명백한 실패나 실수에 대한 낙심 없이 다음 단계로 움직이시오. 그 목적은 그것을 재현하는 것 보다는 하루의 패턴과 의미의 의식에서 조용한 보고이다.

당신이 하루를 회상할 때, 당신은 또한 회상에 대한 즉각적인 자기 반응을 관찰할 기회를 얻는다; 판단, 감정, 후회, 그리고 희망. 조용히 보고하는 그런 반응들을 허락하시오.

이 실습은 이 책의 다른 부분에서 나오는 동일시의 실습과 함께 결합될 수도 있다. 그것은 당신의 개인적 여행의 한 부분으로서 오는 감명이나 통찰과 함께 관찰한 것을 적기 위해 유용할 것이다. 이 과정 후에 기록된 전체과정을 봄으로써 당신은 정확한 패턴을 관찰할 것이다.

====

관찰자

관찰자는 "나(I)"의 일부이다. 그러나 "나"와 동의어는 아니다. 관찰은 자각을 발달시키지만 의지를 특별히 발달시키지는 않는다(우리가 이러한 방법에 촛점을 맞추어 의지를 이용할 필요는 있지만).

그것은 그것의 모든 면에서 참을성과 열정을 가지고 성격을 보는 학습 단계이며 자각을 심화시키는 과정에 단계이다. 우리의 관찰자로서의 발달에서, 우리의 경험과 행동에 대해 판단 없는 태도, 수용성을 기른다. 우리는 우리의 다양한 부분들에 대해 진지하게 듣는 것을 배운다: 육체, 느낌, 그리고 인지. 우리는 여러 부분으로부터 관찰 결과에 완전히 동일시될 수 없는 관찰자를 위해 더 예민하게 그것들을 알아차림으로서 비동일시를 시작한다. 우리는 그들이 무엇인지 알아차리기 위한 경험의 내용에서 다음 단계로 옮겨져야만 한다; 그 단계는 "중심"을 향한, "나(I)"의 자각을 향한 것이다.

관찰자가 자기-수용으로 올 때, 성장을 위해 극히 중요한 것이다. 자기(Self)를 수용하는 것은 우리에게는 역설이며 도전이다. 내가 있는 곳,

나는 무엇이며 누구인지에 대해 내가 수용하지 않는 한, 나는 변할 수 없다. 냉정하게 자신을 보기 위해 판단을 없애면 자기(Self)-수용은 훨씬 쉬워진다. 나는 내가 특별히 우울할 때, 아주 쓸모없고 무기력하다고 느낄 때, 이것에 대한 아주 큰 경험을 했다. 나는 Jim Fadiman이 워크샵에서 제안한 기술에 대해서 기억한다; 제삼자의 입장에서 자신을 생각하기. 그래서 나는 이렇게 시작했다: "Molly(내 자신의 이름)는 오늘 정말 기분이 안 좋아," 나는 관찰한 것을 자신에게 소리 내어 말했다. "그녀는 배가 아파, 배가 너무 아파서 아무 것도 못하겠다고 생각해." 갑자기 나는 내가 관찰한 이 사람(Molly 나 자신)을 이해하고 사랑의 수용과 연민의 감정으로 휩싸였다. 그 느낌은 이전에 내 자녀에 대해 가졌던 느낌이었다. 나는 그 순간 이런 감정들을 가진 사람이 나에게 사랑받고 공감 받고, 때때로 확고하게 유도된, 그리고 이런 모든 것이 수용된 진정 자식 같은 자기(Self)였다. Molly는 오로지 나의 성격일 뿐이다; 그 순간에 나는 "나(I)"를 자각하였다.

각성의 첫 번째 단계에서는.... 내담자는 감정과 그의 선택에 영향을 끼치는 깊은 직관과 함께 몸을 접촉하는 일이 필요할 수도 있다. 그 과정은 본질적으로 책임감을 가지고 감정과 생각, 감각들을 소유하는 자기-의식이 되는 것 중에 하나이다. 처음으로 그것은 조건화된 사고형태의 패턴들, 감정들, 감각들의 내면의 인식을 위해 간단히 조율하기 위해 중요할 수도 있다 이 단계에서 작업을 자기-수용에 집중해야 할 것이다.

- Frances Vaughan-Clark -

유익한 변화들이 자기 수용과 자기-관찰의 결과로서 자발적으로 발생한다. 많은 영향력 있는 치료자들-특히 'Carl Rogers'의 내담자 중심 상담에서-이 현상을 기초로 한다. 관찰자의 발달은 정신통합의 과정에서 첫 번째 주요한 질문을 하도록 한다: 내 인생에서 나는 지금 어디에 있는가? (제6장에서 이에 대한 논의를 보아라.) 그것은 깊이 파묻힌 의식으로부터의 견해와 의식 속의 기본적인 변화 같은 것 때문에 개인의 정신통합 전체 과정에서 가장 힘들 수도 있다. 그것은 의지의 동원과 통찰을 위한 문을 연다. 안내자는 적극적인 경청을 통한 관찰로 발전하기가 순조롭게 할 수 있다-내담자의 자신의 감정과 태도를 표현하는 것을 피드백함으로서. 안내자는 내담자가 자기의 행동과 그 밑의 흐름을 보기 위해 내담자의 거울처럼 행동한다. '무슨 일이 일어났는지에 대한 자각' 이나 '당신이 어떻게 느꼈는지 보는 것', '이것을 위한 반응에서 일어난 것의 관찰' 같은 구절들은 관찰자 관점에서 격려한다. 위에 언급된 제 삼자 효과가 제9장에서 제안될 수 있다. 하루 돌아보기는 각 단락 사이의 숙제같이 할당된 것이 될 수 있다. 안내자는 무비판적 모델, 자기에 대한 비애착적인 태도 는 내담자에게도 내담자의 관찰자의 발달을 가장 강력하게 촉진시키는 능력을 가지고 있다.

성격 조화시키기

관찰자로서 발달함에 따라서, 두 번째 주요 단계에서 개인의 정신통합을 시작할 수 있다; 탐색하기, 균형잡기 그리고 개성과 조화시키기. 우리는 "나"를 식별하는 것과 다양한 하위성격과 콤플렉스를 동일시하는 것을 배웠다. 이것은 종종 특히 말썽스런 하위성격을 인식하고 작업하기를 시작한다(제3장과 제5장에 설명과 같이). 양극화된 하위성격들이 나타나 점점 통합된다. 우리의 기능이 창조적이고 건설적인 방법들로 전환될 수 있는 심리적 행동의 패턴들이나 인식할지도 모른다. 지나치게 인지적인 사람은 정서적 자각과 정서적 표현을 상당히 탐색할지 모르지만 반면에 정서적으로 통일된 사람은 인지능력을 발달시키기 시작할 것이다. 이 단계는 다음의 국면으로 계속된다. 분명히, 성격의 통합은 비록 이따금 우리의 통합의 단계를 우리의 목적과 작업을 위해 잠시 충분하게 할 때, 최고의 고원에 도달했다 할지라도 오랜 시간이 걸리는 작업이다. 그때 새로운 도전자들이 다시 한번 성격통합의 새로운 단계들에 도전하는데 용기를 북돋아준다. A와 B의 회기기록에서 내담자들은 이런 종류의 도전에 직면하는 중이다.

성격 통합은 4단계의 정신통합 과정(제6장, pp.165-166)의 남아 있는 질문들 속에 반영된다: 잠재력은 무엇인가? 내 작업에 무슨 장애가 들어 있는가? 어떤 특성들을 발달시킬 필요가 있는가? 우리는 우리 삶의 방향, 건설적 에너지의 윤곽을 잡는 변형, 계속되는 성장을 위해 필요한 특성과 패턴을 발달시키기 위해 더욱 더 책임져야 한다. 우리는 제한된 자기의 이미지와 외부적 인 것과 함께 상습적으로 동일함을 가지고 가는 것과 "나"와 함께 점증적으로 구분한다.

"나"와 의지를 자각하기

첫째로, 정신통합의 작업은 우리의 발달과 성장을 위해 불편하거나 장애가 되는 것을 찾는 것에서 성격 변화의 내용에 집중하기도 한다. 그러나 점점 우리의 주의는 "나(I)" 의지의 경험을 위해 변화를 만드는 것으로 방향을 바꾸기도 한다. 우리는 우리가 과거 속에 억압되거나 사로 잡혀온 어떤 것이나 현재는 관리능력이 있어서 우리 자신들을 자유롭게 하는 어떤 것을 발견하는데 우리의 의지를 더욱 의식적으로 사용하기 시작했다. 우리는 '의도성' 과 '책임감' 을 발전시킨다. 우리는 더 깊은 감각의 "나 다움"(I-ness)을 발견한다. 이 단계와 다음 단계를 통해서도 계속된다. 왜냐하면 우리는 항상 사랑과 의지의 통합, 선의 의지(good will)와 기술적 의지(skillful will) 강한 의지의 상호작용, 믿음과 신의의 힘, 곧장 앞으로 움직이는 것 같은 의지의 신비들에 대해 더 배워야 하기 때문이다.

성격 통합과정에서 안내자의 역할과 의지의 발달은 경청 및 거울되기보다 더 개입적이다. 제5장에서 설명된 능동적 대화 기술의 전체 영역이 이용되고 있다. 회기의 내용은 바람직한 변화들, 장애물의 발견과 변형, 바람직한 특성의 발달에 중심을 둘 것이다. 그 역동은 회기들 사이와 그 과정 둘 다에서 내담자에게서 성장과정을 위한 내담자의 책임감을 점점 일깨우게 하는 경향이 있을 것이다. 안내자는 선생이자 지도자의 역할에서 인간자원 및 여행 동반자의 역할로 변하게 될 것이다.

우리의 성격이 점점 통합되고 의지(will)의 지도를 받을 때, 우리는 지금까지 우리가 통제하기에 너무 센 초의식의 힘과 패턴들에 대해 더 자유롭게 자신을 열 수 있다. 이제 그들은 또한 우리의 특성들에서 표현되고 통합될 수 있다. 회기기록 B에서 묘사된 단계는 영적 정신통합과 성격사이에 공유영역이다. 그러는 동안, 우리는 이전에 우리가 절대 짐작할 수 없었던 지혜. 더 높은 느낌, 창조적 재능의 발견, 우리의 잠재력의 의식에 더 어울린다. 우리는 '절정의 경험들'을 더 자주한다. 우리는 정신(영)적 자각의 과정을 시작한다.

영적 정신통합

영적 정신통합의 회기는 개인적 정신통합과 중복된다. "나"와 의지를 자각했기 때문에 우리는 자기(Self)와 함께 중심을 맞춘다. 우리의 자각은 우리 내부적인 삶과 더불어 더 많은 세상을 포함하여 확장된다. 우리의 선택은 초개인적 의지와 함께 중심을 맞추어서 더욱 조화롭거나 효율적으로 된다. 초의식의 힘과 패턴의 유입 또한 더 큰 현실에 대한 우리의 눈을 연다. 우리는 Elkins(1979)가 말한 "통일적인 의식"이라 부르던 의식의 다른 단계를 어렴풋이 감지했다. Firman과 Gila(2000)는 그의 구조적 단계에서 단계 3과 단계 4안에서 기술하였다; 자기(Self)에 대한 반응과 자기(Self)와 함께 접촉하기에 관해서.

우리는 하위 단계들에서 우리가 발견한 것 안에서 초개인적 특성들을 표현하기 위한 우리의 성격을 이용하기 시작한다. 순수하게 우리의 성격을 그 존재 자체로 보기보다는 우리는 세상에서 정신(영)적 발달을 위한 도구로서 그 가치를 인식한다. 우리는 최상의 잠재력의 표현을 우리성격에게 맡기고, 우리성격의 수용성을 넓히기 위해 작업한다. 점차로 발달해서 우리는 자기(Self)의 부름에 응답한다. 종교적인 선택을 통해서 이 응답을 축하할지도 모른다. 그러나 이 단계의 특성들 중 하나는 독단주의가 없다. 우리는 모든 똑같은 진리의 표현들과 다른 종교적 형태의 가치를 같은 것으로 받아드린다. 우리는 우리에게 선물을 준 독특한 자기(Self)의 능력이 무엇이든지 간에 지구에 대한 봉사나 인간의 봉사에 점점 더 헌신하게 된다.

Assaioli(1977)는 이런 식으로 이 단계를 설명했다.

> 그러므로 우리는 자기(Self)-실현인의 의식 상태에 대한 기대를 증가시키고 예견한다. 그것은 눈부신 사랑, 명백한 이해, 조용한 힘의 감각, 내면의 안심, 평온, 즐거움의 특징을 가진 의식의 영역이다. 그것의 가장 높은 관점에서, 그것은 본질적 존재의 실현이며, 우주의 삶과 함께 친교하고 동일시한다 (p.171).

영적 정신통합에서 안내자의 역할을 이전 단원에서 소개된대로 내담자를 위한 사랑스러운 후원과 과정 안에서 믿음과 존중의 태도를 기초로 한다. 그것은 안내자 자신의 정신(영)적 펼침 작업에 의해 강화된다.

그때 이들은 인생의 단계를 통과하거나 안내자와 함께 하는 과정을 지나는 단계이다. 사실, 한번 이런 단계들의 반복적 주기를 경험한 개인은 매번 성장의 나선형의 더 높은 회전속 개인적 성장에 맡겨진다. 그래서 그것이 종종 계속해서 비슷한 종류의 문제와 갈등들을 겪는 것처럼 보일지라도, 면밀한 탐구는 매번 이런 문제의 더 높은 단계를 통해 작업하고 있음을 밝혀낼 것이다(물론 우리가 이전에 어떤 것도 배우기를 완고히 거절했다 할지라도). 더욱 기술적이고 애호하는 방법들을 연습하거나, 나의 육체, 감정이나 인지를 통합하는 나의 관찰자가 어떻게 계속해서 반복해야만 하는지 나 자신의 삶의 고통스런 경험으로부터 알게 되었다.

2. 인생의 계절들

우리는 또한 우리 삶의 어려운 단계들에서 우리의 문화가 가진 기대와 문화적 상호작용을 통해 성장한다. 예를 들어 '노인들'이 흔들의자에서 만족하며 있을 때, 어린 사람들은 교육을 받을 것으로 기대된다. 이런 기대들을 거스르는 것은 거의 불가능하다; 이 기대들은(만약 결단하지 않는다면) 우리의 삶 내내 우리가 어떻게 자라고 변하는지에 영향을 끼친다. 아직 개인의 필요는 이런 진부한 패턴과 다를 수도 있다. 많은 은퇴한 사람들은 창조적인 작업과 다시 새롭고 흥미로운 교육을 알게 되었다.

반면에 어린 사람들은 전형적인 교육보다는 여행이나 일을 통한 세상에서의 자신의 가치와 목적을 발견하는 것을 선택할 것이다. 그들은 그들의 주변인들의 반대에도 불구하고 그들이 원하는 것을 하는 것에서 더 자부심을 느낄 때까지 대학교나 직업학교를 미룰 수도 있다.

최근, 성인발달의 미묘함에 대한 흥미가 급격히 증가해왔다. 과거에 연구된 생애 단계들은 '노화'와 '성인기'를 일률적으로 설명하고 다루었었다. 우리는 인간의 삶과 성장에 대한 이해와 평가를 확대하고 있다. 우리는 우리가 절대 '도래'할 수 없는 우리의 생애 전체동안 계속되는 삶은 성장이라는 학습을 실현하기 시작하는 중이다. 다양한 생애의 단계는 하나의 영역이나 또 다른 영역에서의 배움에 집중하는 시간들이다. 인기 매체에서 나타나는 중년기 위기는 집중학습 시기의 한 예시이다. 가끔 위기는 많은 사람들이 그들의 방법에 안주하거나, 피할 수 없는 변화의 요구에 저항하기 때문이다. 우리가 적극적으로 성장에 저항할 때, 우리는 스스로 그리고 주변사람들에게 고통과 위기를 만들어 낸다.

그러나 인생단계들은 우리가 성장에 협조하든 안하던 발생하는 것으로 보인다. 우리가 협력할 때, 그들은 더 빨리 그들을 통해 움직일 수도 있고 덜 고통스러울 수도 있다. 그때 다시 우리가 협조하지 않는다면, 우리 삶의 목적이 그 영역에서 우리의 배움을 증대하기 위한 발달 단계나 혹은 또 다른 단계에 특별한 주의를 요하기 때문일 것이다.

생애 발달단계들의 지도

1978의 정신통합훈련세미나에서, Tom Yeomans는 정신통합 관점에서 일반적 생애의 발달 단계의 윤곽을 마련했다. 이전 정신통합의 단계들과 함께, 이 생애 단계들의 지도는 내담자들과 함께 그들의 작업을 안내할 수 있고 그들의 생애 단계 때문에 직면하게 되는 도전들을 확인하는 것을 도울 수 있다.

태어나서 5세까지, 대체적으로 개인 성격은 자기(Self)를 가졌지만 미분화된 상태에서 시작하여 성격 정체성(identity)을 가지기 시작하는 분리의 단계로 움직인다. 이 단계에서 자기 신체는 동일시의 원천이다; 이 시기에는 삶의 어느 때보다도, 신체에 일어나는 일이 우리의 자기감(sense of self)에 가장 기본적이다. 우리는 감각, 움직임, 양육, 생존, 유아의 성정체성, 그리고 통제의 논점을 다룬다.

생애의 첫 번째 단계의 나머지 기간동안 우리는 협응, 미묘한 움직임, 죄책감과 수치감의 시작에 적응한다. 우리는 우리 몸과 함께 우리의 자아 정체성을 배우고 우리의 감정들을 동일시하기 시작한다. 우리는 적어도 우리의 세상의 관점에서 통제를 경험하기 시작한다. Joseph Chilton Pearce(1991)는 만약에 자연적으로 발달할 수 있는 여건이 허용된다면 주요한 방어기제 능력이 시작되는 4살쯤에 직관이 발전하기 시작한다고 믿었다. 그러나 불행하게도 우리의 문화는 어른들과 마찬가지로 어린 아이들의 직관을 억제하는 경향이 있다.

우리가 사춘기가 될 때, 이 문제는 더 복합적이 된다. 더구나 죄책감과 수치감에 관련하여, 우리는 사랑, 증오, 정의로운 분노, 의미감의 추구 같은 "큰" 감정들을 경험하기 시작한다. 또래관계가 최고의 문제가 된다. 나중에 우리는 우리가 이전에 느꼈던 "큰" 감정들을 더 민감한 다양성을 느끼게 된다. 이 시기에 우리의 지성은 점점 우리에게 중요해지고 우리는 그것과의 동일시를 향해 움직인다. 이 시기동안 자기(Self)는 우리의 의식에 접근하기도 하며 우리는 종교적 혹은 신비한 경험들을 하기도 한다. 우리는 점점 개인적 통합과 통제의 감각을 추구하고 종종 우리의 부모님의 요구나 가치에 대항하여 반항한다.

그리고 우리는 더 자라 10대 후반, 20대 초반의 젊은 성인이 된다. 만약 우리가 부모님의 지지적인 양육 분위기에서 산다면, 우리는 쉽사리 우리의 신체, 감정, 균형된 지성, 효율적인 성격으로 통합될 것이다. 우리는 개인 정체성의 '나(I)'라는 강한 감각을 발전시킨다. 우리의 구상적 그리고 추상적 사고가 발달한다. 우리는 사춘기의 자기-의식에 반대하는 것으로서 진정한 자기-인식을 경험하기 시작한다. 우리의 직관은 이 단계에서 우리에게 중요한 기능을 할 것이다.

Pearce(1991)는 21살과 15살 사이에 가장 커다란 발달의 도약이 일어날 수 있다고 기록하였다.

> "내 안에 숨겨진 위대함"에 대한 무한한 열의가 넘치는 믿음을 가진 십대들에 의해서나, 또는 십대에 "아주 무시무시한 어떤 것들도 일어날 수 있다"는 열정적인 기대감에 의해서 무섭고 열정적인 이상주의(idealism)가 이른 사춘기에 일어난다. 가끔 십대는 일어날 일에 대해서 열중하는 마음때문에 그들의 위대함, 기대감 및 이상주의 등 세 가지 감각을 말할 때, 그들은 마음의 제스쳐를 한다.
>
> 순서에 따라서 나열되는 발달적인 성숙함을 열어가는 것이 청춘의 위대한 기대감이다. 우리는 꽉 스며드는 모든 것과 현재의 모든 시간은 지적인 가슴으로 생각할지 모른다, 그러나 완전한 성장과 발달을 위한 모델을 함께 제공하기 위한 두뇌와 함께 깊은 우주적인 지식이 없다면 가슴 속에 숨어 있는 능력 전개되지 않을 것이다.

아마도 가슴 속에 지성의 발달은 이 시기에 일어날지도 모르는 자기(Self)와 접촉하기에 해당한다. 자기(Self)가 그 영향을 확대할 때, 청춘은 야망이나 종교적 발달이 새로운 열망의 형태 속에서 요구의 감각을 경험하게 될지도 모른다. 협조와 모델을 주는 것은 청춘의 후반과 장년의 초반에 위대한 자각의 시간이 될 수 있다.

청춘의 후반에 자각이 일어나든지 혹은 안 일어나든지 간에 우리의 삶은 계속된다. 우리는 될 수 있는 한, 오랜 기간의 배우자와 함께 우리 자신의 직업 안에 놓여있는 상황에서 노력한다. 우리는 역시 가족과 함께 시작해도 좋다. 우리가 30대에 접어들면, 우리는 우리의 성격의 주변에 의식화된 경험의 강력한 부분이 된 우리 감각의 "나(I)"로 통합되어서 계속하게 된다. 우리는 목표감각을 발달시킨 우리의 가치는 더 강하고 더 명확하지만 완고함이 줄어들게 된다. 우리가 40대에서 50대로 접어들면, 자기(Self)는 자신의 영향력을 증대하고, 우리의 개성은 초의식 에너지와 함께 고취될 것이다. 이러한 이유는 40대는 이러한 강력한 힘을 포함하여 개성의 혼돈을 겪는 위기의 시기이기 때문이다. 이러한 시기에 현존하는 위기와 제2장에서 토론한 이중성의 위기를 말한다. 만약에 우리가 이러한 어려움을 통과할 수 있다면, 우리의 삶의 현장에서 우리의 자기(Self)를 진실하게 표현하기 시작한 것이다.

그때 우리는 노화의 냉혹한 힘을 경험하기 시작한다. 사실, 이런 힘들은 생각해왔던 것처럼 그렇게 황폐적이지는 않다. 우리는 외적인 노화의 신호들을 연장하거나 서두를 수 있는 자신에 대한 태도와 믿음을 발견한다. 그럼에도 불구하고 생애의 세 번째 단계는 영구한 믿음과 절대적 의미를 가진 삶의 신비한 반영의 시간이 된다. 힌두교는 이 단계를 "숲 속 거주자(forest dweller)"라고 부른다. 우리는 건강에 필요한 환경과 정의, 평화, 공공재산을 위하여 더 커다란 책임감을 가질 것이다. 지금쯤 벌써 자기(Self)가 성격을 통해 더욱 더 전체적으로 표현되는 것과 "나(I)"는 자기(Self)의 근원적 대리인으로서 경험될 수도 있다. 우리가 죽음의 시간 앞으로 다가갈 때, 우리는 수용과 포기문제에 대해 고뇌한다. 우리는 점점 더 깊은 모든 창조물 및 자기(Self)와 함께 하는 "한 순간"을 경험한다.

몇 세가 되었던 죽음은 우리에게 성장의 마지막 단계이다. 지난 30년간 죽음 마지막 단계에서 미국인들은 성장의 잠재력, 심지어는 즐거움이 있다는 것을 발견했다. 이 발견은 생애의 마지막 순간에 변형을 보이면서 죽어가는 환자들을 돌보면서 목격한 연구들이 Elizabeth Kubler-Ross (1975)같은 선구자에 의해 소개되었다. 죽음을 돕는 호스피스는 지금은 미국의 도처에서 이용할 수 있다. 죽음은 우리가 진정 누구인지, 우리 안의 즐거움, 의지, 사랑의 근원을 발견하는 기회를 일깨워 주는 마지막 기회이다. 몇 세에 죽던지 상관없이, 그것은 전체 삶을 완벽하고 완전하게 성취하고, 그것들 전체와 완벽을 연결하기 위한 기회를 허락한다. 다른 것들은 아름다움, 힘, 권위를 가진 죽음 주제에 대해 쓰여진 다른 연구들이 있지만 나는 그들의 작업을 요약하기 위한 시도를 하지 않고, 이 마지막에 흥미 있는 독자들은 참고도서를 보기 바란다. 나는 죽음이 그 과정과 죽음의 잠재력과 의미를 회상하고 연구하고 공부하기 위해 다른 이들과 작업할 것을 누구에게나 권한다.

Yeoman의 생애의 단계는 자기(Self)와 연계를 확장하고, "나"의 자각, 성격의 통합과 발달을 중시한다. 그것은 가족, 직업, 사회보다(관련된 다른 관계보다) 개인내의 관계에 더 기초를 둔다. 그러나 조사결과, 인기 있는 연구 모델들 사이에 많은 유사성과 정신통합의 사고로부터 이런 것이 나타났다(제9장의 끝에서 참고도서들이 언급된).

나는 이 인간의 초월을 위하여 생물학적으로 불가피성 이론을 지지하는 Heart Math Institute의 Joseph Chilton Pearce(1991, 2002)연구와 최근 두뇌연구에서 발견한 것을 혼합하여 매우 내적 통찰인 인간발전을 연구한 것을 알게 되었다.

각 개인은 삶에서 독특한 도전과 목적을 가진다. 아직 모든 삶은 기본적인 패턴, 생물학에 의해 형성된 문화와 집단무의식을 따르는 경향이 있다. 위와 같은 설명은 개인이 당면한 도전에 대한 참조기준을 제공하기도 한다. 그것은 종종 평범한 패턴의 더 큰 부분인, 단순한 개인의 기능장애의 결과인 그 위기를 앎으로서 사람들을 편안하게 한다. 그들은 삶과 성장에 없어서는 안 될것으로서 그들의 문제를 볼 수 있고 똑같은 도전자에 대면한 다른 이들로부터의 지지를 발견할 수 있다. 그러나 우리는 문화적 패턴에서 그의 참여와 함께 각 개인의 유일함이 인식되어야 하고 각 개인의 과정이 존중되어야 하는 것을 기억해야만 한다.

패턴, 주기 그리고 진화

우리는 내담자의 성장의 단계와 주기를 이해하는 방법을 내담자에게 제공함으로써 내담자의 자기(Self)의 펼침과 적극적 협조를 지원할 수 있다. 여기 심리적 역할이 있다: 기본적 원리에 비추어 자기 과정을 관찰하기 위한 것이다.

이런 원리들은 분열(오래된 행동패턴의 작용이 중단될 때), 팽창(우리가 새로운 해결책, 지식, 대안을 찾을 때), 통합(우리가 작업 시스템에서 새로운 지식을 혼합할 때)의 주기를 통해 흔히 발생하는 변화와 성장이다. 이 과정의 강도의 단계가 있다 할지라도, 그것은 우리가 새로운 변화로 움직이기 위해 오래된 패턴의 생각과 그 행동의 확대된 형태들(그들 안에 진실과 가치를 통한 것이 아닌)을 파괴할 필요가 있는 것으로 보인다. 예를 들면 특히 완벽한 엄마로서의 여성의 이미지는 자녀들이 성장 후에 그들과 함께하는 새로운 방법을 열어 갈 수 있기 위해서는 혼란스러웠을 수도 있다. 그런 여성은 더 많은 위험에 놓이게 되거나, 자신의 선택을 하는데 더 많은 범위를 넓히는 게 필요할 것이다. 동시에 그녀의 과거의 모성적 행동은 거부되지는 않는다; 여전히 모성적 신체적 애정행위, 어떤 일을 위한 것은 유효하게 남아있다.

더욱 급격한 변화의 경우에 때때로 우리는 우리가 모두 망가질 것이라고 느낄 것이다. 그럼에도 대부분 새로운 환경에서의 우리의 삶이 더 나은 작용을 하는 새로운 패턴 속으로 우리 자신이 있음을 인식하게 된다. 후에 이 새로운 패턴은 스트레스와 다른 새로운 요구들에 직면해서 다시 재조직하기 위해 분열해야 한다. 이것은 우리 모두를 무기력하게 하는 과정이 되고 그것을 이해하지 못하는 상담자들에게 저항심과 두려움을 줄 수 있다. 우리는 그들이 되돌아보고 회상할 수 있는 주기적인 과정을 줌으로서 그들이 편안해지도록 도울 수 있다. 그들은 그때 수용의 태도를 발달시킬 수도 있고 그 과정에서 협력하는 것을 배우기도 한다.

주기와 나선형

성장은 주기적이고, 또한 나선형적이다: 만약 성장이 발생한다면, 각각 계속해서 일어나는 주기는 더 높은 단계의 통합과 이해로 움직일 것으로 보인다. 상담자들은 같은 문제에 계속 직면한다면, 그들은 절망할 수도 있다. 진리는 우리가 배운 것이다; 우리가 습득해온 것이다. 우리의 이전의 배움은 우리가 더 이상 즉각적으로 알아차린 우리의 삶과 아주 밀접하게 통합되었다. 그러나 우리는 각각의 새로운 배움의 주기에서 이해하는 더 높은 단계에 있게 된다.

위에서 설명된 바와 같이 일반적 생애의 단계 시작부터 끝까지 우리는 나선형적 변동의 과정을 볼 수 있다. 한 예로 통제의 내적소재를 발견하기 위해 투쟁하기도 한다. 이와 같은 압력이 있는 환경에서 이 일을 착수하는 이들이 있다. 성년의 동안에 우리는 또한 우리가 여전히 필요로 하는 양육의 유대를 끊지 않고 자신을 해방시키기 위해 애쓰는 규범과 부모들의 가치관에 대응해야만 한다. 나중에 직장에서 어른들로서, 우리는 직장동료나 상사의 가치를 물을 때, 내면의 권위와 자기-결정의 같은 주제에 당면하는 자신을 발견할 것이다. 우리가 아플 때 우리는 다시 한번 의사들과 함께 상의하는 자신의 내면적 지식에 의존할 필요를 발견한다. 계속해서 삶 전체를 통해 우리는 다른 이들에게 내면의 목적과 우리 자신의 가치의 진로로부터 우리를 인도하도록 하는 상황을 만난다. 그러나 그때 우리는 우리 자신의 권위로부터 자기를 지키기 위한 위임을 강화시키는 기회를 가질 것이다.

위기

삶의 변화는 항상 생긴다; 우리는 항상 배움과 성장의 과정을 통해 진보하고 있다. 위기는 강렬한 변화들의 시간이고, 종종 외적인 변화에 의해 주목받는다: 출발, 움직임, 죽음, 해고, 병, 결혼, 이혼 등. 그것들은 많은 사람들이 상담을 요하는 위기이다. '외부의' 변화는 삶의 새로운 형식의 내적인 발생과 비슷한 것이다. 외부에서 어떤 일이 벌어지던, 그들이 위기 상황인지 아닌지 몰라도 결정적인 사건에 대한 반응이다. 병이나 사고는 어느 정도의 취약점이나 감수성이 없을 경우에는 유기체부분에 타격을 주지 않는다. 전체적으로 예견되지 않는 것의 임박한 변화의 초기신호들을 알아차림을 회피하기는 하지만 해고, 결혼과 이혼은 개인의 상당한 개입과 함께 일어난다. 개인은 위기를 초래하는 요소들의 의식하고 있지 않을 수도 있지만, 그러나 그들은 모두 같았다.

우리의 현실을 공동으로 창조하기

우리가 가진 이미지들, 우리가 취한 행동, 우리의 환경과 함께 상호작용하고 섬세한 대화를 탐색함으로써 우리는 우리에게 일어난 일에 우리가 어떻게 영향을 끼치는지 발견할 수 있다. 우리의 외적상황 변화는 내적태도 및 변화를 반영한다는 사실을 알 수 있다. 우리가 복잡한 과정을 의식하고 우리의 참여에 대한 선택을 할 때까지, 우리는 우리의 과거와 텔레비전, 라디오, 광고, 사회적 요구, 그리고 모든 환경요인들로부터 온 조건화를 초월할 수 있다. 우리는 우리의 현실과 삶을 공동으로 창조할 수 있다. 이를 위해 다른 이들을 돕는 것은 진화를 위한 안내하기의 중심이다.

우리가 꿈의 인물들을 하위성격으로 여기고 그들과 작업할 수 있을 때, 우리는 외적인 삶이라는 거울 속의 우리 모습과 일들을 우리의 의식적이고 무의식적 성격의 다른 측면으로 탐색할 수 있다. 우리는 우리의 삶에서 사건들의 의미와 중요성을 알 수 있고, 조화로운 전체의 성장을 위해 그들을 이용할 수 있다. 우리는 사건들을 해결하기 노력보다는 우리가 그 사건으로부터 성장하고 반응할 수 있다. 내담자에게 이런 관점을 제안함으로써, 우리는 그들의 삶에서 일어난 그들의 결정을 발달시키기 위해 그들을 돕는다.

교육은 안내하기의 가장 중요한 부분이다. 우리는 그들과 함께 그들의 삶의 경험을 탐색하는 것에 의해 그들 자신들의 발달된 삶의 원리를 발견도록 내담자를 도울 수 있다. 책은 역시 도움을 줄 수 있다; 회기 중에 특별한 상황에 응용하고, 마주친 개념을 토론할 수 있다.

나는 전체 삶의 과정 쪽으로 건강한 태도를 가지고 우리 사회를 교육하기 위한 안내자로서 일이 우리의 주요 업무 중 하나라고 믿는다. 우리는 이것들을 하나씩 해나갈 수 있으며, 모두를 위해 개인의 작업으로부터 나타나는 새로운 생각들을 논의하고 변화된 생각들을 알아차릴 친구들과 가족을 가진다.

영국의 식물학자 Rupert Sheldrake(1981)는 인류라는 종 및 인류 문화 속에서 새로운 생각 및 태도가 신속히 보급됨을 설명될 수 있는 가설을 제안했다. 그는 모든 시스템이 단지 에너지와 물질적 요인으로 조절된다고 알려진 것 이외에 보이지 않는 조직의 장(field)이 관계가 있을 것이라고 했다. 그는 그 조직의 장을 유전적 형태형성의 영역에 숨겨진 '청사진' 이라 칭했다. 어떤 "M-field"는 어떤 류의 종에서 의미 있는 수효의 사람들이 새로운 행동을 배울 때마다 언제나 변한다. 그래서 M영역이 변할 때 그것에 의해 규제된 종의 숫자가 변한다. 더욱 더 많은 사람들이 삶의 과정에 대해 건강한 태도를 발전시키고 그들의 삶에 영향을 주면, 변형의 결과를 가질 수 있다! 인식과 양육의 부족으로 활용되지 못하는 많은 인간의 잠재력은 평화롭고 순조롭고 조화로운 세상의 협력적인 창조를 위해 이용

가능하게 할 수 있다. 만약 Sheldrake가 옳다면, 우리는 오로지 결정적 인원만 교육할 필요가 있을 것이다; 그때 전체 인류라는 종은 변형될 것이다.

3. 스스로 안내하기

우리가 안내자 또는 선생님과 함께 작업하던 아니던 간에 자기(Self)-실현의 과정이 진행된다. 안내자와의 작업은 도움이 되고, 중요하지만 항상 그렇지는 않다. 정신통합 안내는 내담자가 더 이상 정규 회기가 필요하지 않을 때 개인의 변형과 성장을 위한 책임감을 내담자편에 지워주는 자기성장 및 자기변형을 추구한다. 정신통합은 의식적이고 지속적으로 수행되는 개인내적 과정이 된다. 때때로 개인은 다른 안내자나 치료사, 교사를 통해 회기를 선택하기도 한다. 각 개인은 "진단"을 받아 적절한 행동을 선택하기도 한다. 그러나 개인은 자신의 정신통합의 진정한 안내자이다.

나는 안내자로서 다음과 같은 것을 나의 가장 중요한 임무로 본다: 내 내담자가 그들 자신의 안내자가 되도록 가르치기, 그들이 필요로 하는 도구나 개념을 공유하기. 이 책에 소개된 방법이나 실습의 대부분은 이런 방법으로 이용될 수 있다. Growing Whole; Self-realization on an Endangered Planet(1993)은 개인이 사용하기 위한 정신통합요법의 실습을 더 많이 제공했다. Rachel Freed의 Women's Lives, Women's Legacies(2003)에서, 여성을 위해서 "정신(영)적-윤리적 의지" 창조하기 위한 실습을 기술하고 반영한 이야기를 제공한다.

그러나 아마도 특정한 실습보다 더 중요한 것은 자기-안내를 용이하게 하는 기본적 내면의 태도이다. 우리의 하위성격 특성과의 비동일시는 본질적이다. 개인의 책임감과 힘의 감각은 또 다른 구성요소이다. 높은자기와 우주적 자기에 대한 내면의 정렬과 조율은 이 세상의 필요와 함께 조화되고 가장 높은 지혜로부터 오는 자기-안내를 허락한다.

적절한 선택과 목적 그리고 개인적 목적 내에 정돈된 기초로 하강하기는 일상의 삶에서 실존적 자기(Self)-실현에 기여한다. 이런 태도, 순응과 함께 우리는 다양한 방법으로부터 선택할 수 있고 필요된 것으로서 새로운 것을 창조하고 실행할 수 있다.

저자 Molly의 개인적 메모

1971년 정신통합의 첫 번째 집중적인 연구이래로, 그것은 내 개인적 삶의 철학의 틀로 형성되었다. 그것은 또한 내가 탐색할 수 있는 생태심리학이나 사고체계를 포함해서 다른 철학적, 심리학적 관점을 기초로 도움을 준다. 정신통합은 모든 체계와 학파의 사고들 속에서 어느 곳에서든 진리를 추구하기 위해 도전해왔다. 동시에 나는 정신통합의 기본적 뼈대를 배우는 것과 관계가 있을 수 있다; 종종 나는 개념, 모형, 기술에서 직접적 해답을 찾는다. 평소에는 작가나 선생님이 내 기본적 틀의 관점을 확대하고 새로운 단어를 통합하거나 내가 표준적 정신통합 이론과 새로운 요소라고 생각했던 것 사이의 종합을 추구하는 것을 위해 격려할 것이다. 나는 다른 이들이 그랬다 할지라도 모든 것을 버리는 정신통합적 사고를 거의 해본 적이 없다. 나의 진리와 이해를 향한 철학적 연구에서, 정신통합은 내 자신의 안내자가 되도록 한다.

나는 내 선택을 인도하고 자신의 삶을 문제를 해결하기 위한 정신통합의 일반적 모형과 특정한 방법을 이용한다. 혼란스럽고 화날 때, 나는 자신을 진정시키기 위해 동일시 실습(제2장)를 이용한다. 갈등이 있을 때, 나는 종종 하위성격으로서 그들의 필요와 잠재력을 찾는 대화에서 내면의 투쟁자와 약속한다. 나는 때때로 어떻게 최선의 대답을 하고 내 삶이 진행되는 것에 대한 질문에 대한 대답을 그림 형태의 이미지에서 찾는다. 상담을 위한 비책으로서 정신통합의 유용성은 훨씬 나의 일상의 삶에서 즐거움, 자비, 도움이 되는 의미를 가진 통일화 과정으로서 가치가 있다. 정신요법은 내 친구들, 안내자들, 동료들과 함께 협력하는 성장과 내가 내 자신의 삶을 안내하는 것을 가능하게 한다.

과거에 때때로 나는 모든 이를 위해 모든 것인 동시에 최종적인 것으로서 정신통합을 지지하는 진실한 신봉자의 행동 속으로 들어간다. 그러나 대문자 'P' 를 가진 정신통합(Psychothesis)은 만병통치약이 아니다. 왜냐하면 특정한 의미와 말은 모든 사람에게 적용되지 않은 뿐 아니라 모든 이의 성장을 돕지 않기 때문이다. 만약에 내가 정신통합의 진실한 신봉자라면, 나는 어떤 공동 경계선을 가진 형태로 정신통합을 동일시 한다. 그러나 그것은 인간이 바라는 열망의 체계에는 위험한 일이고 그런 점에서 정신통합도 피해갈 수 없다. 이럴 때, 어떤 것들은 때때로 나를 동일시로부터 밀어내므로 나는 고통스럽게 소리친다. 나는 그것을 비워버린 후 정신통합의 샘솟음으로 나 자신이 새로워짐을 발견한다: 정신통합과 이 세상 모든 다른 철학-심리학-종교체제 밑에 놓인 본질적 의미, 언어 이전의 원리들. 나는 다른 차원에서 정신통합의 풍요함과 그것이 인간성 진화에 기여함에 대해 감사한다. 나는 내 자신이 이런 틀 안에서 성장하고 배울 수 있는 많은 사람과 정신통합을 공유하는 것을 원한다는 것을 발견했다. 동시에, 나는 이 같은 진리를 향하여 다른 길의 추종자와 함께 조화를 경험했고 그들의 선택을 믿기 위한 취지였다.

정신통합은 그것이 성장과 목적을 가진 의식적 협력을 감당할 때 그것은 하나의 삶의 과정의 기술이다. 이 과정은 종종 관찰자로서의 발달에서부터 자기(Self)와 함께 접촉한 "나(I)"의 자각과 자기-표현(Self-expression)과 봉사에 대한 실행에 이르기까지, 확실하다고 생각되는 단계를 통해 실천된다. 정신통합은 내담자의 성인기, 중년기, 노년기, 죽음을 통해 유아기와 유년기로부터 우리 삶의 단계를 통해 실행된다.

삶으로서 우리는 자기(Self)-실현의 보편적 목적을 모두 공유하고, 또한 인간의 자신, "집합적 나", 인간성의 "나" 집단의 자각을 의미한다. 개인적으로 우리는 삶을 창조한다-몸과 성격-배우고 진화하기 위해. 배우고 진화하기 위해 우리는 가족, 사회, 문화를 만든다. 똑같은 원리는 개인적이고 집단적으로 우리를 펼치는 모든 단계의 기초가 된다. 개인의 발달이나 가족의 발달은 삶의 그물망과 함께 가족, 집단, 사회, 결국 인류의 발달에 의한 것이다.

정신통합은 우리가 모두 하나가 되는 과정이다. 안내하기에서, 우리의 집단적 발전에서 또 다른 것과의 협력의 올바른 인식이 핵심이다. 안내자와 내담자의 역할은 이 관점으로부터 상호호혜성이 있는 것으로서 보여진다. 때때로 나는 타인으로부터 안내를 구한다; 때때로 나는 안내하기를 제안할 수 있다. 내가 가정한 어느 역할이든지, 나는 우리 서로의 자기(Self)-실현과 인류의 자기(Self)-실현 내에서 다른 사람과 함께 참여하고 있다. 게다가 이 같은 관점으로부터 우리는 그 상담이 단지 누군가만을 위한 것이 아니라는 것을 안다-문제 있고 방해받는, 또는 풍족한 자기-만용을 위해서도. 안내를 추구하는 것은 우리 자신과 가족, 사회를 위한 정신건강을 책임질 수 있는 신호이다. 그것은 지구의 진화에 기여한다. 만약 우리가 타인의 정신통합 작업을 더 효율적으로 작업하려면, 우리는 우리 자신을 바꾸는 것에 의해 시작해야만 한다. 이 책에 기술된 어떤 기술이나 모형일지라도 내담자 자신의 자기-발견을 위해 자기 변화를 시도하지 않는 상담자나 치료사에 의해 적용된 기술이나 모형이라면 어떤 가치도 없다. 우리 자신과 함께 시작해보자; 그때 다른 이들과, 우리의 내담자들, 가족들, 그리고 친구들과 함께 해보자. 자기 변형은 우리의 집합적 자기(Self)에 의해 안내되고 힘을 얻는 우리 작업으로부터 필연적으로 펼쳐질 것이다.

정신통합 안내하기는 지구의 관리경영과 인간의식의 확대와 진화를 향해 세상에서 더 큰 움직임으로 정렬되었다. 만약 우리가 인류라는 한 종으로서 생존하기 위해 존재한다면, 우리는 타인들과 우리의 지구와 함께 상호의존적으로 행동하고 인식해야만 한다. 우리는 우리의 막대한, 표현되지 않은 잠재력을 개별적으로 그리고 모두를 함께 수용하고 발달시켜야만 한다. 우리는 우리의 세상을 위해 그리고 우리 자신을 위해 우리가 될 수 있는 모든 것으로부터 우리를 걷어들이는 두려움과 의심을 바꿔야만 한다. 변형의 과제는 우리 각자 하나의 마음과 가슴 속에서 시작된다.

4. 생애발달단계를 위한 도서목록

Bolles, F. *The three boxes of life*. Berkeley, Calif.: Ten Speed Press, 1978.

Bridges, W. *Transitions: making sense of life's changes*. Reading, Mass.: Addison-Wesley, 1980.

Ericson, E. *Childhood and society*. New York: W. W. norton, 1950.

Gould, R. L. *Transformations*. New York: Simon ad Shuster, 1978.

Kubler-Ross, E. On death and dying. New York: MacMillan, 1974.

Kubler-Ross, E. *Death-The final stage of growth*. Englewood Cliffs, NJ: Pretice Hall, 1975.

Levine, S. *Who Dies?* Garden City, New York: Anchor/Doubleday, 1982.

Levinson, D. et al. *The seasons of a man's life*. New York: Ballentine, 1979.

McLeish, J. A. B. *The Ulyssean adult*. New York: McGraw-Hill Ryerson, 1976.

Sheehy, G. *Passages*. New York: E.P. Duttons, 1974.
Sheehy, G. *Pathfinders*. Toronto, New York: Bantam, 1981.
Washbourne, P. *Becoming woman: the quest for spiritual wholeness in female experience*. New York: Harper & Row, 1979.
Washbourne, P. *Seasons of woman*. New York: Harper & Row, 1979.

부록

두 개의 회기기록

이 회기기록들을 자기(Self)-인식의 높은 수준을 가진 내담자들의 이미지와 내면적 대화의 유용성에 접근하는 정신통합의 사례이다. 나는 정신통합의 전체적인 작업을 설명하기 위하여 다음 사례회기들을 선택하였다; 내담자와 함께, 회기를 진행하면서 많은 내담자에게 이 작업은 더 느리게 진행될 것이다.

안의 주석은 계획, 안내자의 개요에 대한 제안과 회기 중 주요한 단계를 나타낸다. 4가지 질문은 제6장에서 논의된 회기 주기나 순환의 4단계와 관련있다.

회기기록 A

이 회기기록은 객관적인 사실에 대한 탐색과는 좀 다르다. 이 회기는 상상된 견해를 기초로 자기-평가하는 과정으로 내담자는 성취감 및 방향감의 결핍을 탐색한다. 내담자는 치료의 특정한 영역에서 잘 치료받았다는 느낌과, 충분하고 성공적인 느낌을 가질 것이다. 내담자가 움츠리는 것은 내담자가 타인이 생각하는 판단에 대해 반대하고 밀어내는 저항감각을 나타내는 것으로 본다. 내담자가 이런 경험을 탐색할 때, 내담자는 정신통합에서 필요한 하위성격을 발견하고, 자신의 이런 부분에 시간을 쏟기 위해 헌신하도록 한다.

내담자 : 만약 내가 지난주에 있었던 두 가지 사건을 말한다면, 그것은 내 감정을 명료화하는데 도움이 될 것 같다.

나는 이전에 만난 적이 있는 LA출신 여자를 다시 만났다. 난 그녀가 내 나이 또래일거라 추측했다–난 이전에 그녀를 길에서 만난 적이 있다. 그녀는 나에게 길을 물었고 일을 구하러 가는 중이라고 했다. 난 그녀와 나 둘 다 아는 친구에게 그녀가 돈벌이에 매우 관심이 많고, 높이 평가받는 직업을 가졌다고 들었었다. 그리고 나는 그녀에게 더 큰 힘이 있다고 생각했다(웃음). 그리고 나는 그녀를 만나 약간의 대화를 나누었다. 그녀는 이력서를 근사하게 꾸몄고, 그녀가 여행하며 돌아다닌 적이 있는 곳에 대해 말했다. 나는 내가 그녀를 진심으로 응원해 주었던 동시에 내가 왜 내 자신을 그녀와 비교하는지 궁금해졌다. 그리고 나는 자신감, 공격성, 경제적 능력이 없다는 생각을 가졌다. 이런 모든 생각이 내 머릿 속을 맴돌았다. 왜 나는 그녀처럼 할 수 없을까?(잠시 정지)

음, 한 가지 주요점이 떠올랐다.

예, 그리고 내가 이 직업상 내가 여기에 온 목적을 향해 더 움직이는 느낌. 나는 삼투성 같은 것에 의해 이런 사람들로부터 많은 것을 배우고 내가 대중과 그들 사이의 좋은 연락망이 될 수 있다고 느꼈다. 그러나 이 일은 여전히 생존경쟁이고–신음소리, 괴로운 소리 침들이고–여기 저기서 직업을 구하고 배우는 일이다. *(탐색질문 #1: 나는 지금 어디에 있는가?)*

나는 이 일에 두 가지가 있다고 느껴졌다: 이 일들을 여유있게 하기 위해 배우는 일을 하기와 이 일들이 잘 진행되는지 모든 일을 관찰하는 것. 왜냐하면 이런 일은 항상 과거에서 지금까지 해온 일이기 때문이다; 그러나 다른 것에 빠져서 말하는 목소리가 있다–"음, 여기에 내가 있다. 나는 바보 같고 이런 저런 시시한 교육을 받았다는, 이, 이, 이런 저런 경험을 했다고. 왜 내가 이런 상황에 있는가?–아마도 경제적으로 편하지 못하지만, 또한 나는 내 일에서 더 높은 권위와 보수를 필요로 하고 더 자신 있고 정상을 향해 가는 것이 필요하다."

내가 그렇게 말할 때, 나는 내가 원하는 것이 정말 무엇인지 알고 있는 것처럼 들린다! 그러나 한편 나는 그것을 모르는 것 같이 느낀다. 그것은 진정한 분열이다.

안내자 : 음, 그것은 가치의 측면에서 보면 당신이 하고 있는 것이 무엇인지를 아는 것처럼 들려요.

내담자 : 예, 그러나 자세히는 아니에요.

안내자 : 그러면 당신은 어떤 일이 일어나는 가를 알고 싶은 거죠? *(질문#2로 옮겨감 : 나의 다음 단계는 무엇인가?)*

내담자 : 오, 무엇보다도...

안내자 : 당신이 두 가지 일이 있다고 말했지요.

내담자 : 예, 한 가지는 나와 함께 일할 사람들과 Canyon학교에 같이 다닐 사람들, 몇 사람의 친구를 살펴보고 있어. 그리고 우리가 모두 동갑–일부는 조금 더 많거나–이라고 알고 있어.

글쎄, 나는 그들이 그들의 삶에서 어디쯤 살고 있는지를 안다. 나는 그들은 그들의 영역에서 정말 전문가라고 생각한다. 아니면 그들이 그렇게 주장하기 때문에 사람들이 그들을 전문가로 본다고 생각한다. 그러나 내 자신은 특정 분야에서 전문적 기술을 가졌다고 생각하지 않는다. 나는 이 시점에서 내 능력이 제자리 걸음하고 있다고 생각한다-그래서 나는 내 능력이 어디쯤에 놓여 있는 지를 알아야만 한다. 왜냐하면 나는 특별한 원리를 훈련받지 못했기 때문이다. 나는 전문적으로 결합조직의 양극성을 가르치거나 침술을 가르치면서 향상되지 못했다. 물론, 그리고 만약 내가 정말 이 일을 심각하게 생각하지 않고 숙고하기를 멈춘다면, 그것들 대부분은 10~15년 더 낡은 것이 될거야, 네가 알다시피...

안내자 : 당신은 할 수 있었어야 했는데.....

내담자 : 나는 내 지각을 하고 있어...

안내자 : 이미 너 자신을 알고 많이 진행해왔다.

내담자 : 그렇지만, 나는 여기에 있는 것처럼 느꼈고 그들은 저기에 있는 것 같았다. 그런 느낌은....

안내자 : 그래서 당신은 당신의 능력이 어딘가에 놓여 있는지 안다고 말했다. 어디서 너의 능력을 보았지? *(질문 #2에 더하여. 잠재력을 강화하기)*

내담자 : 글쎄, 한 가지 예는 내가 여기에 온 이래로 나는 아주 많은 친구를 가진 것 같고 우리 집이나 근처 어느 쪽이든 다른 종류의 사람들을 함께 데리고 있는 것처럼 보인다. 그리고 그건 내가 즐기는 어떤 것이고 아주 쉬운 일처럼 보인다. 그것은 어떤 가치로운 일 같다. 그러나 그것은, 이 시점에서, 내가 그것을 함으로써 생계를 이어갈 수 없는거다.(웃음)...

안내자 : 당신은 데이트 서비스사업을 시작할 수 있다!(함께 안도의 웃음을 즐기며)

내담자 : 예, 나는 항상 그런 기분을 느꼈다-그들이 늘 하는 것, 나는 오래 전 누군가 그들의 집이나 객실을 공개해서 그들이 이렇게 다른

모든 사람들과 함께 얘기하는 것을 오래전부터 익숙하다고 생각했다. 내 말을 이해하겠나?

안내자 : 예.

내담자 : 그거야. 항상 그것들이 나의 흥미를 끌었어. 난 정말 그런 것을 좋아한다. 나는 그 부분을 지금 나의 일로 가져올 수 있다고 생각한다.

안내자 : 당신이 할 수 있는 일로 들리는데.

내담자 : 그리고 그것을 잘 구축하기. 그렇지만 나는 기업가의 자질을 더 가지는 것이 필요한 것 같다고 느껴. 내가 여기서 만난 어떤 사람들은 기회나 상황을 알고 있는 것처럼 보이고 그들이 진정 그것을 구축하고, 그것을 확대할 수 있고, 진정 그들 자신을 위해 일할 수 있어. 그리고 나는 그런 기술들을 배우고 있는 중 같아. 그런 도중 어느 곳에, 나는 최근 그것들을 생각해냈다. 나도 잘 모르겠다. 아마도...

안내자 : 적어도 당신이 그렇게 하고자 한 후에. 그래서 당신은 돈을 잘 버는 것, 인정받는 직업 유형의 기준을 가지고 당신 자신을 부족하다고 보고 다른 사람들과 비교하고 있다.

내담자 : 그리고 내 능력과 다른 평가 조건들을 인식하고 의식적인 노력을 하고 있다. 나는 정말, 내 자신이 지금 그러고 있다고 보고 있다.

안내자 : 나에게 떠오르는 질문들이 있다. 한 가지 질문을, 그렇게 하는데 거기에 어떤 장애가 있는가? 그러나 우리가 그 질문으로 가기 전 우리가 당신의 잠재력을 보는 본질적인 것을 찾는데 좀더 시간을 투자해야 하는 것으로 보인다—잠재력, 하지만 당신이 지금 그렇게 하고 있지 않다. *(장애 탐색전 질문 #2를 더 계속)*

내담자 : 내게 지금 다른 생각이 떠올랐다. 나는 이들과 함께 침술을 받아왔고 마지막에 우리는 약간의 상담회기를 가졌었다. 왜냐하면 나

는 침술이 내 감정에 많은 영향을 끼친다는 것을 발견했기 때문이다. 그것은 화와 슬픔, 두 가지 감정을 모두 잘 표현했다. 나는 굉장히 많이 울었고, 그것에 대해 그와 함께 얘기했다. 나는 가슴 속에 불안과 슬픔의 감정을 느끼고 있었다. 그리고 나는 어두운 숲의 배경에서 그 이미지를 떠올렸고, 그것은 마녀 이미지였다. 나는 그 마녀가 치료의 이미지라는 것을 알았다.

안내자 : 허!

내담자 : 왜냐하면 그 마녀는 크리스탈 구슬 같은 것을 손에 가지고 있었거든. 나는 그녀의 얼굴을 정확하게 보지 못했었지만, 나의 일부분이라는 것을 알았다. 그녀는 바로 나와 긴밀한 접촉이 없었던 내가 모르고 있었던 나의 한 부분이었다. 나는 그녀가 무엇인지 잘 이해하지 못했지만, 적어도 지금 그 이미지를 가지고 있다는 것을 느끼므로 그것을 더 쉽게 이해한다. 나는 그 이미지가 치료의 기능을 가지고 있고, 내가 그 기능이나 잠재력을 활용하지 않고 있다는 느낌을 받았다. 그러나 나는 그런 학교들 중에 한 곳에서 공부할 수 있는 자신의 판단에서 승리를 거두고 있다. 왜 나는 아니야? 아니면 내가 진정 필요로 하는 것?

안내자 : 그게 당신이 나갈 방향이나 길인가 ?

내담자 : 나는 여기에 그것을 위한 학교들 중 한 곳에서 공부를 할 생각으로 왔는데 실질적으로는 그러지 못했어. 그러나 나는 그것과 그리 멀지 않은 것을 선택했다. 그리고 나는 여전히 그걸 위한 학교에서 공부하러 여기에 왔다는 원래의 예상대로 될 것이라고 생각해.

안내자 : 여기에서 어디로 가고 싶은가? *(목적을 추구하기)*

내담자 : 글쎄, 모든 중얼거림의 뒤범벅이다.

안내자 : 가장 강한 경험은 무엇인가? 이 중얼거림의 뒤범벅에서 가장 강한 느낌은 무엇인가? (잠시 정지)

내담자 : 글쎄, 그것은 "그것들"과 "나(I)"의 느낌이고 지금 가장 강한 것은 "나"이다. 그것은 내가 내 자신에게 필요로 하는 것에 대한 내 대답을 얻고자 느끼는 곳이다-그 이미지는 치료 마녀의 이미지. 그리고 나의 과정을 통해 작업을 계속하고 있어. 그것은 단지 내 마음속에 존재한다. 나는 다른 사람들과 함께 나의 비유의 말로 많은 그것을 만들고 있다.

안내자 : 당신이 "나"의 경험을 가진다고 말할 때, 그 경험은 무엇이지? 무엇을 경험하고 있는가? *(자각 강화하기)*

내담자 : 음, 어떻게 내가 내 안에서 작업하고 훈련과 정신통합, 침술을 통해 성장하고 내 꿈을 탐색하는지, 그리고 내가 계속 가고 있는 그 길을 어떻게 느끼는지 그때 내가 이해하는 만큼 더욱더 다가올 것이라 생각하는 나의 자신감과 힘.

안내자 : 나는 당신이 "내가 계속 나아갈 길"이라고 말하는 것을 들었고 그것은 식물이 가진 "뿌리"같은 것이라 생각했어. 그리고 그때 나는 그것이 그 마녀가 말했던 것은 아니라고 생각했어! *(직관을 믿기)*

내담자 : 오, 예. 흠...

안내자 : 내가 가고 있는 길이라기 보다 내 자신의 "뿌리".

내담자 : 예, 나는 그것을 좋아해. 그것의 원인같은 것.

안내자 : 당신은 그 뿌리에게 기꺼이 자문하여 우리의 이 회기에서 오늘 일어날 필요가 있는 것을 알아보겠는가? *(목적을 추구하고 현재에 촛점을 맞추기)*

내담자 : (긴 정지, 생각, 몇 번의 웅얼거림)

오늘 이 회기에서 어떤 일이 일어나야 하지? 무엇을 내가 찾아내야 하는지?(잠시 정지) 나는 단지 그것을 밀어내고 있는 듯한 느낌이고, 내가 들어야만 하는 것을 진정으로 듣기 위해 충분히 열리지 않았어. *(질문 #3 : 그 길에 어떤 장애가 있는가?)*

안내자 : 당신은 "그것을 밀어내는" 경험을 하길 원하는가? *(내담자의 이미지를 이용하기)*

내담자 : 어-흠.

안내자 : 그 밀어내기를 과장하도록 해보시오.

내담자 : 나는 이 커다란 일, 돌, 바위를 밀고 있는 느낌이야. 그리고 그것은 어디로도 가지 않고 (기침) 사람들 전체 그룹으로 변했다.

안내자 : 그것을 어떻게 당신의 몸에서 경험하는지 ?

내담자 : 그건 정말 많은 노력이었지만 효과가 없다. 장애물이나 어떤 것이 여전히 가로막고 있어.

안내자 : 그 경험을 표현할만한 어떤 특정한 단어가 있을까? 당신이 그것들, 이 그룹을 밀려고 노력할 때 그들에게 뭐라고 말했지? (잠시정지)

내담자 : 글쎄, 난 "움직이고" 있지만 힘이 충분치 않았어. 나의 공간을 얻기 위해 그들을 밀고 있었다.

안내자 : 좋아. 그래서 아마 그것이 당신에게 공간을 주고자 했군요.

내담자 : "나에게 공간을 줘."

안내자 : 그 경험 속에 잠기도록 자신을 허락하시오. 진정으로 "나에게 공간을 줘"라고 말하거나 다른 어떤 말구를 이용해 보시오. 진정으로 그 경험에 머물러 보시오. *(경험에 머물기)*

내담자 : 예, 나는 그들이 나에게 공간을 주는 것을 원하지만 사실상 내가 내 자신을 밀고 있는 것 같아.

안내자 : 당신은 그들을 이용해서.... 당신 자신을 밀고 있으면서.

내담자 : 음. 그건 다소 그들이 정말 관련되어 있지 않는 것 같다. 나는 나를 다루어야 하는 것이야.

안내자 : 그 경험을 가져봐. 단지 당신 자신을 보는 것뿐만 아니라 그 미는 행동에 자신을 진정으로 맡겨보는 거다. "나에게 공간을 줘." *(의식적 동일시를 격려하기)*

내담자 : (잠시 정지) 글쎄, 나는 이것을 계속하는 것이 나에게 보람이 없다고 생각했고 그들에게 도움을 청하고자 한다.

안내자 : 도움을 구하기보다는 보람 없는 경험을 하도록 자신을 허락하시오. 진정한 좌절을 경험해 보시오. 그것을 어떻게 경험했는가 ? *(하위성격의 경험을 심화하기)*

내담자: 나는 쿵 떨어졌다. 그 바윗돌, 또는 많은 사람들이 거기에 있다. 나는 그것에 의해 쿵 떨어졌다.

안내자 : 그것에서 어떤 말이 나올 수 있을까?

내담자 : 그건 정말 힘들고 난 거의 포기단계야.

안내자 : 포기단계?

내담자 : 음-음.

안내자 : 그 말은 당신이 한번도 포기한 적 없다는 소리같이 들린다.

내담자 : 음!(웃음) 아니, 그건 약간 무의미한 것 같다. 예, 나는 휴식을 취하고 있는 느낌이다. 나는 두 번째 결말에 도달했다. 그러나 나는 내가 어떻게 지금 그것을 하고 있는지에 대해 더 독창적인 것을 필요로 하는 것 같다. 왜냐하면 이것에 밀어내는 것은 일이 잘 되지 않는 것 같으니까.

안내자 : 당신은 무엇을 원하는가? 이 밀어내는 일 뒤에 원하는 것은 무엇인가? *(하위성격의 동기를 탐색하기)*

내담자 : (잠시 정지) 나도 모른다. 내가 그것들을 멀리 밀어내는 이유는 그들이 나를 비판하고 나를 이해하기를 원치 않기 때문이다. 나도 잘 모른다.

안내자 : 당신의 일부는 지금 밀어 내는 일을 하고 있어. 그 경험에 자신이 빠지도록 해보시오. 그 경험으로부터의 직접적인 해답이 미는 부분이나 낙담한 부분 둘 중의 어느 것이 될 꺼야. 당신 스스로 당신의 몸을 느끼는 것을 허락하시오. 당신의 팔이 말하는 것을 이해 하시오.

내담자 : 글쎄, 나는 내 힘을 그들에게 보여주고 싶다.

안내자 : 그들에게 당신의 힘을 보여주고 싶은가 ?

내담자 : 어–흠.

안내자 : 그리고 만약 그들이 당신의 힘을 봤다면, 그때는?

내담자 : 그때 나는 그들이 나를 평등하게 받아들일 거 같다.

안내자 : 좋다. 그래서 당신이 그들에게 진정으로 받아들여지는 것. *(하위 성격이 필요로 하는 것)*

내담자 : 어–흠. 예, 그것이 얼마나 꼭 알맞는지이다.

안내자 : 만약 그것이 꼭 알맞다고 느끼는지 진정으로 알기 위해 잠시 기다려. 당신 자신이 그들에게 이야기 하는 것을 상상할 수 있는지?–"나는 당신들이 나는 받아들여 주기를 진정으로 원해요."라든지 또는 다른 말로?

내담자 : 아니, 거기에 다른 것이 있는 것 같아.

안내자 : 좋아.

내담자 : 글쎄, 나는 바위 뒤를 받치고 그 바위에 손을 대고 밀고있다. 지금 그것은 움직이는 것 같다.

안내자 : 그것이 움직이는 게 어떻게 느껴지지?

내담자 : 좋은 느낌이다, 그건 정말...재미있다. 바위가 지금 모든 곳으로 굴러가고 있다; 바위는 머리 앞에 불빛이 나오는 또는 다른 것 같이 느껴진다! 그것은(웃음)...〔인식이 해소를 가져옴〕나는 그것에서 많은 유머를 봤다. 그것은(신음소리로) 당신이 알다시피, 그것에 대항하여 맹렬히 밀고 있지 않다. 그리고 그것은 정말... 나는 그것을 움직이는 것에 의해 헐거워지는 것으로 보이는 그 많은 에너지를 느낄 수 있다. 모든 것은 잠시 멈추고 나는 다시 움직이지만, 그것은 큰 문제(기침하며)는 아닌 것 같다. 나는 그 과정에서 때때로 얻어지는 것이 내 관점에서 매우(낮은 목소리로) 심각한 측면이 느껴진다. 그러나 그것은 현실이 아니다. 그것은 진정 심각한 것이 아니고, 가짜다....

안내자 : 위장된 심각함.

내담자 : 위장된 심각함. 나는 그것이 일어나는 것을 보았고, 〔다른 하위성격 나타나다〕 그 베일에 벗겨지는 것을 보았어. 그리고 나는 그 일이 벌어질 때 그것을 대부분 느낄 수 있고 그 순간 그것을 뚫고 나가는 것은 나에게 어려워. 나는 후에 그것을 볼 수 있다. 한 시간, 또는 더 후에, 또는 하루가 지난 뒤에. 그것은 이 바위와 함께 날 보기위한 재미거리였다(열광적으로)-오, 그리고 그들은 그것의 크기를 바꿨다! 그것의 아주 작아졌다!

안내자 : 오 ! (안도의 소리)

내담자 : 내 말은 그것은...나는 그것에 대해 잊었다; 그곳에 내가 보았던 커다란 돌이 있었다.

안내자 : 맞아. 당신은 큰 바위가 되어 그것에 대해 말했다. 그리고 그때 갑자기 당신은 그것이 바위라고 말하기 시작했다.

내담자 : 그때 나는 그것보다 더 커졌다! 그것은 아주 빨리 밀던 것이었고

내 얼굴은 웃고 있다. 그것은 완벽했다... 그 사이에 무슨 일이 일어났다.

안내자 : 그때로 돌아가서 재현해보자. 무엇이 달랐는지 봅시다. *(과정에 대한 자각을 안내하기)*

내담자 : 내가 그들로부터의 수용을 받고 그리고 내 장점을 알기 원한다고 말할 때 나는 어떤 감각을 가진다-나는 또한 그들이 내 장점을 알기를 원했다. 그것은 적절한 비율로 균형을 맞추기 시작했다. 나는 정말 그들에게 증명할 길이 없었다.

안내자 : 동기가 그 에너지를 변화시키는 것을 알기.

내담자 : 나는 그것이 좋다고 기억하는 일이 중요하다고 생각한다. 그들은 내가 누구인지 알기 위해 나를 볼거다. 그리고 만약 내가 만족하고 자신감을 얻는다면, 그때 나에게 필요한 일이 일어날거다. 그리고 나는 ...할 필요가 없다... (통찰)

안내자 : 당신은 자신의 존재에 만족하는 느낌을 어떻게 경험했는가? *(통찰을 경험 속으로 하강시키기)*

내담자 : 내게 지지가 필요하다는 느낌이었다.(잠시 정지) 나는 내 자신이 바위에 앉아 생각하고 있는 것을 보았다. 그것은 당신도 알다시피 지지대 같은 것으로 보였다. 만약 내가 바위에 앉아 있다면, 나는 나의 중심으로 갈 수 있다. 웃기는 이야기지만, 지금 그것은 친구처럼 느껴진다. 그것이 거인으로 변하기 전에 하나의 인격을 가졌다.

안내자 : 그 인격을 설명할 수 있는가? 그것은 어떤 특성을 가졌는가? *(초개인적 특성 탐색하기)*

내담자 : 그것이 있는 곳; 그곳은 어떤 장소가 아니지만 그곳에 있다. 그것은 중심화 감각을 가졌다. 그리고 그것은 놀기 좋아하고 이완되

어 있고, 그리고 '나(mah)!' (무심코 하는 통찰소리) 그리고 동시에 그건 현명해. 왜냐하면 나는 만약 내가 그것과 연결된다면, 그 해답은 그것을 통해 나온다는 느낌을 가졌기 때문이다. 그러나 그것은 절대적으로... 나는 정말... 그리고 그것은 나를 가장 놀라게 하는 부분이었다.... 그 명랑한 성격, 그 활발한 성격.

안내자 : 그것이 가장 중요한 측면이다.

내담자 : 또 다른 것이 있어. 다른 힘이 있고 더 단단한 물질이지만, 그것이 더 깊고 더 가벼운 표면적 특성이 있다.

안내자 : 당신이 바위에 앉아 질문을 하고 당신을 위해 어떤 대답이 나오는지 보고 싶은가?

내담자 : 내가 해야 하는 것, 내가 더 당신같이 되는 것?.... 그것은 당신이 나같다고 말하는 거야; 당신은 그것을 알지 못한다! *(탐색 질문 #4 : 나는 무엇을 발달시켜야 하는가?)*

안내자 : 당신 자신내의 그런 특성들을 잠깐 경험하는 것이 유용한가–명랑함과 편안함, 그리고 "글쎄"?

내담자 : 예. (잠시정지) 나는 그것들을 보여주려고 진정으로 노력하는 나의 한 부분이 있다는 느낌을 받았다. 그러나 그럴 필요가 없다고 느꼈고 나는 그것이 정말 더 자유롭게 흐를 필요가 있다고 느끼지 않았다. 나는 그런 모든 다른 사람들, 그들이 생각하는 것에 관심이 있지만, 그들은 내 삶을 살아갈 누군가는 아니였다. 그리고 나는 나의 에너지를 그것들을 작업하는데 썼다. *(통찰)*

안내자 : 당신이 그것을 할 때, 그 변화가 일어날 때 당신 자신을 상상하는 것이 도움이 되었나?–무슨 일이 일어났나? *(반응패턴의 탐색을 위한 선택을 제공하기)*

내담자 : (잠시정지) 나는 바위에 서있는 이미지를 가지고 다른 모든 사람

들에게 손을 뻗치고 있었지만 그때 나는 균형을 잃고 바위에서 떨어졌고 그리고 나서는 그들에게 걸어서 가고 있다. 그러나 그들에게 가까이 다가갈수록, 이런 혼란스럽고 뒤죽박죽한 느낌이 시작되었다. 그 느낌은 내가 바위로 돌아갔을 때 내가 가진 확신을 잃어버리는 것 같았다.

안내자 : 당신이 그들에게 다가가는 것은 무엇을 위한 것이었나? 다가가는 에너지는 무엇이었지?

내담자 : 그것은 인정받기 위한 것 같다.

안내자 : 인정받기 위해 다가가는 경험을 했는가? 어떤 느낌이었는가? *(경험과 함께 머물기)*

내담자 : 그것은 배수작용같은 느낌이었어.

안내자 : 그것을 위한 힘은 어디서 얻었지?

내담자 : 인정을 추구하기 위한 힘?

안내자 : 맞아, 그 인정의 욕구....

내담자 : 나는 여기 다시 있는 느낌을 느꼈고 그러나 그것은 더 뿌리깊지 않았어. 나는 여기 가슴을 가로질러 맨 밴드의 느낌을 느낄 수 있어.(가슴을 가르키며)

안내자 : 인정에 대한 열망에 머무르는 것에 자신을 허락하시오. 그 경험에 머물러 보시오. 당신이 그렇게 할 때 당신의 가슴을 가로지르는 밴드에 무슨 일이 일어났는지 설명해봐. *(또 다른 하위성격)*

내담자 : 그것의 일부는 울먹이고 움츠리고 있어-"오, 나처럼. 내가 그러는 것을 본다." 그리고 나는 그런 것을 느끼는 내 자신을 좋아하지 않는다. 그것은 내가 좋아하지 않는 수동성 같은거다.

안내자 : 당신은 그 느낌에 대한 당신의 반응을 멈추도록 할 수 있는가? 그리고 그것을 경험할 수 있는가? 그것은 그것을 좋아하지 않는

부분을 보기 위해 필수적일 것이다. 그러나 만약 당신이 그 경험 속에서 직접 움직일 수 있다면 진정한 위축과 울먹거림을 보시오. *(경험의 의식적 동일시 그리고 판단하는 부분과 비동일시로 안내하기)*

내담자 : 그것은 여기서 정말 내려앉는 느낌을 받는다. 그리고 나는 내가 그럴 때 어떻게 어느 누가 나를 좋아할 수 있는지 모르겠다.

안내자 : 필사적으로 다가가는 느낌을 진심으로 경험해 보시오.

내담자 : 저런, 그 말을 듣기 힘들다.

안내자 : 무엇이 힘들다고요?

내담자 : 당신이 그 말을 하는 것을 듣는 것.

안내자 : 내가 그 말을 할 때, 당신의 반응은 어떤가?

내담자 : 와우(Wow, 일종의 감탄사), 정말 내가 그렇게 느끼는가? 그런 기분이다.

안내자 : 그리고 그 부분의 에너지는 무엇인가?

내담자 : 놀라움. 나 자신의 이런 부분을 보거나 그것을 인정하기 위해 오랜시간 걸린 것 같은 놀라움.

안내자 : 맞아. 당신은 지금 그것을 인정할 수 있는가?

내담자 : 예, 난 그게 거기 있는 것 같은 느낌이다. 그게 여전히 이질적인 느낌이지만 거기 있다. 나는 내가 한 것을 볼 수 있다.

안내자 : 당신은 그곳에서 그것을 발견한 것에 대해 어떤 느낌이야?

내담자 : 글쎄, 그게 왜 그렇게 중요한지에 대한 궁금함. 그러나 그것은 또한 다시 돌아오는 듯한 느낌이다.

안내자 : 당신은 당신이 그것의 근원을 찾을 수 있기 위해 경험하는 것을 자신에게 허락할 용의가 있는가?

내담자 : 어-흠.

안내자 : 당신을 놀라게 하는 부분에게 말해야 할 것이 있다. 그것은 당신을 뒤로 움츠리게 하는 부분이므로 그 부분에게 당신을 가로막지 말라고 어떤 말을 해야 한다. *(과정에 대한 잠재적 장애물 다루기)*

내담자 : (놀라고 움츠리는 부분에게) 글쎄, 거기에는 진행되는 어떤 것이 있는 느낌이고 나는 단지 당신이 좀 물러서서 방해하지 말아야 한다. (비동일시 한다)

안내자 : 그때 당신이 인정에 도달하는 경험으로 되돌아가도록 허락해보시오: 가슴을 가로지르는 밴드, 가슴, 내려앉은 가슴, 움츠림. 그리고 당신이 따라가는 한 그것을 설명하는 경험을 할 수 있다. *(의식적 동일시)*

내담자 : 그건 아주 무겁고 가라앉는 느낌이다–숨쉬기도 힘든–깊게 숨을 쉬는 것이 정말 힘들다. 쿵 떨어지는 것 같이. 나는 큰 돌에 의해 떨어지는 나의 이미지를 받고 있지만 지금 나는 정말로 쿵 떨어지는 것 같다; 내가 그것을 보기 이전에.

안내자 : 당신의 몸 속 어느 곳에서 그걸 느끼는가? *(운동감각적 이미지)*

내담자 : 모든 곳에서, 정말이다. 그리고 여전히 무거운 밴드가 꼭 이런 느낌이다–(가슴을 치며) 쿵. 그리고 나는 그 힘이 어디서 올 수 있는지 모른다.

안내자 : 당신은 어떠한 에너지의 원천을 가진 것 같지 않다.

내담자 : 그게 어디든, 그건 정말 작다.(잠시정지) 나는 숨쉴 수 없다. 호흡이 필요하다!

안내자 : 당신은 숨쉴 수 있는 것이 필요하다? 어떻게 호흡이 필요하다는 경험을 했는가? 당신이 필요로 하는 만큼 숨을 쉬지 못하는 것은 어떤 느낌인가 ?

내담자 : 나는 속에 작은 불꽃이 있는 느낌이었고 그것을 살리기 위해 계속해서 연료를 대야만 할 것 같다. 그렇지 않으면 불이 꺼질 것 같으니까.

안내자 : 그것이 꺼진다는 생각, 그건 당신에게 어떤 느낌인가 ?

내담자 : 글쎄, 그건 상상하기 어렸다.

안내자 : 그게 꺼지는 것이 두려운가 ?

내담자 : 아니, 그것에 대해 강한 느낌을 가지고 있진 않다.

안내자 : 당신은 "나는 그것에 연료를 대야 한다. 그렇지 않으면 그것은 꺼질거야"라고 말했다. 당신의 그 생각 어디서 생겼는가?

내담자 : 글쎄, 그건 산소나 공기를 주입하는 것 같다. 지금 내가 느끼고 있는 사람들의 이미지가 있고 내가 그들에게 맞서기 위해 내 안의 불에 연료를 댈 수 있어야만 한다.(잠시정지) 내가 이런 기분일 때, 나는 그들이 나를 어떻게 생각하느냐가 그렇게 중요하지 않기를 바라고 싶다.

안내자 : 얼마나 그게 중요한가? *(의미 일깨우기)*

내담자 : 내가 지금 같을 때 그것은 아주 중요해. 그건 정말 중요한 것이라 생각된다.

안내자 : 그 부분이 얼마나 중요한지, 의미가 있는지 경험하도록 해봐. 그 부분의 특성다가가 보라. 그리고 그 에너지를 경험해보라. 아마도 "그건 아주 중요해."라는 말을 반복해보라. *(의미의 가치 추구하기)*

내담자 : 그건 매우 중요해. 정말 중요해, 그들이 내가 다른 방법으로 내 자신을 보기 원한다. 그들은 이런 식으로 나를 보고 싶지 않아 하고 그건 나에게도 불편하다. 그들은 무언가를 나에게 보여주려고 노력하고 있다. 나는 그들이 이런 식으로 나를 보는 것을 좋아하

지 않을 것이라 생각한다.

안내자 : 당신은 그들이 당신을 있는 그대로 보고자 하지 않을 때 그들에게 뭐라고 말하고 싶은가 ?

내담자 : 그게 무엇인가? 당신이 내 자신에 대한 어떤 것을 나에게 알려줄 수 있겠는가?

안내자 : 당신이 그 사람들이 되어 보는 것이 도움이 되지 않을까? *(선택을 제공하기)*

내담자 : 어-흠.

안내자 : ....주저 앉은 당신을 돌아보는 것.

내담자 : 나는 그들이 나에게 무엇을 말해주는냐 보다는 그들이 누구인지에 대해 약간 혼란스러움을 겪고 있어. 그러나 다가온 것은 앞에서 진정한 강함 뒤에 그들의 불안감이다.

안내자 : 그래, 잠시만 기다려. 당신은 지금 그 사람들이 될 수 있는가 ?

내담자 : 예.

안내자 : 이제 나는 그 그룹의 사람이다. 그리고 나는...

내담자 : 나는 그들이 나에게 무엇을 말했는지 보다 그들이 어디에 있는지를 더 느끼고 있다.

안내자 : 좋아. 그들이 있는 곳에 잠시 같이 머물러 보자.(과정을 믿으면서)그건 아마 가치있는 일이다 그 사람으로서의 경험. 나는 그 사람이고 불안함을 느껴. 어떤? 그 사람들 중 하나로 그 그룹에서 무엇을 경험했는가? 그리고 당신이 그 경험을 가지는 첫 번째 사람으로 계속 머물도록 노력해.

내담자 : 나는 불안하지만 어찌되건 해보자는 자기 주장감을 느낀다. 어떤 공격성이 있고 그들이 옳다는 생각이 든다.

안내자 : 그래서, 그 집단사람이 될 때 내가 불안하거나 또는 우리가 불안

하지만 우리들이 진정 옳다는 생각을 가지고 어떤 자기 주장을 가지고 나아간다. 사랑받기 위해, 사랑받도록 애걸하면서 무언가를 위해 우리에게 다가오는 이 사람에 대해 어떤 기분인가? *(하위성격의 집단과 동일시 모델작업)*

내담자 : 글쎄, 그것은 정말 시간낭비야. 왜냐하면 그녀는 그 모든 특성들을 겪어내지 않아도 되기 때문이야. 그리고 우리는 그런 종류의 게임에 복잡하게 얽히고 싶지 않으니까. *(내담자가 지금 두 번째 하위성격에 동일시하기)*

안내자 : 그녀는 우리가 자신에 대해 어떻게 느끼도록 만드나?

내담자 : 때때로 약간 불편하게.

안내자 : 아마도, "우리는" 불편한 느낌을 정말 싫어할 거야. 그렇지만 누구든 이런 회기에서 더 깊은 불편한 감정으로 가는 것을 선택할 거야. *("나" 선택하기를 제공하기)*

내담자 : 지금 약간 혼란스러워. 그러나 끝까지 해낸 내 감정은 가끔 내가 그렇게-내가 솔직할 때, 또는 내가 될 수 있는 한 솔직하다고 느낄 때, 나는 그들의 불편함을 느끼고 주변 모두 불편하다는 것을 느낀다. 그건 서로 영향을 끼치는 것이라 생각한다.

안내자 : 당신이 알고 있는 사람들에 대해 우리가 이야기 한 것과 또한 그 사람들에 의해 나타난 당신 자신안의 힘에 대한 이야기를 나는 인정한다. 그리고 당신 자신이 투사하는 그 부분도 모두 진실이다: 불안감, 자기 주장성, 약간의 경멸심과 조급함, 요구가 많은 당신, 어쨌든 이런 일이 진행되고 있다. 요구가 많은 당신에 대해 불편한 감정을 가지고 있고 그 부분을 당신에게 관련시키고 싶지 않다는 점, 이 점이 맞습니까? 이 점이 당신의 일부분 같습니까? *(내담자 투사의 재소유를 장려하기)*

내담자 : 예, 꼭 필요한 것 속으로 들어가서, 그것을 인정하고 그것을 보는 것은 어려운 일이다.

안내자 : 그래서 만약 당신이 필요한 것 속으로 들어간다면 어떤 일이 일어날까?

내담자 : 그녀는 내 시간 중 많은 부분을 차지할 것 같은 느낌이다. 이해할 수 없는 부분인 것 같다. 그렇지만 또한 나는 그것은 진정으로 인정할 수 없었던 것 같기도 하다.

안내자 : 만약 당신이 그것을 인정한다면 어떤 일이 일어날까?

내담자 : 나는 거기에 그런 끌림이 있을 거라고 생각하지 않는다.

안내자 : 그래서 그 가치를 인정할 수 있는 당신의 어떤 부분이 있다. 그건 그것을 다루고 싶지 않다고 느끼는 집단과는 다르다. *(내담자의 "나"(I)에게 힌트주기)*

내담자 : 예.

안내자 : 그것을 인정하는 가치는 무엇일까? 만약 내가 그걸 인정해준다면 어떤 일이 일어날까? 그것을 인정받는 것을 상상하는 것은 어떤 기분일까? 그것을 인정받기 위해 당신의 한 부분은 무엇을 원할까?

내담자 : (오랜 정지) 그건 편안함 같다. 내가 한 번도 가본 적 없는 내 자신의 부분에 깊이 들어가는 느낌이다. 나는 그곳에 가는 것을 피하는 것 같았다. 그리고 그곳에 갈 다른 사람들을 찾곤 했다. 나는 내가 그곳에 무엇이 있는지 정말 알지 못하는 느낌이었지만, 만약 내가 그 부분에 계속해서 접촉을 시도한다면, 그것은 정말 도움이 될 것이다.

안내자 : 당신은 지금 그것을 형식적으로 이해하려고 하는 게 아닌지? 그것을 어떻게 상상하고, 그것에 대해 어떻게 다가가지요 ?

내담자 : 글쎄, 나는 멀리 떠나서 나홀로 시간을 보내는 것이 필요한 것 같다.

안내자 : 사전에 당신이 그것을 인정하기 위해 그 필요한 것, 그 부분에게 무슨 얘기를 하고자 하는가? *(긍정화 제안하기)*

내담자 : (자기 부분에게) 글쎄, 나는 왜인지는 모르지만 당신에게 소홀했던 것 같고 그것이 나를 놀라게 했다. 왜냐하면 당신은 항상 많은 것을 물어보는 것 같았기 때문이다. 당신은 표면에 나타나지 않는 감정의 저류가 되어있다. 그리고 나는 당신이 어떤 자원이라고 생각해. 그리고 정말 당신에 대해 더 알고 싶고 당신이 나에게 말해야 하는 것을 알고 싶다.

안내자 : 당신은 그것에 어떻게 대답하겠는가?

내담자 : 그건(깊은 한숨), "끝에 가서는!"

안내자 : 예(잠시정지) 당신은 요구가 많은 당신의 그 부분을 인정하고자 하는 당신의 부분을 경험할 수 있는가? 그건 어떤 느낌인가? 그 경험은 어떤 특징을 가지고 있는가? *(내담자의 "나"에 대한 자각 환기하기)*

내담자 : 그건 그냥 일어서서 질문하고 개방상태로 있는 거야. 그리고 상처받기 쉽다.

안내자 : 용기있고 두려움이 없는 존재 같다는 느낌을 받는다. 하지만 그것이 옳은 말인지 확신할 수는 없다. 또는 믿을 수 있는 말인지. 당신을 개방상태로 그 곳에 서 있도록 하는 힘이 있다. 그 힘의 특징은 무엇인가? *(질문 #4)*

내담자 : 그 믿음 같은데요...

안내자 : 서서 질문하는 개방성을 인정하는 부분은 무엇인가? 그 장소로부터 당신이 알려고 하는게 무엇인가? 한 부분보다 더 큰 장소이

다. *(내면의 지혜 추구하기)*

내담자 : 만약 내가 나의 다른 부분 깊이 들어간다면 내가 그 중심에 다가가기를 시작할 것 같다.

안내자 : 그래서 이곳에 볼 때 그곳의 아래에 중심이 있다는 것을 아는가? *(긍정하기)*

내담자 : 흠.

안내자 : 당신이 그곳으로 가기 위한 당신의 능력을 알고 있는가?

내담자 : 나는 내 자신이 그렇게 하는 것을 알 수 있어. 나는 회상하기가 필요하고 그 방법을 지지한다. 그러나 나는 그 방향 안에서 움직이는 것 같고 그것은 누군가를 알게 되는 것, 또는 친구를 만드는 것 같다.

안내자 : 그래서 그것이 당신에게 끔찍하게 두려운 일은 아닌지요?

내담자 : 아니요. 나도 내가 어떻게 하는지 잘 모르겠다.

안내자 : 그곳에 더 깊게 들어가기 위한 당신의 선택은 무엇인가? 당신이 지금 하고자 하는 다른 것이 있는가? 아니면 당신 자신에게 하고 싶은 것이 있는가? *(선택을 유발하기)*

내담자 : 흠. 내가 어떻게 그것을 하고 있는지 잘 알지 못한다 할지라도, 나는 내 자신 안에서 그것을 하고자 노력하고 싶어하는 것을 느낀다. 내가 가진 호기심이지요. 그것은 도전이고 만약 내가... 만약 내가 이것을 정말 성공할 수 있다면 나는 무언가를 해낼 수 있다고 생각한다.

안내자 : 그리고 당신이 할 수 없다면?

내담자 : 아니, 나는 할 수 있을 거라 생각한다.

안내자 : 좋다.

내담자 : 와우.

안내자 : 그 순간 눈물이 났지요 ? 당신이 눈물이 나게 했지요 ?

내담자 : (울면서) 그것은 놀라서 그런 것이에요. 그건 내가 알고 있는 내 자신의 보증인인 나를 기억하고 있는 감정에 직면하고 있지요. 그리고 지금 내가 전혀 인정해본 적 없는 다른 부분을 알게 되었다. 그건 내내 관심을 두어 온 것이었다.

안내자 : 그래, 그건 겸손의 감정이고, "저런, 나는 내 자신을 잘 알고 있다고 생각했고 이제 그것을 알게 됐다...."

내담자 : 예, 와우. 그것은 이 느낌과 부딪쳤고 당신은 자신을 알고 있다. 그건 단지 외경의 감정이다. 나는 그것을 어떻게 설명해야 할지 모르겠다. 그리고 나는 무언가에 투자한 느낌이다.

안내자 : 기대와 흥분.

내담자 : 예. 그건 두려운 감정이 아니다. 그건 아마, 그래, 나는 그것이 붙잡고 있는 것이 무엇인지 몰랐지만 그것이 무엇이든, 나는 그것에 투자할 가치가 있다고 생각해. 그렇게 요청하는 감정같이.(해소 느낌의 소리)

안내자 : 열려보자. 야, 그 가슴밴드의 속박들을 풀자. *(이전의 이미지로 하강하기)*

내담자 : 예, 정말. 즐거운 느낌. 단지 그것과 함께 잠시 앉아 있을께요.(웃음) 당신이 그것이 겸손의 감정이라고 말할 때, 그것은 내가 이해한 것보다 훨씬 더 많아질 것이고 나보다 커지고 모든 안식과 나를 통합할거다. *(자기(Self)와 접촉가능성)*

애, 나는 진심으로 느껴... 그것은 어떻게 변하는지 놀라워... 나는 많은 것을 하고 많은 일이 일어날 듯한 느낌이지만 그것을 밀어내는 느낌은 없다.

안내자 : (마음에서 우러난 웃음)

내담자 : (웃음) 그건 어떤 친구를 알기 위한 시간을 갖는 것과 같고 그 자신의 보폭에 맞춰가는 것이다. 그리고 우정은 완력으로 얻을 수 없다. 단지 생기는 거지. 나는 나의 부분을 얻는 감정을 맛보고 있고 그것과 함께 움직이고 행동한다. 나는 내 자신 안에서 나가고 싶다는 느낌을 받고, 아마도 숲이나 자연으로 나가고 싶은...

안내자 : 당신 자신의 일부와 함께 존재하기.

내담자 : 예, 그리고 나 자신의 일부와 함께 존재하기. 그건 대부분 치료의 한 종류 같은 느낌이다. 그냥 내 자신을 위한 시간을 가지고 존재하기이다. 감사한다!

안내자 : 당신이 가지고 있는 것에 주목하세요. 당신이 가지고 있는 것에 감사하세요. (잠시정지) 내와 했던 회기의 녹음테입을 당신과 함께 듣고 싶다. 나도 당신과 아주 비슷한 요구를 느꼈었고 또한 내 안에서 그것을 부인했었다. 그리고 그건 다르지만 또 같았다. 내가 생각하기에 그건 아마도 세계적 현상이야. 우리 모두는 그것을 가진다고 생각한다. 그리고 그것은 자신을 다르게 표현하고 다르게 작동하고 다른 경험을 일으킨다. 그러나 그것이 당신이 그것이 당신보다 큰 것 같다고 말하는 이유이다... 내가 보기에 그건 옳다. *(안내자 경험을 이용해서 내담자의 경험을 타당화 하기)*

내담자 : 나는 정말 그런 느낌을 받았고 그 전에는 한번도 그런 적이 없었다. 그건 마치 이 모든 것이 끌어올려지고 있는 것 같았고, 나는 그것의 희미한 빛을 보았지만 진정한 경험이라는 느낌은 받지 못했다. 나는 지금 그것을 진정으로 느끼고 있다! 나는 더 이상 그것을 보지 않을 수 없다. 그것을 부정할 수 없다. 왜냐하면 그것을 느꼈기 때문이다. 그건 정말 거기에 있고 나보다 훨씬 컸다.

안내자 : 이전 회기에서의 안내와 다른 점은 그것을 이미지로만 그리는 것이 아니라 진정한 경험 속으로 가는 거였다. 이미지도 중요하지만 그건 단지 들어가는 진입로로서 중요한 것이었고 나는 손이 닿는 곳에 어떤 것을 보관하는 방법으로서 이미지를 기술적으로 이용하는 것이라 생각해. 진정한 경험을 위해서 그곳에는 약간의 실마리가 있는 것 같다.

처음에 당신은 큰 돌을 보고 있었고...그리고 그때 당신이 그것을 경험할 때, 갑자기 모든 것이 작아졌고 자발적으로 변형되었다. *(더욱 기초로 하강하기)*

내담자 : 나는 내가 주저 앉았을 때 내 일부분에 대해 생각하고 있다. 나는 단지 그것을 봤다. 나는 내 자신을 봤고 그것을 느끼진 못했다. 그러나 그 후에 내가 그런 감정을 느꼈을 때, 나는 진정으로 주저 앉아버린 사람 속에 들어갈 수 있었다.

안내자 : 당신은 또한 그 경험을 회피하고자 했고 그 경험을 비판하는 느낌을 가졌던 당신의 부분을 볼 수 있었고, 그것에 대한 판결을 느끼기 위해, 그것이 이질적으로 보고 말하는 당신의 부분을 볼 수 있었다.

내담자 : 그것은 마치 거리를 두고 있는 나 자신처럼 서 있었다.

안내자 : 그 경험에서 버릴 것은 하나도 없다.

내담자 : 나는 이 회기 중에 요구가 많은 나의 부분이 나에게 도움을 주려고 또는 말하려고 하는 것이 매우 중요하다고 느꼈다. 그리고 성격이나 특성의 가면 뒤에 있는 것으로 그것을 나눌 가치가 있다.

안내자 : 맞아.

내담자 : 그리고 나는 그것을 발견하기 시작했어.

회기기록 B

이 내담자와 안내자는 4년 동안 같이 작업해왔다. 이 회기들에서 내담자는 그녀의 인생에서 책임감 있고 결점없이 사는 것과 그리고 다른 면에서는 즐겁고 편안하게 사는 것 사이에 갈등을 겪고 있었다. 그녀는 광범위한 이미지를 통해 그들이 통합된 목적과 힘을 발견하는데 최고점에 달하며 두 가지의 양극단의 하위성격들을 발견하고 작업했다.

내담자 : 나는 지난 몇 주 동안 다양한 문제들에 대해 생각했다-나는 치료회기를 가졌다. 그리고 오늘 그보다 더 중요한 어떤 것을 가지고 있지 않다. 나는 앞으로 내게 다가 올 불투명한 물체로 가득 차 있다고 느꼈다. 나는 내가 함께 작업하고자 하는 것이 무엇인지 몰랐다.

그리고 지금 눈을 감고 다양한 문제를 조사하고 그들이 모두 관련이 있는지 생각한다. 그들은 모두 한 가지 문제로 귀착된다. 나는 내 작업의 어떤 단계에 있다-그건 기본적으로 육체적, 정신적으로 많은 저항의 경험, 재미를 추구하고 항상 책임을 강요받지 않고 자신을 억압하지 않는 것.

그리고 또한 나는 여전히 최근에 가졌던 사교모임에서 있었던 경험으로 괴로워하고 있다. 그 모임은 오후 2시에 있었다. 나는 내 자신을 위해 전혀 시간을 가지지 못했었다. 나는 점심도 먹지 못했었다. 나는 명상을 하고자 시도했으나 내 마음은 집중하지 못했고 마침내 "나는 전혀 명상에 집중하지 않고 있어. 그리고 하고 싶지도 않아. 나는 이 문제에 대해 전혀 신경쓰고 싶지 않아. 나는 이것을 책임지고 싶지 않아. 나는 그 모임에 가서 친구들과 즐거운 시간을 가지고, 사람들과 이야기하고 싶어."라고 말했다. 나는 마침내 굴복한거지요.

그 모임은 대실패로 변해버렸다. 심지어 내가 내 자신 침체된 이후 나는 중심 잡혀 있다거나 선명한 느낌을 받지 못했다. 왜냐하면 나는 내가 지도자 역할을 가지고 취할 수 있는 자기 지도력을 가지고 그 과정을 바꿀 수 있는, 더 명백하고 중심 잡힌 많은 방법들을 보았기 때문이다.

그래서 나는 두 가지를 잃었다고 느꼈다. 나는 항상 누군가의 무장감시 하에 있는 것 같았고 결점이 없어야만 하거나, 또는 만약 내가 농땡이 부리면 그때 모든 악령이 나를 파괴해서 나는 비참해진다. 왜냐하면 나는 잠재력을 가지고 있기 때문이다. 아마도 모임의 전체코스를 보지 않기 위해; 그 모임은 웅장해. 그러나 적어도 내 자신의 견해에 대해 명백하기 위해서. 어떤 일이 일어나고 있는지에 대한 시야를 유지하기 위해 그리고 그 장소로부터 들리는 소리를 듣기 위해. 나는 말했지만 그때 그것이 너무 늦었다고 말한 것을 알았다.

나는 여전히 무조건적인 사랑과 인정을 요구하는 내안에 어린 아이가 있다고 생각한다-그 어린아이가 항상 얼마나 많이 해야 할 일을 요구받고 살아왔는지에 대한 인정을 말한다.

그리고 이 회기에 대해 가지고 있던 이미지, 그 이미지는 그 어린 애에게 날개를 주는거다. 나는 어두운 곳에서 쓰러진 어린 그녀를, 숨어서 그녀를 편안하게 들어 올리고자 하는 처절한 입장에서 그녀를 봤다. 그러나 한편 그곳에 분명히 내가 어린 아이를 달래주려고 노력하는 회기를 하고 싶지 않는 나의 커다란 부분이 내게 있었다. 왜냐하면 그 일은 끝이 없어 보였으니까. 그건 절대 변하지 않을 것처럼 보였으니까. 나는 많은 시간을 투자했고 그래도 아마도 그건 절대 변하지 않을 거다.

만약 내가 한 달 또는 더 오랜 전의 시점으로 돌아간다면, 그것은 이럴 거야: 지금. 그리고 당신이 그 갈등을 참고나면 그리고도 변할 것이 아무 것도 없어.

안내자 : 어떤 부분에서 반항적인 감정이 당신을 가장 괴롭게 하는 것 같은가? 어디서 당신이 그것을 가장 바꾸고 싶어하는 것 같은가 ? *(문제에 촛점 맞추기)*

내담자 : 내 건강에 관련된 것이고, 그것은 여러 면에서 내가 앞으로 나아가는데 가장 큰 장애물이다. 그리고 아직 나는 그것이 불편하다고 느끼지 않았다. 그건 내게 굉장히 익숙하고 이를테면 내가 아픈 것에서 어떤 가치를 보았다. 나는 내가 다른 많은 방법으로 알아차릴 때, 경계선상에서 팽창되는 느낌이었다. N에 대한 나의 참을성 없음: 만약 내가 스스로 세상 속으로 움직인다면 왜 그 어린애가 못하겠는가? 그런 종류의 것. 그리고 나는 그것의 균형의 가치를 봤다. 그것은 겸손한 것, 기초가 되는 것이었다. 그것은 나를 내 약점과 인간성에 접근하게 했다.

안내자 : 당신은 당신이 그것을 할 수 있는 다른 방법이 있었다고 생각하는가?

내담자 : 예, 그것을 할 수 있는 다른 많은 방법들이 있었다고 확신한다. 그래서 나는 고통스런 마음이었다.

안내자 : 당신은 지금 삶에서 어디에 있는가? *(질문 # 1)*

내담자 : 큰 관점에서, 일반적으로?

안내자 : 당신이 지금 있는 장소에 대한 본질은 무엇인가?

내담자 : 좋은 질문이야! 많은 모든 것들이 내 머리를 스쳐간다. 첫 번째 것은 정말 훌륭한 질문인 것 같다는 것이고 그때 나는 그것이 '첫

번째' 질문이라는 것을 알았지요.(웃음)

안내자 : 그것은 거기서 온 것이 아니야.(웃음) 그것이 첫 번째 질문인지는 알지만, 그것이 본래의 장소에 대한 것은 아니다.(함께 웃음)

내담자 : 그리고 그때, 당신도 알다시피, 내 최초의 충동이었어: 글쎄, 지금 아주 발전적인 시간에 있다.

안내자 : 그것에 대해 이야기해 보자.

내담자 : 나는 지금 아주 발전적이고 흥미있는 시간에 있어. 나는 내 작업을 하고 있고, 또는 어떤 관점에서 그건 몇 년 동안 애타게 바래왔던 거다. *[자발적 이미지]*

그때 내가 가졌던 그 이미지는 마치 내가 분수나 연못의 중앙에 있는 조각상이 된 것 같았다. 그러나 나는 지금 연못의 가장자리에 있다. 나는 받침대가 뽑힌 그러나 날개가 달린 조각상이다. 그리고 지금 나는 이 연못의 가장자리에서 그것은 막 들어 올리려 하고 있고, 또 다른 둥근 연못이 내 뒤에도 있다. 그러나 그때 나는 내 앞에도 이런 연못들이 있다는 것을 알아차리고 있어. 그곳은 내가 첫 번째 비행에서 떨어질지도 모르는 연못들의 연속이다.

안내자 : 그래서 당신은 다른 연못에 떨어지는 것이 두려워 비행을 하는 것을 약간 머뭇거리나?

내담자 : 예, 그리고 아마도 다음 연못에 쳐박히는 조각상의 존재가 될지도 모른다.

안내자 : 그것은 굉장한 이미지이다. 어떤 느낌인가?

내담자 : 나는 팔을 들고 흔들며 "계속해, 너는 할 수 있어. 해봐."라고 말하며 개입하고 싶다. 그리고 그때 그 조각상이 돌로 되어 있다는 것을 안다. 그것은 살아있는 날개를 가지고 있다. 그러나 아주 무

거운 돌로 조각된 몸을 가지고 있다. 그래서 나는 그것이 쉽사리 나타나지 않을 것이라는 것을 안다. 그것은 좀더 격려를 받을 필요가 있다.

안내자 : 지금 당신은 돌로 된 그 조각이 되어 보겠나? *(하위성격 탐색을 위해서 최초의 동일시를 장려하기)*

내담자 : (돌 조각이 되어) 글쎄, 이 날개들은 날개 짓을 하지 않는다. 그 날개들은 정말 멋지지만 만약 내가 단지 살과 피로된 몸을 가졌다면 더 좋을지도 모른다. 그러지만 돌로 된 몸에 그것은 적당하지 않다.

안내자 : 돌로 된 몸은 어떤가?

내담자 : 글쎄, 그것은 꽤 안전하고, 확고하고, 단단하고, 튼튼한 느낌이지만 중력에 억눌릴 거다. 그것은 지구와 진정으로 연결되지 않은 채 그곳에 쳐박히게 될거야.

안내자 : 그냥 물에 흘러갈 것 같지는 않는가?

내담자 : 그것은 닻을 가진 것 같다. 나는 이 날개들이 어디서 왔는지 모르겠다.

안내자 : 그것들도 돌로 되어 있는가?

내담자 : 아니, 그들은 깃털이다. 그리고 그것들은... 나는 그들이 원하는 것을 알고 있다. 그들은 이카루스처럼 떠오르고 또 올라 태양까지 올라가고자 원해. 그리고 우리는 그것으로부터 온 것이 무엇인지 모두 알고 있다.

안내자 : 왜 당신은 당신의 받침대를 뽑았지? 당신은 연못쪽으로 옮겨졌다.

내담자 : 그때는 날개가 자라던 때였다. 그리고 지금까지 나는 마비상태가 되었다. 나는 기억이 흐릿했고 물이 나를 관통하고 있다고 생각

했다. 진짜 샘물은 공기 위로 물을 뿜어내고 그리고 아래로 떨어졌다. 난 그것을 막연하게 기억한다. 그러나 마비된 상황은 오랫동안 계속되었다. 그리고 나는 단지 그곳에 쳐박히게 있었고 물을 만들 수는 없었다. 나는 물을 내 자신에게 되돌릴 수도 없었다.

안내자 : 당신이 거기 쳐박혀 있을 때 어떤 느낌이었는가?

내담자 : 정말 무기력하고, 그러나 안전하고 동경받는 느낌. 당신도 알지요. 왜냐하면 나는 한 포즈만 취할 수 있었기 때문이야. 기본적으로 정말 무기력하고 갑갑한, 제약된, 갇힌 느낌. 그리고 당신도 보듯이 그 날개들도 이미 그래요. 나는 그곳에서 쓰러졌다가 일어나고자 하지 않았지요. 다음은 내가 여기에 이 날개들이 있다는 것을 알고...

안내자 : 그 날개들이 당신을 연못 가장자리로 데려다 주었나?

내담자 : 예, 여기 연못의 가장자리에. 모든 것이 너무 흥미롭다.

안내자 : 그곳에서 날개들과 대화한 내용이 어떤 가치가 있니? 그들에 대해 당신이 어떻게 느꼈는지 말해 보세요. *(하위성격들 사이에 대화하기)*

내담자 : 재미있다. 두 가지 종류가 있다. 나는 나의 반쪽 날개만을 가지고 더 멀리 갈 수 있는 특별난 몸을 가지고 있다. 이건 나의 하위성격이고 또한 날개에 대해 여러 가지 생각을 가지고 있다.

안내자 : 돌로 된 몸으로서 어떤가? 아마도 그 날개들이 돌로 된 이 몸 속에 붙어 있을 때 가치 있어질 것이고 만약 원한다면, 그렇게 내버려 두시오. 또는 그것은 복합적인 느낌을 가질지도 모른다.

내담자 : 글쎄, 나는 당신(날개에게)에 대해 확신할 수가 없어. 나는 당신을 확실하게 볼 수 없어. 난 당신을 떼어내서 보고 싶지만 당신을

떼어 낼 수가 없어. 나는 당신에게 어떤 요구할 수 없을 것 같고, 또는 아마 내가 무엇을 요구할지 몰랐어. 그리고 지금 여기서 갑자기 당신이 여기 내 몸에 있고 내게 다가오고, 나의 일부이고 그러나, 내가 당신이 정말 어떤 모습인지 볼 수 없어. 나는 당신을 느낄 수 있지만 단지 내 몸의 일부만이다. 나는 당신이 가진 당신 자신의 마음을 느끼는 것 같다. 당신은 내게 비밀로 여기지 않는 몇 가지 계획을 갖고 있고 나는 그 느낌이 싫다.

안내자 : 그들(날개)이 좀 당신의 유기적인 부분은 아니고 일부는 당신과 다르다고 느끼고 있다.

내담자 : 글쎄, 나는 그들이 나에게 함께 붙어 있다는 것을 알아. 어느 정도까지 내가 그들을 자라게 했다. 나는 어떻게 내가 돌로 된 몸과 원래 떨어진 꽂혀 있지도 않은 날개를 자라게 했는지 모르겠다. 어떻게해서든 나는 날개들을 키웠다. 그리고 그들이 아마도 나의 전체, 나의 나머지 모든 부분을 변화시켰고 돌로 살아가는 것을 멈추도록 만들었다.

안내자 : 그리고 당신은 돌로 살아가기를 멈추는 과정에 있을 때, 그 가능성을 알 때, 돌로 살아가는 것을 멈출 때, 그리고 당신이 변화할 수 있을 때, 날개를 가지고 살아갈 수 있을 때 어떤 느낌인가?

내담자 : 그건 정말 감격, 감동이었고 놀라게 한다.

안내자 : 당신은 그 감정들과 잠시 동안 함께 머물 수 있는가 ? 그 감정들을 그곳에 있도록 해보세요; 당신 자신이 그 감정들을 경험하게 해보세요. 두려움과 희망. 만약 당신이 두려움과 희망을 말할 수 있다면...? *(경험에 머물기)*

내담자 : 나는 정말 그러고 싶다. 나는 내가 정말 아름다워질거라고 생각한다.

안내자 : 당신은 정말 살아나고 싶은가?

내담자 : 나는 나의 모든 부분이 날개처럼 살아나도록 하고 싶다. 그건 그냥 사는 것이 아니야. 그건 총명하고 빛나게 사는거다. 그러나 내가 그것을 볼 때, 나는 내 자신이 나타나는 것을 본. 어떻게 해서든 그 돌이 녹지 않아야 한다. 그것이 내가 처음에 생각한 것이다. 오히려 날개들은 돌의 바깥에서 그 돌의 본질적 삶을 당기는 힘이야. 그때 그곳에 나를 붙잡는 것은 없을거야. 그때 그들이 일어나 날아 오를거야.

안내자 : 그리고 두려움? 그 두려움은 뭐라고 하는가?

내담자 : 두려움이 말하기를.....

안내자 : 이카루스?

내담자 : 두려움이 그건 아니라고 말했다. 어쨌든 그건 더 이상 아니라고. 왜냐하면 나는 만약 내가 모든 것이 날개 같은 물질이 된다면 그때 전혀 위험하지 않다는 것을 알기 때문이야. 그때 나는 날 수 있고 그 현상들에 다가갈 수 있고 위험 없이 그들 사이로 움직일 수 있다. 그렇지만 그건 인간이 아닐거다. 그렇다. 나는 지금 인간이 아니다. 나는 돌이야. 그리고 어쨌든 그곳에 무언가 잃어버린 것이 있다.

안내자 : 그곳에서 날개가 돌 같은 당신에게 준 것이 있다. 그것은 진동하는 느낌, 생동감과 자유로움. 잠시 그 날개가 되어 보겠는가? 그리고 돌로 된 몸에게 당신이 어떻게 말할 수 있는지 보자? 왜 당신이 그 몸에서 날개가 자라도록 선택하였는가?

내담자 : 좋아.(날개가 되어) 우리는 항상 이곳에 있었어. 우리는 항상 있었어. 우리는 기다리고 펼쳐질 기회를 기다리고 돌 안에 사로잡혀 있었어. 당신은 돌이 아니야. 당신은 돌에 갇혀있는 거지. 그

리고 우리는 기다려야만 했어. 우리는 천천히 비에 의해 돌이 침식될 때까지 참을성 있게 기다려야 했고 그 요소들은 우리가 극복할 수 있는 곳에서 그 돌을 그 지점으로 보냈어. 당신이 옳았어. 우리는, 지금 우리가 목적과 계획을 가지고 있고 그것들이 돌에게 자유로운 삶의 모든 요소를 가져다 준다.

그래서 당신(돌)은 정말 대단해. 당신은 어떤 타이밍에 꼭 필요한 보호막이고 그때 당신의 유용함이 더 크게 성장하지만 우리는 여전히 갇혀있어. 지금 우리를 자유롭게 풀어줄 시간이야.

안내자 : 만약 자유롭게 된다면 당신은 인간이 될 것인가?

내담자 : 아니. 그 이미지는 바뀌어서 지금 내가 가지고 있는 독수리로 변하여 발톱이 있고 사납게 밀어내고, 뒤로 돌의 바깥으로 나가기 위해 자신을 밀어내고 있다.

안내자 : 좋아. 그 이미지에 머물러. 그 돌이 여전히 어떤 역할을 가지고 있어. 당신에게 여전히 어떤 것을 해줄 역할을 가지고 있다고 느끼는 것 같다. *(내담자는 두개의 하위성격의 특성이 필요하다)*

내담자 : 그 돌은 화가 나 있다.

안내자 : 그 돌이 되어 그것을 표현해 보자.

내담자 : 폐물이 무슨 의미가 있는가? 당신이 누구라고 생각하는가?

안내자 : 당신이 그 돌이라면 무엇을 해주어야 하지?

내담자 : (돌이 되어) 그건 내가 받은 고마움들이다. 나는 오랫동안 이 독수리를 밀어왔어, 내가 가진 모든 것과 함께 그를 보호하기 위한 모든 것, 움직임, 내 활동을 에워싸고 그를 보호하기 위한 내 전체 삶을 헌신했어. 그리고 내가 지금 어떤 감사하는 마음을 가졌지? 난 그저 버려질거야. 나의 더 이상 필요가 없어. 오랫동안. 또 봐... 나는 아주 좋은 일을 했어. 나는 내가 해야만 하는 일을

한거야. 나는 꼭 필요한 일을 한거야.

〔다음 부분에서 안내자는 내담자가 모든 부분의 가치를 인식하고 찾는 것을 도와주어야 한다-독수리 그리고 연못-그리고 돌 조각상을 거부하는 독수리와 연못과의 상호작용〕

안내자 : 당신은 지금 그 독수리에게 무엇을 해야 하지, 이 떠오르는 새로운 삶?

내담자 : 나도 모른다. 나는 그가 나를 통해 어떤 것도 원하거나 필요로 하지 않는다고 생각해.

안내자 : 그래서 당신은 정말 쓸모없나?

내담자 : 글쎄, 나는 내가 돌이라는 것을 의미해, 나는 연못의 가장자리에 있어. 나의 뒷부분은 깨어져 열려 있고 그는 독수리이고 그는 날 것이며 그가 하고자 하는 것을 할거다.

안내자 : 그리고 무엇이 남겨지지?

내담자 : 내 생각엔, 그가 말한 것처럼, 단지 폐물로만 남겠지.

안내자 : 폐물로 남는 그 일이 일어나도록 잠시만 상상해 보자. 그것이 실재로 일어나도록 하지는 말고 그냥 상상으로만 해봐. 그러면서 당신이 경험한 것을 그냥 보자. 당신은 돌로서, 폐물로서 자신을 어떻게 경험하지? 그 경험은 어떻지?

내담자 : 나는 버려진 느낌이다. 쓸모없다. 나는 감사하다거나 가치있다고 생각되지 않는다. 만약 누군가 나의 뒷부분을 고쳐주러 왔다 해도-내게 고쳐진다 해도 다시 오래된 조각상일 뿐이다. 나는 조각상이 되고 싶지 않다.

안내자 : 당신(조각상이 된 내담자에게)은 무엇이 되고 싶은가?

내담자 : 나는 사람이 되고 싶다.

안내자 : 당신은 독수리 없이 사람이 될 수 있는가?

내담자 : 아니.

안내자 : 당신은 그 독수리가 사람이 되는 것을 원하는가?

내담자 : 그는 원하지 않는다. 독수리가 사람이 되기 위해 그에게 무엇이 필요한지? 그는 독수리다.

안내자 : 독수리에게 말해봐. 당신이 그에게 원하는 것을 말해봐, 당신과 함께 사람이 되고 싶은지, 당신은 그가 필요한지. 얼마나 당신이 그를 필요로 하는지 그 독수리가 알도록 해보자. *(하위성격들 사이의 대화)*

내담자 : 나는 독수리가 어떻게 사람이 되는지 알지 못할 것 같다.

안내자 : 어쨌든 당신이 독수리가 이해하지 못할 것이라 생각해도 그에게 말할 수 있지 않는가? 그를 밖으로 불러내 그의 주의를 끌기 위해 필요한 어떤 것이나 그의 발을 잡는 것. 그는 당신(돌조각)으로부터 자신을 진정 자유롭게 하지 못했다는 것 등. 단지 그가 했던 것들을 상상하는 거다. *(느낌의 강도를 이용)*

내담자 : 글쎄, 당신은 왜 나를 버리고 빨리 떠나 자유로워지지 않았지? 나는 추운 곳에 남겨지기 싫고 죽음과 공허함이 싫어. 나는 살아나고 싶다. 나는 움직이길 원해. 나는 움직일 수 있기를 원해.

안내자 : 나를 떠나지 마!(돌조각이 되어)

내담자 : 나는 왜 당신이 가고 싶어하는지 알 수 있어. 그렇지만 나는 당신을 위해 많은 것을 해왔어. 나는 오랫동안 당신을 보호했고, 그 일을 위해 많은 것을 포기했어. 만약 당신을 위해 그 일을 하지 않았다면 나는 사람이 될 수 있었을 거야.

안내자 : 그 독수리는 이것에 어떻게 응답했지?

내담자 : 나도 몰라. 그렇지만 나는 미쳐가고 있어. 독수리가 데리고 가려고 생각했던건 누구지? 당신은 알아?

안내자 : 당신의 화의 속내는 무엇이지? 당신이 알고 있는 진실은 무엇이지? *(강한 느낌은 가치 있는 전망을 가져옴)*

내담자 : (독수리가 되어) 그건 내가 가치 있는 일이라는 것. 내가 항상 이랬던건 아니야.

안내자 : 그리고 당신은 여전히 가치있는 건가?

내담자 : 예, 만약 내가 반쪽의 기회만 얻었어도 나는 했을거야. 나는 그 주변을 움직이는 것 같은 노래와 그런 모든 물질들을 기억할 수 있어.

안내자 : 이 시점에서 다른 부분의 관점으로 변화하는 것이 도움이 될 것 같은 느낌이 있나? *(선택을 제공하기)*

내담자 : 음.

안내자 : 나는 당신이 연못이 되어 보라고 제안하고 싶어.

내담자 : 재미있다. 나는 절망의 덩어리 같은 것 속으로 가라앉고 있어.(한숨)

안내자 : 그건 괜찮아.

내담자 : 좋다. 내가 연못이 될게. 나의 초기 생각과 달리 "나(me)"의 모든 것을 받아들이고 있다. 재미있겠다.

안내자 : 그 큰 돌?

내담자 : 음.(긴 정지)

연못으로서 나는 잘 모르겠어; 그저 나는 강기슭에서 진행되고 있는 이 드라마를 보고 있어.

안내자 : 당신(연못)의 강둑에서? *(연못에 대해 의식적 동일시를 장려하기)*

내담자 : 응. 내 가운데 있는 텅 빈 받침대. 그리고 그 곳에서 독수리가 조

각상으로부터 자유를 원하는 것처럼 보인다.

안내자 : 만약 그 독수리가 그랬다면, 그가 급히 날아가 버렸다면, 당신은 어디로 떠나고 싶지?

내담자 : 내 생각에 나는 뭐든 괜찮을 거야. 나는 그것이 무엇이든 그냥 반영할거야. 그리고 그는 나에게 날아와 가끔 받침대 위에 앉을 거야. 아마도 내 안에 무언가 떨어뜨리겠지. 내가 좋지 않다고 느끼는 것은 내 주변의 깨어져버린 조각상들이야. 나는 나의 남은 날들을 반영해야만 한다는 것이 싫다.

안내자 : 그래서 그것은 깨어진 조각상들과 함께 떠나게 될까?

내담자 : 예, 그리고 그때 아무도 나에게 오지 않을 거야. 그들은 다른 연못으로 갈거야. 우리 전체를 연결하는 사슬이 있어.

안내자 : 당신(연못)은 지금 아주 두려워하는 비참한 돌 조각상에게 말하고 싶은 것이 있는가?

내담자 : 보자, 내(연못)가 나 자신을 봤을 때 나 또한 붙잡힌 사람이야. 내 말뜻은, 우리가 모두 이 형식적인 배치, 장식적인 것 안에 있고 나는 단지 물이고 특히 이 시멘트 웅덩이에 묶이고 싶지 않아. 나는 즐기고 싶어...나는 내가 분수였을 때, 그것이 그렇게 싫지 않았어.

안내자 : 그렇지만 당신은 최근 작동하지 않았지요 ?

내담자 : 음, 나는 오랫동안 작동하지 않았다. 나는 여기서 벗어서 그냥 뚝뚝 떨어져 흘러내리고 싶다. 그리고 다른 시내 어딘가에 합류하고 싶다. 그때 나는 이 깨어진 조각상에 무슨 일이 있던지 신경쓰지 않게 될 거다.

안내자 : 그리고 그곳은 빈 연못이 되는 건가 ?

내담자 : 예, 중앙의 빈 받침대와 이 깨어진 조각상. 그건 전혀 상관없다.

안내자 : 당신은 그 불쌍한 조각상에게 별로 도움이 되지 않는군요.

내담자 : 글쎄, 나는 당신(안내자)에게 진실을 말하기 위해 조각상을 보는 것에 질린 것 같다.

안내자 : 그것이 어떤 보충할만한 특성을 가지고 있나?

내담자 : 그 분수가 작동할 때는 괜찮았어. 그건 자기 임무를 잘 수행했었어-충분히. 게다가 자세를 취한 그것은 정말 부자연스러워 보였어. 나는 그러고 싶지 않았어. 나는 그런 자세를 취하고 싶지 않았어. 나는 내 자신을 괴롭혔어. 포즈를 취하는 것에 질렸어. 나는 정말 그런 포즈들을 취하고 싶지 않다. 나는 형태가 없는 존재가 더 좋다. 나는 그곳에 꽂혀 있는 독수리에게 정말 미안하다. 만약 그에게 자유롭게 날아갈 힘이 있다면 그에게 더 큰 힘을 주고 싶다.

안내자 : 재미있군. 깨어진 조각상의 독수리가 날아갈 때, 그 조각상도 더 이상 포즈를 취하지 않아도 된다는 뜻이군요; 그건 아무래도 붕괴될거다.

내담자 : 글쎄, 그것의 뒷부분은 모두 깨어졌다. 그래서 사실 앞부분도 잡아맨 상태야. 그건 당신이 보는 것처럼 날개를 통해 나타난다. 그래서 앞부분이 아직도 고정되어 있는 거다. 내 말은 우리가 그것을 건들건들 흔들어 연못에 빠뜨려 그것이 부서지도록 할 수 있었다는 거다.

안내자 : 그 조각상, 바위, 돌에게 잠시 할 말이 있다. 그리고 그냥 당신, 즉 그 돌이 여전히 아주 가치있는 것을 해줄 수 있다는 것을 말하고 싶다. 그리고 그것이 밝혀지는 것을 돕기로 결정했어. 당신이 제공해야 할 인간성을 가져야 하는, 사람이 되어야 하는, 인간이 되는, 전체가 되어야 하는 어떤 것이 있다. 그리고 그 새는 날아

올라 그곳을 떠나고 싶어한다. 그리고 아직 어쩐지 그곳에 여전히 무언가 남아있다. 그곳을 떠나는 것을 거절하는 어떤 것이 있다. 당신이 떠나기를 거절하고 그 요구에 응해야 할 어떤 것이 있다. *(조각상에 의해서 거부된 하위성격들의 가치를 직접적으로 긍정하기)*

내담자 : 나는 자신감을 얻었음을 높이 평가한다. 모르겠어, 아마도 이건 나에게 너무 늦었어. 내 말은 내가 사람이었다는 거다. 나는 어린 아이였을 그때에 사람이라는 걸 알았을 때, 그리고 나는 그것에 대해 생각하고 그건 아주 오래되었....

안내자 : 당신이 조각상이 되었다는 걸.

내담자 : 음, 나는 조각상이 되었어야만 했어. 나는 그 새를 보호해야만 했어. 그건 꽤 오랫동안 지속되었어. 나 또한 오랫동안 조각상으로 지냈지.

안내자 : 그렇지만 당신은 더 이상 그 새를 보호할 필요가 없다.

내담자 : 나(조각상이 되어)는 어떻게 움직여야 하는지 모르겠다. 움직일 수가 없다. 나는 전체가 딱딱해졌다.

안내자 : 그래서 당신은 사람이었고 그때 그 새를 보호하기 위해 조각상이 되었던 건가? *(하위성격의 가치를 인정하기)*

내담자 : 예, 당신이 보았을 때 나는 아이였고 그때 내 손에 그 새를 가지고 있었고...

안내자 : 당신이 아이였을 때에도 딱딱한 상태였나?

내담자 : 아니.

안내자 : 그때는 어땠는데?

내담자 : 아니야. 난 단지 어린아이였어. 나는 훌륭했지. 자연스럽고 잘 웃었지요.

안내자 : 그런 모든 성격에 무슨 일이 일어났던 거지?

내담자 : 글쎄, 그 모든 것이 오그라들었고....

안내자 : 그들은 지금 어디 있는가 ?

내담자 : 나도 모른다.

안내자 : 그들은 돌 속 어딘가에 있는가? *(하위성격 속에 숨어있는 특성들 찾아내기)*

내담자 : 그들은 내가 동경하는 곳에 있다. 내 생각엔. 나는 그들을 기억한다.

안내자 : 그 동경은 어디 있는가? 당신의 돌로 된 몸 속 어느 곳에서 그 동경을 경험했는가?

내담자 : 내 생각에 그건 여기, 내 목에 있다 봐, 나는 말할 수 없다.

안내자 : 만약 당신이 말할 수 있다면, 그것은 다르게 만들 수 있는가?

내담자 : 오, 그것은 아주 크게 달라졌다.

안내자 : 그리고 무엇이 널 말하지 못하게 방해하지? *(질문 #3: 장애요인이 무엇인가?)*

내담자 : 글쎄, 당신이 보는, 만약 내가 말한다면 나는 새를 놓아 보내는 걸거다.

안내자 : 그 새는 지금 자유다. 아마도 이제 말하는 것도 안전할거다. 만약 당신이 지금 말한다면 무슨 말을 하고 싶은가?

내담자 : 지금 나는 돌이다. 내가 무슨 말을 할까?

안내자 : 당신이 지금 말할 수 있다면, 당신은 무슨 말이 하고 싶을까? *("만약에 (as if)"를 사용하여 물음으로서 장애를 탐색하기)*

내담자 : 나도 여기에 있어.

안내자 : 당신은 무엇이지? 당신은 누구야?

내담자 : 나는 처음부터 쭉 여기 있었어. 나는 그냥 살고 싶어.(한숨)

안내자 : 그래서 그 돌은 완전히 죽든 돌이 아니다. 그 속에 여전히 열망이 남아있어...여전히 거기 있어...

내담자 : 아니, 그건 동화 같은 거야. 내가 돌이 되었고 그 마법을 풀어줄 누군가가 필요하다. 나는 왕자가 오기를 기다리고 있다.

안내자 : 그리고 왕자는 누구지?

내담자 : 그리고 그때 나는 여자로 변할 거다.

안내자 : 그 독수리가 그것을 할 수 있는가?

내담자 : 그 독수리가 할 수 있어야만 할 것 같은 느낌이다.

안내자 : 독수리가 당신을 어떻게 마법에서 풀리게 하는가? 그 과정을 뒤집기 위하여?

내담자 : 그는 독수리로서 그럴 수 없어. 왕자로서 할 수 있지.

안내자 : 그리고 왕자가 되기 위해 무엇이 필요하지?

내담자 : 그는 나와 사랑에 빠져야 한다. *(사랑과 수용을 통해서 치료에 도달하기)*

안내자 : 어떻게 그럴 수 있지? 어떻게 그가 당신과 사랑에 빠질 수 있는가?

내담자 : 나는 그를 부르고 있다. 그리고 그는 반쪽이 난 자유이고 나를 지나쳐 하늘을 곧장 날고 있다. 날고 또 날고. 그리고 내가 말하기를, "기다려, 기다려요. 날 떠나지 마." 그리고 그는 주위를 두리번거려. 그리고 그는 내가 얼마나 사랑스러운지 본다. 그리고 그는 나와 사랑에 빠져 내려오기 시작한다. 그리고 그는 왕자로 변하여 떨어진다. 그리고 그는 땅에 착륙해서 꽤 오랜 길을 걸어야 한다. 그리고 나를 발견한다.

안내자 : 그를 계속 불러봐...

내담자 : (매우 긴 정지) 그가 나를 찾았다. 그 분수도 다시 작동한다. *(통*

합을 시작하기〕

안내자 : 어떻게 당신은 분수로 변했지?

내담자 : 글쎄, 당신이 인간이라면 그건 쉬운 일이야. 그냥 어디서 그것이 변하는지 찾아보자. 받침대를 통해 그것이 생길 때. 그렇지만 여전히 그건 멋져.

안내자 : 당신은 아직도 돌인가?

내담자 : 아니, 나는 젊은 여자로 바뀌었어. 그리고 내 등 부분들이 모두 함께 연결되었지만 똑바로 되지는 않았어. 그래도 좋아. *〔변형〕*

안내자 : 당신의 왕자가 당신을 사랑하는가?

내담자 : 그게 내가 누구인지 기억하는 것을 돕는 것이다.

안내자 : 그리고 당신이 무슨 일을 겪었는지를 기억하는 것.

내담자 : 음. 우리는 지금 이곳을 떠날 거다. 그는 표현할 언어를 가졌다.

안내자 : 그에게 인간이-왕자-되어 당신과 함께 하는 것에 만족하냐고 물어보자. 그것이 그의 선택인지. *〔의지를 장려하기〕*

내담자 : (긴 정적) 그는 항상 긴 비행을 할 것이지만 내가 없이 독수리가 되고 싶지는 않다고 말했다. 그리고 언젠가 우리는 함께 날 것이라고.〔초월성〕그리고 지금 우리는 그의 왕국을 달리고 있다. 그들은 그를 거기서 오래 오래 동안 기다리고 있었다. 그가 어린아이를 데리고 왔다. 그는 납치를 하였다.

안내자 : 그는 당신의 관심, 유지, 보호 속으로 들어 왔는가 ?

내담자 : 음. 그가 돌아왔기 때문에 많은 축하가 있을 거다. 오래된 왕인 그의 아버지는 돌아가셨어. 왕자가 왕위를 물려받을 수 있게 될 것이고 곧 신부도 맞이하게 될거다. 그때 우리는 왕과 왕후가 되겠지. 나는 내가 왕후가 될 준비가 되었는지 모르겠다. 나는 어떤 것도 많이 연습하지 못했다.

안내자 : 그는 시작할 준비가 되었나 ?

내담자 : 그도 두려운 건 마찬가지다.

안내자 : 한 발짝 물러나서 시간을 가져보자. 그리고 왕국에서 왕과 왕후, 왕자와 공주 둘 다를 포함하는 자각을 가지도록 해 보자. 그들 각각에게 이야기 해 보자. *(비동일시를 장려하고 "나"에 대한 자각 돕기)*

내담자 : 내가 나무가 되었을 때, 오래된 존경할만한 나무가 되었을 때와 그때 내가 그들을 보고 있고, 그들은 왕국이 있는 골짜기의 길을 따라 빠른 걸음으로 걷고 있었다. 그리고 나는 그들을 태워달라고 말에게 말하고 싶었다. 나는 내가 말하고 싶은 것이 무엇인지 잘 모른다. 그들이 알아야만 하는 것, 그들이 이 일과 역할을 맡는 것, 그들은 혼자가 아니라는 것, 그들이 실제적인 방법이 따라 지원받고 옮겨지고 움직이는 것에 대해 잘 모른다. 그 왕국은 비옥하고 부유하고 영양이 충분해: 동물들과 곡식들.

안내자 : 그것은 왕이나 왕후가 되는 것을 어려운 일일 수 있다. 책임감. 그것은 정말 얻기 힘들고 당신이 원망 받을 수 있어. 그것에 대해 더 이야기해 보자.

내담자 : 이건 분명한 그들의 운명이지만 그것이 그들이 삶과 자신들을 즐길 수 없다는 뜻이 아니야. 그들은 아주 정돈되고 평화롭고 부유한 왕국으로 가고 있다. 그들이 도착할 때 그들은 커다란 기쁨을 누리게 될 거다. 그 왕국 내에 유일한 큰 슬픔은 왕의 죽음과 늙은 왕비가 여전히 있을 것이라는 것, 그리고 그녀가 안내해줄 것이라는 것이다. 그리고 그들은 그 왕국에 대해 더 큰 행복을 가져다 줄 수 있고 축제를 열고 춤추고 노래할 거다. 이 모든 것이 진지할 필요는 없어. 그것은 그들의 역할 중 중요한 부분이다. 그들

은 창조적인 의식과 축제, 때때로 공동체의 모임을 해야 할거다. *(재미와 책임감 사이를 통합하는 열쇠)*

안내자 : 그래서 왕국 내에서 그들의 역할과 목적이 뭐야? *(통합의 목적을 명료화하기)*

내담자 : 촛점을 맞추기 위해, 거기 있는 모든 사람들의 표정에서, 평화와 부유함, 유복, 공평함과 지혜를 나타내기 위해서. 안정. 그리고 또한 즐거움과 환희를 촉진시키기 위하여.

안내자 : 그것이 당신 자신의 감각 속에서 작용하는 느낌이 어떤지 보기 위해 잠시 시간을 가져보자. 그리고 말해보자. "나는 즐거움의 촉진제야." 또는 다른 어떤 말이어도 괜찮아. *(초개인적 특성을 긍정하기)*

내담자 : 내 존재 속에서 나는 안정과 질서를 나타낸다. 나는 조직화된 원리이다. 그리고 나는 지혜와 공정성과 함께 나의 주체를 지배한다. 관대함도 함께. 그리고 나는 또한 즐거움의 촉진제이다. 나는 화합을 격려한다. 그리고 이 시점에서 나는 혼자가 아니라는 것을 알고 있다. 나는 땅 위에 서있고 그 땅은 나에게 제공하고 그건 우리 모두를 위해서이다. 그리고 그곳에 엄청난 풍요로움이 있다. 내가 자신 속으로 이것을 가져오기 위해 할 필요가 있는 것들은 내 마음 속에 왕자와 공주, 그 왕국 전체를 가져오기 위한 것이다. *(자질과 통합을 소유하기)*

그들이 그들의 결혼식 후 궁전의 발코니에 서있고 모든 사람들은 아래에서 꽃가루를 뿌리며 소리치고 있어.

(긴 정지)그건 작업의 중요한 부분이라는 느낌이 들어. 나는 그것을 어떻게 옮겨야 할지 잘 모르겠어.

안내자 : 아마도 우리가 이전에 대해 이야기했던 이 주제들을 그냥 보자.

그냥 그것들을 보고 당신은 어떤 다른 점을 볼 수도 있다. 그리고 만약 그렇지 않다면 그건 좋다. 왜냐하면 그건 아직 다루어지지 않았으니까.

내담자와 안내자는 지금 환상의 빛에서 다양한 주제를 봄으로서 이 회기의 하강하기를 가르쳤다. 이 회기에서 시작된 책임감과 휴식사이의 갈등은 왕국에서 축하와 즐거움의 촉진제로서 행동, 질서, 안정을 포함한 책임감을 지닌 왕과 왕비의 통합 내에 녹아들 것이다.

용어해설

이 책에서 사용되었고 그리고 정신통합의 실천에서 사용되는 용어들이 정신통합 심리학의 맥락에 따라 정의되어 정신통합심리학에서 보편적으로 사용된다. 다른 심리학에서 보편적으로 사용되는 정신통합 용어들일지라도 만약 그것이 어떤 특별한 정신통합의 의미가 없다면 여기에 포함시키지 않았다.

추상화(abstraction) : 내담자의 회기과정에 나타내는 자료에 대해 안내자가 설정하는 가설 작업. 내담자의 회기과정을 이해하기 위해서 사용되는 모델과 사고개념.

정렬(alignment) : 개인의 의지/선택 그리고 초개인적 의지 사이의 일치와 조화성.

애착(attachmentaa) : 대상, 역할, 정체감, 또는 환경 등 개인에 관한 본질적 존재의 외부적인 것들을 지각하여 습득한 것들을 유지하려는 욕망.

자각(awareness) : 의식의 가장 기본적 경험. 그러나 지각, 이해, 분석, 파악 등은 포함하지 않음. 자각은 감각 유입 없이도 가능함; 존재에 대한 파악.

균형(blance) : 자신의 각 부분이 그것들을 의식적으로 통제하는 존재가 없이도 잘 사용될 수 있도록 자신의 부분들을 상호 평등한 자각의 관계 속으로 가져오기.

인과적(causal) : 순수한 외적 상황에 의존하기보다는 가치에 기초를 둔 행동이나 태도를 의식적으로 선택하기.

중심(center) : 수레바퀴 상황 속에서 존재하는 균형과 힘의 중추; 특정 대상이나 사건 또는 성격 측면에서 비애착하거나 또는 비동일시 되는 존재에 대해 느끼는 개인 감정.

의자기법(chairwork) : 내담자가 타인, 또는 내담자의 한 쪽 측면 대화하기 위해 게슈탈트치료에서 빈 의자를 사용하는 기법.

선택(choice) : 태도 또는 행위의 의식적 또는 무의식적 선택; 의지(will)의 본질적 행위.

내담자(client) : 안내되는 사람. 동의어로는 환자(병든 사람) 또는 여행자(여행자는 평상적 의미로는 이해되지 않는 정신통합의 전문용어임).

내용(content) : 내담자의 회기과정에 기술된 언어내용 또는 자각 속에 포함된 특정 개념, 말, 상황, 감정, 이미지.

비동일시(disidentification) : 외적역할, 태도, 하위성격 또는 개인의 제한적 측면으로부터 '나(I)' 라고 느끼는 개인 감각을 제거하는 과정.

역동성(dynamics) : 체제 또는 과정 속에서 생기는 행동이나 변화의 세력들.

떠오르기(emerging) : 무의식에서 발현되어 나오기.

정서적 동일시(emotionally identified) : 주로 감정의 측면에서 자기 자신을 주로 느끼고 지각하기.

환기(evoke) : 주의 깊은 질문, 제언 또는 비언어적 의사소통에 의해 개념, 통찰 및 선택을 이끌어 내기.

촉진(facilitate) : 내담자와 협동하여 내담자의 발달을 돕기.

기초하강(grounding): 회기과정에서 얻은 통찰선택들을 일상생활에 창조적이고 실천적으로 통합하기.

성장(growth) : 더 포괄적이고, 통합적이고, 효과적인 총체적 인간으로 발달하기.

안내자(guide) : 자기자신이 삶의 행로를 발견하고 여행하도록 타인을 돕는 넓은 의미의 상담자 또는 치료자.

백일몽안내(guided daydream) : 안내자에 의해 제공되고 진행되는 응집력 있고, 상상적인 내적 '이야기'.

환상안내(guided fantasy) : 백일몽안내.

심상안내(guided imagery) : 감정과 삶의 패턴을 탐색하기 위해서 상징과 상상적 상황을 사용하기. 시각적, 청각적, 촉각적, 운동감각적 심상이 포함됨.

안내하기(guiding) : 내담자의 자연스런 성장과 충분한 잠재력 증진시키기. 그리고 협동에 중심을 둔 상담하기.

높은 무의식(higher unconciousness) : 더 차원 높은 진화의 충동이 발생되는 무의식의 영역: 이타적 사랑과 의지, 인본주의적 행위, 예술적이고 과학적 영감, 철학적이고 정신(영)적 통찰 및 삶의 목적과 의미에 대한 추동. 초의식이라고도 불리움. Firman과 Gila(2000)에 의하면 "높은 무의식의 기능은 상처에 의해 위협받은 적이 있는 인간의 긍정적인 경험 영역이 후에 가서 교정되고 통합될 수 있도록 자각으로부터 보호하고 지키는 일이다."라고 함.

숙제(homework) : 회기 작업을 계속해서 발전시키고 이 작업을 일상생활에 적용하여 뿌리내리도록 돕기 위해서 회기들 사이의 일상생활에서 내담자가 하는 활동들.

나(I) : "인간존재의 가장 기본적이고 분명한 부분–다른 말로 하면 존재의 핵심. 이 핵심은 인간의 성격을 구성하는 것으로 다른 모든 요소들(신체감각, 감정, 사고 등)과 아주 다른 본성이다. 따라서 인간성격의 다른 모든 요소들을 지도하면서 통일해주는 센터이고 유기체적인 전체성으로 통일시키는 작용을 할 수 있다."(Ferrucci, 1982, p.61)

동일시(identification with) : 내가 누구인가에 대한 개인감정 속에 있는 경험 및 특성을 포함하는 행동이나 과정: 개인은 자기와 통일시 할 수 있다. 통일시는 이전에 부인했던 자기 부분을 재소유하고, 또는 더 큰 실재를 제거하는 자기규정을 가능케 한다.

정체성(identity) : 자아개념; 개인이 생각하고 느끼는 자기.

내적대화(inner dialogue) : 개인의 상상 속에 있는 여러 가지 상징들이나 상상적 인물들 사이의 대화.

내적 지혜(inner wisdom) : 깊은 지식으로서 초의식과 통합된 기능; 비록 이 지혜가 무의식적인 것일지라도 명상과 여러 기법을 통해 도달될 수 있음.

의도(intention) : 목적을 향해 움직이는 에너지가 있는 의지성. 한 회기내에서 특정 분야를 학습하고 성장하려는 동기화.

개입(intervention) : 언어적이고 비언어적 의사소통을 포함하는 방법으로 하는 내담자의 작업과정에 안내자가 반응하기.

직관(intuition) : 이성적 추리나 외적 경험이 없이 총체적이고 통합적인 진리를 파악하기. 직관적 지식은 우주원리와 조화로운 것으로서 초의식 속에서 발생한다.

앎(knowing) : 전통적 의미의 지식이외에 내적지혜나 직관과 유사한 형태로 나타나는 내적 확신을 언급함.

사랑(love) : 타인에게 가장 최고로 봉사하기를 원하고 이것을 높이 평가하는 비개인적이고 이타적인 감정.

낮은 무의식(lower unconciousness) : 생물학적 본능 및 추동이 생기는 영역 그리고 과거 상처난 경험과 성격의 "부정적 그림자" 측면을 억압적으로 저장하고 있는 장소인 무의식의 영역.

발현(menifest) : 지금까지 무의식적이고 잠재적이었던 패턴이 의식적이고 가시적인 외부 표현 속으로 나타나기.

명상(meditation) : 비교적 순수한 "나(I)"의 경험에 도달하려는 목적을 위해 자기(Self) 접촉하고 무의식적 패턴을 자각하면서 여러가지 형형로 조용하고 내적인 자각을 사용하기.

지적 동일시(mentally identification) : 주로 사고와 지적능력의 차원으로 기본적인 자기 자신을 지각하기.

지성(mind) : 정신통합 심리학에서는 주로 이성적 추리와 인지적 활동기능을 언급함.

모델(model) : 어떤 대상을 간접적으로 파악하는 심리적 개념임. 그러나 현실 자체를 오해하지 않는 어떤 개념을 나타내는데 유용한 지적 구성체.

다음 단계(next step) : 자연적 성장과정이 새롭고 더 큰 전체성을 향해 인도됨; 개인의 일상생활 속에 이 새로운 패턴을 의식적으로 선택하고 통합하는 것을 의미함.

패턴(pattern) : 상호관련된 에너지의 군집체. 성격차원에서는 행동, 감정, 사고, 직관 그리고/ 또는 신체적 상태를 발현하는 어떤 패턴.

절정경험(peak experience) : 강화된 지각, 고양된 황홀한 정서, 즐거운 특성을 가진 시간들, 그리고 모든 존재(Being)와 조화되고 통일되는 감정을 포함하기 위한 지적 수용성과 파악이 증가되는 경험들.

개인정신통합(personal psychosynthesis) : 자각 및 의지의 센터인 "나(I)"를 중심으로 성격 통합으로 인도되는 성장과정.

계획(plan) : 한 회기 내에서 안내자가 내담자의 자아를 펼치는 회기로 발달시키고 수정하는 적절한 방법 및 방향의 전체적 감각.

집중적 존재(presence): 안내자의 성격의 전체성, 의식 및 의지가 한 회기 내에서 내담자 자체와 내담자 과정에 집중되기.

과정(process) : 개인이나 집단의 여러 가지 심리적 에너지 및 생리적 에너지 사이에서 상호작용하고 변화하는 관계의 총체.

투사(projection): 개인이 자기 내적 특성이나 갈등을 외부의 사람이나 대상 그리고 사건들을 향해 귀인시키기.

심리적 앤트로피(psychological entropy) : 책임과 선택을 피하고, 수동적 집단의식 속에서 정체감을 잃으면서, 개인적 통합과 개인적 목적을 희생시키고 그 고통을 피하는 경향들.

정신통합(pschosynthesis) : 성격차원이나 개인차원 뿐 아니라 관계, 집단, 공동체, 전체적 인간성 차원에서의 응집, 전체성, 조화를 향한 인간 존재의 자연스런 성장과정.

목적(purpose) : 개인회기에서 무엇이 촉진되고 향상되어야 하는 것에 대한 감각; 내담자가 성장과정에서 회기를 하는 가장 깊은 수준의 이유.

자질(quality) : 보통은 초개인적 자질을 언급; 사랑, 힘, 명료성, 조화 같은 우주원리들을 반영하는 성격태도.

반동적(reactive) : 어떤 자극에 대해 의식적으로 선택된 반응과는 다르게 이와는 반대로 무의식적이고 자동적으로 일어나는 반응.

저항(resistance) : 어떤 것을 의식이나 또는 표현으로 가져오지 못하게 하는 반대 에너지; 이런 경향을 가진 행동도 포함.

책임감(responsibility) : 개인 삶의 여러 측면을 선택하는 자기능력을 의식적으로 인정하고 수용하기.

자기(Self) : 우리 인간 존재의 정신(영)적 원천; 초개인적 자기, 우주적 존재.

자기(self) : 개인적 자기 또는 성격을 지도하고 조화시키는 자각센터로서의 "나(I)"; 자기(Self)의 반영의 하나임.

자기-표현(self-expression) : 성격을 통한 자기(Self)표현(행정적 인자로 작용하는 "나(I)"와 함께).

자기-실현(self-realization) : 자기(Self)와의 본질적 관계를 각성하기, 그리고 개인 생활에서 그 관계를 표현하기.

봉사(service) : 삶의 성장과 확대에 기여하는 활동; 개인성장을 위한 봉사는 인본주의적 활동이나 가르치기, 치료, 치료적, 음악적 표현, 환경운동 등 같이 특정한 형태를 띰.

회기(session) : 안내자와 내담자(내담자는 개인, 부부, 가족, 또는 집단이 되기도 함)가 함께 집중 작업하는 시간.

정신(영)적(spiritual): 가치, 의미, 목적 그리고 우주원리/패턴/에너지의 통합과 관련된 인간경험의 영역에 해당함.

영적 정신통합(spiritual psychosynthesis) : 자기(Self)와 "나(I)"및 성격을 정렬하기. 낮은 무의식 및 높은 무식 속에 억압된 패턴의 통합 그리고 자기(Self)와의 직접적 접촉을 향해 열려지기를 포함한다.

하위성격(subpersonality) : "내적 그리고 외적 환경의 세력에 적응하여 조직되는 태도, 추동, 습관패턴, 논리적 요소들의 구조적 군집화" (Crampton, 1977). 이 구조적 군집은 중간 정도의 자율성을 가짐.

초의식(superconciousness) : 더 높은 무의식.

통합(synthesis) : 둘 또는 그 이상의 분리되고 갈등적 요소들이 더 큰 포괄적 전체 속으로 변형되기; 심리적 과정 속에 있는 신토로피(syntropy) 효과.

변형(transformation) : 높은 질서를 향해 본질이나 형태가 전체적으로 변화함.

초개인적(transpersonal) : 개인, 개인적 정체감 및 의미들을 넘어서고 초월하는 경험; 가치, 의미, 목적 그리고 우주원리와 통일 등을 포함; 정신(영)적과 동의어.

초개인적 자기(Transpersonal Self) : 개인적이고 우주 자기(Self)와 동의어적인 것이 통일 연결되는 정체감과 의지의 원천.

초개인적 의지(Transpersonal Will) : 자기(Self)의 의지-개인의 삶을 우주원리와 조화롭게 만드는 통일적이고 시너지적 힘.

초월(transcend) : 위를 향해 일어나기, 개인의식을 높이고 그리고 낮은 차원의 감정, 콤플렉스, 신념 및 개념의 통제를 넘어서는 선택.

여행자(traveler) : 성장과정에 의식적으로 참여하고 안내자에게 도움을 추구하는 사람; 넓은 의미에서 내담자 또는 환자.

성장의 두 측면(two dimentions of growth) : 두 가지 측면에서 일어나는 인간 성장의 개념; 개인적(수평적) 성장 그리고 초개인적(수직적) 성장 (Firman and Vargiu, 1977).

우주적 존재(Universal Being) : 본질적 실재의 전체성.

우주적 의지(Universal Will) : 우주 속의 모든 움직임과 관계 속에 표현된 본질적 의도성.

전망(vision) : 개인 삶 속에 발현되는 목적 및 방향의 이상적 이미지.

의지(will) : 선택되고 통합된 개인 삶의 모든 측면을 통해서 나타나는 "나(I)"의 기본적 심리기능; 개인의 행동과 운명을 주도하고 선택하는 능력.

참고문헌

다음의 도서목록들은 원전과 그리고 내 정신통합사상에 영향을 끼친 직접적인 참고문헌들이 포함되어 있다. 독자들에게 추수연구를 위해서 이 도서들을 추천한다. 별표로 표시된 것들은 정신통합 도서들이다.

Anderson, S.R., & Hopkins, P. (1991). *The feminine face of god.* New York: Bantam.

*Assagioli, R. (1967). *Jung and psychosynthesis.* New York: Psychosynthesis Research Foundation.

*Assagioli, R. (1974). *The act of will.* New York: Penguin.

*Assagioli, R. (1977). "Self realization and psychological disturbances." *Synthesis* 3–4, 148–171.

*Assagioli, R. (1987). *Psychosynthesis typology.* London: Institute of Psychosynthesis.

*Assagioli, R. (1991). *Transpersonal development.* London: Crucible/HarperCollins.

*Assagioli, R. (2000). *Psychosynthesis.* Amherst, MA: Synthesis Center Publishing.

Bateson, G. (1967). *Steps to an ecology of mind.* New York: Ballantine.

Berne, E. (1964). *Games people play.* New York: Grove Press.

Bohm, D. (1994). *Thought as a system.* New York: Routledge.

Boik, B.L., & Goodwin, E. A. (2000). *Sandplay therapy: A step-by-step manual for psychotherapists of diverse orientations.* New York: W.W. Norton & Company.

Bolles, F. (1978). *The three boxes of life.* Berkeley, CA: Ten Speed Press.

Bolles, R. (1981). *What color is your parachute?.* Berkeley, CA: Ten Speed Press.

Bradway, K. et al. (1990). *Sandplay studies: Origins, theory and practice*. Boston: Sigo Press.

Bridges, W. (1980). *Transitions: Making sense of life's changes*. Reading, MA: Addison-Wesley.

*Brown, M. Y. (1993a). *Growing whole: Self-realization on an endangered planet*. Mt. Shasta, CA: Psychosynthesis Press.

*Brown, M. Y. (1993b). *Growing whole: Exploring the wilderness within* (audio cassette or CD, & journal). Mt. Shasta, CA: Psychosynthesis Press.

Bugental, J. F.T. (1965). *The search for authenticity*. New York: Holt, Rinehart & Winston.

Bugental, J. F.T., Ed. (1967). *Challenges of humanistic psychology*. New York: McGraw-Hill.

Bugental, J. F.T. (1978). *Psychotherapy and process*. Reading, MA: Addison-Wesley.

*Caddy, E., & Platts, D. E. (1993). *Choosing to love*. Findhorn, Scotland: Findhorn Press.

Campbell, P. A., & McMahon, E.M. (1985). *Bio-spirituality: Focusing as a way to grow*. Chicago: Loyola Press.

*Carter-Harr, B. (1975). "Identity and personal freedom." *Synthesis* 2, pp 56–91.

Castaneda, C. (1968). *The teachings of Don Juan*. Berkeley: University of California Press.

Clinebell, H. (1996). *Ecotherapy: Healing ourselves, healing the earth*. Binghampton, NY: Haworth Press.

*Crampton, M. (1969). "The use of mental imagery in psychosynthesis". *Journal of Humanistic Psychology*, Fall.

*Crampton, M. (1977). *Psychosynthesis: Some key aspects of theory and practice*. Montreal: Canadian Institute of Psychosynthesis.

Deatherage, G. (1975). "The clinical use of 'mindfulness' meditation techniques in short-term psychotherapy". *Journal of Transpersonal Psychology*, 7, 133–140.

Deikman, A. J. (1982). *The observing self: Mysticism and psychotherapy*. Boston: Beacon Press.

deMille, R. (1976). *Put your mother on the ceiling: Children's imagination games*. New York: Penguin.

de Ropp, R. S. (1966). *The directed daydream*. New York: Psychosynthesis Research Foundation.

Edwards, N. (1980). *Drawing on the right side of the brain*. Los Angeles: Tarcher.

*Eichler, R. (1995). *Twelve songs of the soul*. Terra Alta, WV: Headline Books.
Emmons, M. (1978). *The inner source*. San Luis Obispo: Impact.
Elkins, D. (1979). Talk at conference of Association for Humanistic Psychology, Princeton, NJ.
Enckson, E. (1950). *Childhood and society*. New York: W. W. Norton & Company.
Fadiman, J., & Frager, R. (1976). *Personality and personal growth*. New York: Harper & Row.
Feild, R. (1979). *The invisible way*. San Francisco: Harper & Row.
Ferguson, M. (1980). *The aquanan conspiracy*. Los Angeles: Tarcher.
*Ferrucci, P. (1982). *What we may be*. Los Angeles: Tarcher.
*Ferrucci, P. (1990). *Inevitable grace*. Los Angeles: Tarcher.
*Firman, J., & Gila, A. (2000). *Psychosynthesis: A psychology of spirit*. New York: SUNY Press.
*Firman, J. and Vargiu, J. (1977). "Dimensions of growth". *Synthesis* 3–4, 59–120.
Fontana, D. (1992). *The meditator's handbook*. Rockport, MA: Element Books.
Frankl, V. (1970). *The will to meaning*. New York: New American Library.
Freed, R. (2003). *Women's lives, women's legacies*. Minneapolis: Fairview Press.
*Fugitt, E. (1983). *He hit me back first!* Rolling Hills Estates, CA: Jalmar Press.
Gendlin, E. (1978). *Focusing*. New York: Everest House.
Gibran, K. (1960). *The prophet*. New York: Alfred A. Knopf.
Gould, R. L. (1978). *Transformations*. New York: Simon and Schuster.
*Hardy, J. (1987). *A psychology with a soul: Psychosynthesis in Evolutionary Context*. New York: Routledge and Kegan Paul.
*Haronian, F. (1967). *Repression of the sublime*. Psychosynthesis Research Foundation.
*Haronian, F. (1975). "A psychosynthetic model of personality and its implications for. psychotherapy". *Journal of Humanistic Psychology*, 15, 25–51.
Hillman, J. (1975). *Re-visioning psychology*. New York: Harper & Row.
James, W. (1958). *The varieties of religious experience*. New York: New American Library.
Jourard, S. (1964). *The transparent self*. New York: Van Nostrand Reinhold.
Jung, C. G. (1933). *Psychological types*. New York: Harcourt, Brace & World.
Jung, C. G. (1939). "Conscious, unconscious, and individuation". *Collected works*, Vol. 9, Part 1. Princeton: Princeton University Press
Jung, C. G. (1950). Foreword in *The I ching*, R. Wilhelm Translation. Princeton: Princeton University Press.
Jung, C. G., & V. S. de Laszlo (Ed.). (1958). "Aion: contributions to the

symbolism of the self". *Psyche and symbol*, Garden City: Doubleday.
Jung, C. G. (Ed.). (1964). *Man and his symbols*. Garden City: Doubleday.
Jung, C. G. (1973). *Analytic psychology: Its theory and practice*. New York: Pantheon.
Keen, S. (1974). "The golden mean of Roberto Assagioli". *Psychology today*, December.
Kennett, J. Roshi, Radha, Swami, & Frager, R. (1975). "How to be a transpersonal teacher without becoming a guru". *Journal of Transpersonal Psychology*, 7(1), 48–65.
Kubler-Ross, E. (1974). *On death and dying*. New York: MacMillan.
Kubler-Ross, E. (1975). *Death—The final stage of growth*. Englewood Cliffs, NJ: Prentice Hall.
Leonard, G. (1968). *Education and ecstasy*. New York: Delacorte.
Leonard, G. (1978). *The silent pulse*. New York: E. P. Dutton.
Leuner, H. (1969). "Guided affective imagery (GAI)". *American Journal of Psychotherapy*, 23(1), 4–22.
Levine, S. (1979). *A gradual awakening*. Garden City: Anchor Press/ Doubleday.
Levinson, D. et al. (1979). *The seasons of a man's life*. New York: Ballantine.
Maslow, A. H. (1954). *Motivation and personality*. New York: Harper & Bros.
Maslow, A. H. (1968). *Toward a psychology of being*. (Second edition). New York: Van Nostrand.
Maslow, A. H. (1971). *The further reaches of human nature*. New York: Viking.
Macy, J., & Brown, M. (1998). *Coming back to life: Practices to reconnect our lives, our world*. Gabriola Island, BC: New Society.
May, R. (1953). *Man's search for himself*. New York: Norton.
May, R. (1969). *Love and will*. New York: Norton.
McLeish, J. A. B. (1976). *The Ulyssean adult*. New York: McGraw-Hill Ryerson.
*Meriam, C. (1994). *Digging up the past: Object relations and subpersonalities*. Palo Alto, CA: Psychosynthesis Palo Alto.
*Miller, S. (1975). "Dialogue with the higher Self." *Synthesis* 2, 122–139.
Nelson, A. (1983). "The profession's role in peace facilitation". Winter Newsletter, Association for Transpersonal Psychology.
Osborn, A. F. (1953). *Applied imagination*. New York: Charles Scribner's Sons.
Ostrom, K. (2003) *Drawn from darkness: Recovering from dissociative identity disorder through the enlightening power of art*. Unpublished manuscript.
Pearce, J. C. (1991). *Evolution's end*. San Francisco: HarperSanFrancisco.
Pearce, J.C. (2002). *The biology of transcendence*. Rochester, VT: Park Street

Press.
Perls, F. (1971). *Gestalt therapy verbatim*. New York: Bantam.
Perls, F. (1972). *In and out the garbage pail*. New York: Bantam.
Perls, F., Hefferline, R., & Goodman, P. (1951).*Gestalt therapy*. New York: Dell.
Plotkin, B. (2003). *Soulcraft: Crossing into the mysteries of nature and psyche*. Novato, CA: New World Library.
Pribam, K. (1978). "What the fuss is all about". *Re-Vision*, 1, 14–18.
Progoff, I. (1975). *At a journal workshop*. New York: Dialogue House.
*Rainwater, J. (1979). *You're in charge!* Los Angeles: Peace Press.
Rama (Swami), Ballentine, R., & Ajaya (Swami). (1976). *Yoga and psychotherapy*. Glenview, IL: Himalayan Institute.
Ram Dass. (1975). "Advise to a psychotherapist". *Journal of Transpersonal Psychology*, 7 (1), 84–92.
Ram Dass. (1977). *Grist for the mill*. Santa Cruz, CA: Unity Press
Ram Dass. (1978). *Journey of awakening*. New York: Bantam.
Riordan, K., & C. Tart (Ed.). (1975). Gurdjieff. *Transpersonal psychologies*, New York: Harper & Row.
Rogers, C. R. (1942). *Counseling and psychotherapy*. Cambridge: Riverside.
Rogers, C. R. (1961). *On becoming a person*. Boston: Houghton Mifflin.
Rogers, C. R. (1978). *Carl Rogers on personal power*. New York: Delacorte.
Rosenberg, M. (1999). *Non-violent communication*. Encinitas, CA: Puddledancer Press.
Roszak, T., Gomes, M., & Kanner, A. D. (Ed.). (1995). *Ecopsychology*. San Francisco: Sierra Club.
*Rueffler, M. (1995). *Our inner actors*. Switzerland: PsychoPolitical Peace Institute.
*Russell, D. (1982). "Seven basic constructs of psychosynthesis". *Psychosynthesis Digest 1* (2), 67–68.
Samuels, M., & Bennett, H. (1973). *The well body book*. New York: Random House/Berkeley: Bookworks.
Samuels, M., & Samuels, N. (1975). *Seeing with the mind's eye*. New York: Bookworks.
Scott, S. (2003). *Healing with nature*. New York: Helios Press.
Shapiro, S. B., & J. Bugental (Ed.). (1967). "Myself as an instrument". *Challenges of humanistic psychology*. New York: McGraw-Hill.
Sheehy, G. (1974). *Passages*. New York: E. P. Dutton.
Sheehy, G. (1981). *Pathfinders*. New York: Bantam.
Sheldrake, R. (1981). *A new science of life: The hypothesis of formative causation*. London: Blond & Briggs.

Shepard, P. (1982). *Nature and madness*. San Francisco: Sierra Club.
Shorr, J. E. (1972). *Psycho-imagination therapy*. New York: Intercontinental Medical Book Corp.
Shultz, J. V. (1975). "Stages on the spiritual path: a Buddhist perspective". *Journal of Transpersonal Psychology*, 7(1), 14–28.
Singer, J. (1973). *Boundaries of the soul*. New York: Anchor.
*Sliker, G. (1992). *Multiple mind: Healing the split in psyche and world*. Boston: Shambala.
Spangler, D. (1977). *Revelation: The birth of a new age*. Findhorn, Scotland: Findhorn Foundation.
*Stauffer, E. (1987). *Unconditional love and forgiveness*. Burbank, CA: Triangle Publishers.
Sutich, A.J. (1973). "Transpersonal therapy". *Journal of 'Transpersonal Psychology*, 5(1), 1–6.
Suzuki, D. T. (1949). *Introduction to zen buddhism*. London: Rider.
Suzuki, D. T., Fromm, E., & DeMarcino, R. (1960). *Zen buddhism and psychoanalysis*. New York: Grove Press.
Suzuki, S.(1970). *Zen mind, beginner's mind*. New York: Weatherhill.
Tart, C. (Ed.). (1975). *Transpersonal psychologies*, New York: Harper & Row.
*Taylor, G. C. (1968). *The Essentials of psychosynthesis*. New York: Psychosynthesis Research Foundation.
Taylor, J. (1983). *Dream work*. Ramsey, NJ: Paulist Press.
Taylor, J. (1992). *Where people fly and water runs uphill*. New York: Warner Books.
*Vargiu, J. (1974). "Subpersonalities". *Synthesis* 1, 52–90.
*Vargiu, J. (1977). "Creativity". *Synthesis* 3–4, 17–53.
Vaughan, F. (1979). *Awakening intuition*. Garden City: Anchor.
Vaughan, F. (1985). *The inward arc*. Boston: New Science Library.
Vaughan-Clark, F. (1973). "Exploring intuition: prospects and possibilities". *Journal of Humanistic Psychology*, 5, 156–166.
Vaughan-Clark, F. (1977). "Transpersonal perspectives in psychotherapy". *Journal of Humanistic Psychology*, Spring, 69–81.
Walsh, R. N. (1973). "Initial meditative experiences: part II". *Journal of Transpersonal Psychology* 5(1), 7–14.
Washbourne, P. (1979a). *Becoming woman: The quest for spiritual wholeness in female experience*. New York: Harper & Row.
Washbourne, P. (1979b). *Seasons of woman*. New York: Harper & Row.
*Weiser, J., & Yeomans, T. (Eds.). (1984). *Psychosynthesis in the helping professions*. Toronto: Ontario Institute for Studies in Education.
*Weiser, J., & Yeomans, T. (Eds.). (1985). *Readings in psychosynthesis: Theory,*

process, & practice. Vol.1 &2. Toronto: Ontario Institute for Studies in Education.
Whitmore, D. (1991). *Psychosynthesis counselling in action.* London: Sage Publications.
Wickes, F. G. (1963). *The inner world of choice.* New York: Harper & Row.
Wilber, K. (1977). *The spectrum of consciousness.* Wheaton, IL: Theosophical Publishing House.
*Yeomans, A. (1977). "Psychosynthesis: a personal experience with a holistic system". *New Realities,* 9–13.
*Yeomans, T. (1978). Seminar at the Psychosynthesis Institute, San Francisco, CA.
Yeomans, T. (1992). *Spiritual psychology: an introduction.* Concord, MA: The Concord Institute.
Yogananda, P. (1968). *Sayings of yogananda.* Los Angeles: Self-Realization Fellowship.

Other Books by Molly Young Brown

Growing whole: Self-realization on an endangered planet. 1993. Psychosynthesis Press.

Growing whole: Exploring the wilderness within (audiocassette or CD, & journal) 1993. Psychosynthesis Press.

Coming back to life: Practices to reconnect our lives, our world. With Joanna Macy. 1998. New Society Publishers.

Consensus in the classroom: Creating a lively learning community. With Linda Sarter. 2004. Psychosynthesis Press.

These books are available through the publishers, your local independent bookstore, and Molly Brown's Web site: *www.mollyyoungbrown.com.*

역 자 약 력

▲ 임 용 자 교수

학력 및 경력

- 연세대학교 교육대학원과 홍익대학교 대학원에서 상담교육학 석사 및 박사 학위 취득
- 미국 Tamalpa Institute에서 할프린 동작중심표현예술치료사 과정 졸업
- 영국 Peredur Center for the Arts 의 Eurythmy School 수학

- (전)홍익대학교, 한국교원대학교, 서울대학교 강사
- (전)광운대학교 정보복지대학원 심리치료학과 겸임교수
- (현) 원광대학교 동서보완의학대학원 예술치료학과 강의교수
- (현) 한양대학교 교육대학원 예술치료학과 및서울대학교대학원 공연예술 협동과정 강사
- (현) 오르곤 예술치료 연구소 운영

관련 자격

- 상담전문가(한국), NLP프랙티쇼너(국제공인), 예술치료 전문가(한국), 할프린 프랙티쇼너(미국), 슈타이너 발도로프교사(한국)

▲ 김 옥 경 교수

학력 및 경력

- 한양대학교이학박사 홍익대학교 대학원 미술교육석사 및 미술학사

- (전)한양대학교 예술치료교육학과 겸임교수
- (현)원광대학교 동서보완의학대학원 미술치료전공지도교수
- (현) 김옥경미술치료센터 운영(한국미술치료학회인증)

관련 자격

- 한국미술치료학회-미술치료사
- 한국예술치료학회-예술치료사
- 한국미술치료사협회이사

정신통합의 실제

초판인쇄일	2007년 2월 10일
초판발행일	2007년 2월 20일
역 자	임용자, 김옥경
펴 낸 이	오 무 근
펴 낸 곳	도서출판 **하나의학사**
출판등록	1988년 4월 1일 제 2-541호
주 소	서울시 종로구 홍파동 13-4
전 화	02) 730-2555, 2556
팩 스	02) 730-2557

정가 18,000원

저자와 합의로 인지 생략

ISBN 978-89-92141-16-5-93510

※ 잘못된 책은 구입처에서 교환해 드립니다.